JN301613

臨床力を磨く
傷寒論の読み方50

著：裴　永清　監訳：藤原了信　訳：藤原道明・劉桂平

東洋学術出版社

原書名：『傷寒論臨床応用五十論』(学苑出版社，1995)
著　者：裴　永清
監訳者：藤原　了信
訳　者：藤原　道明・劉　桂平
装　幀：市川　寛志・永井　敏之

はじめに

　今からおよそ1800年前の後漢の末に，張仲景によって著されたとされる傷寒論は，古今東西を通じて漢方治療を行う者の必読の書となっている。
　それはその中に示されている治療法が時代を越えて生きているからであり，傷寒論は治療学における人類の至宝と言っても過言ではない。
　傷寒論は証候とその治療法について詳しく述べている。しかし，病機についてはそうではない。その点，裴氏の著した『傷寒論臨床応用五十論』は，著者自身の長年の臨床経験にもとづいた傷寒論に対する緻密な考察が書かれたものであり，たいへん示唆に富み，教えられるところが多い。わが国には，これに類したものに山田業広の著した『経方弁』があるが，裴氏のこの『傷寒論臨床応用五十論』には，症例を交えた深い考察が示されているので，われわれはぜひとも本書を翻訳して紹介したいと考えた。
　幸いにも東洋学術出版社の山本勝曠社長のお世話により，著者の快諾が得られ，さらに論文の追加もされて，ここに翻訳出版の運びとなった。
　本書が日中両国の学術交流の一助となり，傷寒論を研究・実践される諸賢のお役に立つならば，われわれの喜びこれに過ぐるものはない。

2003年3月　藤原了信

序

　裴永清君は，黒竜江中医学院を卒業したのち，1978年に北京中医薬大学へ入学し，私の指導する最初の大学院生となった。これが私と彼との出会いであった。

　裴君は師を尊敬し，学問を重んじ，古人の風格を有し，聡明で理解力に優れている。彼は私について数年余りだが，勤勉で，私の教える学問をよく継承しており，それにもとづいて臨床実践を行い，弁証論治の見解は抜きん出て優れている。また，仲景の理論を研究し，問題点を提起し，細かく分析しており，それらの多くは刮目に値する。まさに世に言う「青は藍より出て，藍より青し」である。最近，裴君が著書『傷寒論臨床応用五十論』の原稿を私に見せてくれた。それは10数万語をはるかに越えるもので，歴代の注釈家より新しい見方を示していて，読むと目から鱗が落ちる思いがした。今日，中医学を継承する人材が差し迫って必要とされているが，裴君のような人は，実に中医界においてその役割を担うべき人物である。ゆえに私は，ここに喜んで序文を記す。

　　　　　　　　　　　　　　　77歳の老人　劉渡舟　北京にて
　　　　　　　　　　　　　　　甲戌年仲夏

自　序

　中国医学は1つの偉大な宝庫である。その宝庫のなかには数多くの宝石があり，『黄帝内経』と張仲景の『傷寒論』は，そのなかでも最も輝かしく得難い珍品である。しかし年月を経たため，言葉は古くなり意味も奥深いので，この宝石は徐々に埃をかぶって，忘れられ失われる危険にさらされている。これは非常に心配な，また惜しまれる事態である。

　私は40年近くにわたって中医学に携わってきた。学習したことを，内科・外科・婦人科・小児科の各科で幅広く応用してきたことにより，以前は無名であったがいくらか名を知られるようになった。泰山に登るには道がなければ行けないが，疑難雑病の治療において，特に西洋医学的診断がつかないか，または難治性の病証を治療する際に，仲景の方と法を用いれば，すぐに効果をあげることができる。これは本当に喜ばしいことであり，まことに仲景の理論はすばらしいものである。そのことは，古今内外の医家たちが仲景の学説に対して心血を注いで研究した結果，これまでに千冊を超えるほどの著作が生まれていることからもうかがえる。さまざまな知見があり成果が出ているが，1つの医学書がこのように広く世界に知られていることが，仲景理論の価値の高さを証明している。私の著した『傷寒論臨床応用五十論』は，仲景理論に対するわずかな理解と経験であり，大河の1滴にすぎないが，後世の人の誤りを修正し仲景の原意を明らかにし，宝石についた埃や汚れを拭い去ることで仲景の学問を顕彰し，その恩恵を世の人に与えることができればと思っている。私が仲景の学問を明らかにするために学んできたことによって，多少なりとも貢献できれば幸いである。

　徐文波女史はもともと北京中医薬大学で学び，その後日本へ渡ったが，以前より仲景の学を好み，私と学術上において緊密に交流し合う師弟関係にあった。近年女史は私と何度も会って話し，私の『五十論』を日本へ紹介したいと希望され，多くの労を執られた。

　この『五十論』の日本での翻訳出版に際して，私は「麻黄湯証について論じる」の1章を新たに加筆し，中国語版の『傷寒論臨床応用五十論』第

二刷にも同章を追加した。
　本書の日本語版の出版に際し，ぜひ日本の読者諸氏のご叱正を仰ぎたい。また，翻訳の労をとっていただいた藤原了信，藤原道明，両先生に心から感謝を述べたい。あわせて中日両国の中医薬学術交流に努力されている，東洋学術出版社の山本社長と両国の学者の皆さまに感謝申し上げる。

裴永清　北京にて
2002年10月26日

目次

はじめに ………………………………………………………………… i
序 ………………………………………………………………………… ii
自序 ……………………………………………………………………… iii

▍第1論～第50論 ▍

第1論　伝統的な方法を用いた『傷寒論』研究について論じる …… 3
　1　『内経』の理論をもって,『傷寒論』の難を解する……………… 5
　2　『金匱要略』を結合してその意味を全うする …………………… 9
　3　『神農本草経』を参考にして薬物の効用を論じる ……………… 12
　4　法を学び,方にこだわらない ……………………………………… 13
　5　薬をもって証を測る ………………………………………………… 15
　6　病機を把握して主証を把握する …………………………………… 16
　7　原文を暗唱する ……………………………………………………… 18
　8　前後の条文を参考にして,原文同士の関係から意味を分析する … 18
　9　方をもって証を分類し,帰納分析する …………………………… 20
　10　証をもって方を分類し,弁証を強化する ………………………… 22
　11　誤治の状況に対して柔軟に対応する ……………………………… 23
　12　条文の配列順序に注意して,全体を縦横にみる ………………… 25
　13　方後注を研究して,疑問や誤解を解決する助けとする ………… 26
　14　字句のないところに答えを求める（行間を読む）……………… 30

第2論　六経および六経弁証について論じる ……………………… 33

第3論　太陽が表を主ることについて論じる ……………………… 43

第4論　病が「陽に発する」と「陰に発する」について論じる… 46

第5論　麻黄湯証について論じる（日本語版補論）………………… 50

第6論	桂枝湯について論じる	56
	1　桂枝湯を解表に用いるとき，それは解肌剤であって発汗剤ではない	56
	2　桂枝湯には営衛を調和させる働きがある	57
	3　桂枝湯には脾胃を調和させ，陰陽を調和させ，温中補虚・滋壮気血の働きをもつ	58
第7論	桂枝湯の方後注の意義について論じる	63
第8論	「陽明は顔を主り，顔の治療においては陽明を取る」ことについて論じる	69
第9論	「およそ桂枝湯を服用して吐く場合，その後必ず膿血を吐く」について論じる	72
第10論	営弱衛強と営衛不和の区別について論じる	74
第11論	桂麻合剤と仲景の作った合方の方法について論じる	76
第12論	仲景が桂枝湯を用いて妊娠悪阻を治療したことについて論じる	79
第13論	第39条の大青竜湯の証治について論じる	83
第14論	小青竜湯で喘を治療することについて論じる	87
第15論	小青竜湯は麻黄湯加減によるものではないことについて論じる	92
第16論	五苓散証には表邪がない場合もあるかどうかについて論じる	95
第17論	五苓散の臨床応用について論じる	98
	1　五苓散は癲癇病を治療できる	98
	2　五苓散は下痢を治療できる	100
	3　五苓散は心下痞を治療できる	101
	4　五苓散は「水逆」を治療できる	101

第18論	白虎湯証の原文にある「裏に寒あり」について論じる ································· 103
第19論	脾約について論じる ································· 106
第20論	小柴胡湯証の治療について論じる ················· 109
1	小柴胡湯は少陽を和解することができ，少陽病を主に治療する ································· 110
2	小柴胡湯は疏肝・調脾・和胃することができ，肝気鬱結・肝脾不和・肝胃不和などの証の治療に用いられる ········ 111
3	小柴胡湯は外感病を治療できる ································· 116
4	小柴胡湯は熱入血室証を治療し，その治療は血にある ········ 119
5	小柴胡湯で陽微結証を治療する ································· 122
6	小柴胡湯で黄疸を治療する ································· 124
7	小柴胡湯で少陽頭痛証を治療する ································· 125
8	小柴胡湯で肝熱犯胃の嘔吐証を治療する ································· 126
9	小柴胡湯は発熱を治療する ································· 128
10	小柴胡湯は便秘を治す ································· 129
第21論	「少陽は半表半裏である」ことについて論じる ······· 133
第22論	「大柴胡湯の治療は主に陽明にある」ことについて論じる ································· 136
第23論	柴胡桂枝乾姜湯証は水飲内停ではないことについて論じる ································· 142
第24論	大黄黄連瀉心湯に黄芩が入っていないことについて論じる ································· 146
第25論	陽明三急下証と少陰三急下証について論じる ········ 149
第26論	真武湯証の発熱について論じる ································· 153
第27論	桂枝去桂加茯苓白朮湯証について論じる ················· 155
第28論	「黄疸は必ず血を傷害し，黄疸の治療には活血が必要である」ことについて論じる ································· 159

第29論　「調胃承気湯は先に胃を調整する」という意味が
　　　　あることについて論じる ………………………………… 176

第30論　太陰の腹満腹痛証について論じる ……………………… 181
　　1　第273条「太陰の病たる，腹満して吐し，食下らず，自利し
　　　　益甚だしく，ときに腹自ら痛む，もしこれを下せば，必ず胸
　　　　下結硬す」 …………………………………………………… 181
　　2　第279条「本太陽病，医反ってこれを下し，よりて腹満しと
　　　　きに痛むものは，太陰に属すなり，桂枝加芍薬湯これを主る，
　　　　大実痛のものは，桂枝加大黄湯これを主る」 ……………… 182
　　3　第280条「太陰の病たる，脈弱，その人続いておのずと便利
　　　　し，設しまさに大黄・芍薬を行るべきものは，これを減ずべ
　　　　し，その人胃気弱きをもって，動じ易きゆえなり」 ……… 186

第31論　太陰病の下痢に「四逆輩を服すに宜し」という理論
　　　　について論じる ……………………………………………… 188

第32論　結胸証は邪が胸中に結するのではないことについ
　　　　て論じる ……………………………………………………… 190

第33論　いわゆる「麻黄湯の禁忌」について論じる …………… 194

第34論　「経方」の時系列分析について論じる ………………… 198
　　　　麻黄湯系列の分析 …………………………………………… 199

第35論　半夏瀉心湯証の寒熱錯雑について論じる ……………… 206

第36論　『傷寒論』の四逆散証の治療について論じる ………… 208

第37論　少陰病篇の中の呉茱萸湯証について論じる …………… 210

第38論　「陽微結」証が少陽病に属さないことについて
　　　　論じる ………………………………………………………… 213

第39論　竹葉石膏湯証について論じる …………………………… 216

第40論　弁証論治の中で注意すべき問題について論じる …… 218
　　1　西洋医学の診断に拘泥しない ……………………………… 218

2 疑難病証に対しては，治法を守り処方を守って，治療を
    堅持する必要がある ……………………………………………… 219
  3 薬物実験の報告にこだわらない ………………………………… 220
  4 診断と治療にあたっては季節を考慮する必要がある ………… 221
  5 治療効果がないときは，ほかの要素を考慮する……………… 222
  6 最も重要なことは弁証論治である ……………………………… 222
  7 病機をつかめば，1つの方剤で多くの病を治療することが
    できる ……………………………………………………………… 223

第41論 「一部の浮脈があれば，すなわち一部の表証がある」
     について論じる ……………………………………………… 224

第42論 「一部の悪寒があれば，すなわち一部の表証がある」
     について論じる ……………………………………………… 228

第43論 「傷寒を発汗させるのは早いほうがよく，温病を下す
     のは遅れるべきではない」ことについて論じる………… 232

第44論 「衄を以て汗の代わりとなす」について論じる ……… 236

第45論 「冬には石膏を用いず，夏には麻黄を用いない」
     について論じる ……………………………………………… 238

第46論 「発汗しても解さない場合，風ではなく湿である」
     について論じる ……………………………………………… 241

第47論 風は湿に勝る働きがあることについて論じる………… 245

第48論 「小便利するを以て，大便を実する」について
     論じる………………………………………………………… 248

第49論 「血がめぐらなければ，則ち水病になる」
     について論じる ……………………………………………… 251

第50論 弁証論治の大原則について論じる ……………………… 253

臨床治療経験例

桂枝湯証
　　1．ときに発熱，発汗する症例 …………………………………… 257
　　2．風疹（蕁麻疹）の症例 ………………………………………… 258

桂枝加厚朴杏仁湯証
　　喘咳の症例 ………………………………………………………… 259

五苓散証
　　1．心下痞の症例 …………………………………………………… 260
　　2．霍乱吐瀉の症例 ………………………………………………… 260
　　3．癲癇の症例 ……………………………………………………… 261

四逆散証
　　1．頑固な呃逆（しゃっくり）の症例 …………………………… 262
　　2．手足厥冷に拘攣を兼ねる症例 ………………………………… 263

大柴胡湯証
　　1．脇痛病に嘔吐を兼ねて止まらない患者の症例 ……………… 265
　　2．インポテンスの症例 …………………………………………… 266

調胃承気湯証
　　赤面紅斑の症例 …………………………………………………… 267

抵当湯証
　　1．瘀血による発熱の症例 ………………………………………… 268
　　2．瘀血による発狂の症例 ………………………………………… 269

桃核承気湯証
　　血尿（アレルギー性紫斑病）の症例 …………………………… 271

麻黄附子細辛湯証
　　少陰傷寒，外感発熱の症例 ……………………………………… 273

烏梅丸証
　　嘔吐の症例 ………………………………………………………… 275

呉茱萸湯証
　　頭痛に嘔吐を伴う症例 ……………………………………………… 276

苓桂朮甘湯証
　　1．胸痺証の症例 …………………………………………………… 277
　　2．かすみ目の症例 ………………………………………………… 278

小青竜湯証
　　哮喘（気管支喘息）の症例 ………………………………………… 279

白頭翁湯証
　　1．痢疾の症例 ……………………………………………………… 280
　　2．巓頂部の湿疹の症例 …………………………………………… 281

葛根黄芩黄連湯証
　　外感発熱に下痢を兼ねる症例 ……………………………………… 282

柴胡桂枝湯証
　　1．四肢麻痺の症例 ………………………………………………… 283
　　2．脇痛の症例 ……………………………………………………… 283

当帰四逆湯証
　　下肢の冷えと疼痛の症例 …………………………………………… 284

当帰四逆加呉茱萸生姜湯証
　　月経痛の症例 ………………………………………………………… 285

索引 ……………………………………………………………………………… 287
著者紹介 ………………………………………………………………………… 293

第１論～第50論

第1論
伝統的な方法を用いた『傷寒論』研究について論じる

　『傷寒論』が世に問われてから1700年余りが経過した。古今東西の中医学の名医たちが，この書物に対して非常に苦心して研究を行い，その深い意味を探り，詳細な部分を見出すことに全力を尽してきた。その結果，中医学界でこの書物を重要な古典としてみなさない人はおらず，医家の規範となっている。その理由は，『傷寒論』の理・法・方・薬とその弁証論治の理論体系が，中医学の臨床と科学的研究を導いて効果を現し，長期の医療実践を通じて実証されながら，長らく非常に大きな役割を果たしてきたことにある。これは中医学の精華の1つである。仲景の学術思想を継承し，発展させ，『傷寒論』を研究することは，中医薬の事業と人類の健康にとって重要なことである。

　現代科学は目覚ましい発展の潮流のなかにある。中医学領域の『傷寒論』研究においても，現代科学の方法で研究する学者が現れてきており，これは喜ばしいことである。中医学の事業の発展を求め，仲景の学術思想と業績を発揚することは重要であり，必然的な流れであるといえる。大まかにあげてみると，理論研究・方法論研究・実験研究・臨床研究などが行われている。しかし，中医薬の事業と仲景の学術思想や業績を発展させるためには，まずそれを継承しなければならないということを，必ず前提として明らかにすべきである。継承は発展と創造の基盤であり，継承を基礎としたうえに，発展と創造の道が開ける。もしもこの関係を否定するならば，盲目的に研究を進めることになり，倍の努力をしても半分の成果しかあげられないであろう。筆者らの言う継承とは，そのまま写してまねることではなく，仲景の文章と処方と薬物に対する本当の意味を，最大限のレベルまで理解することである。それによって把握した弁証論治の方法と，仲景

の弁証論治の貴重な経験と法則から，粗雑なものを去り，正確なものを採用し，偽りを捨て真実を残し，帰納・分析・総括を行う。例えば，『傷寒論』のなかで，蓄血証に対して仲景は涼血活血化瘀療法を応用し，桃核承気湯や抵当湯を用いて，蓄血による発熱・狂ったようになる・黄疸・黒色便・健忘などの病症を治療している。筆者らもその理法方薬を仔細に吟味して，これを基礎としたうえで現代科学の方法を応用して，以下のような研究と観察を行った。それは，発熱・精神異常・黄疸性疾患・便潜血・頭部外傷後遺症などの疾病で，蓄血の症状がみられ「瘀熱が裏にある」場合に，桃核承気湯，抵当湯，血府逐瘀湯などの加減で治療できるというものである。これによって，おそらく『傷寒論』の蓄血証の治療と方薬に，新しい意義を与えることができるだろう。もし仲景の蓄血証の治療経験をしっかりと継承できず，桃核承気湯や抵当湯でただ太陽蓄血証を治療するだけであれば，必ずや仲景の原意と合わないものになり，世に恥をさらし，仲景の学術の発展に影響を及ぼすことであろう。このように継承とは基礎であり，手段である。継承がまず先にあって，発展は目標である。継承ができていなければ，発展や創造は難しい。

　『傷寒論』の研究と応用は王叔和に始まった。そして晋代以降，唐・宋・明・清および近代の名家千人余りに引き継がれた。古今東西の中医の名家は，ほとんどが『傷寒論』の研究に際して，中医の伝統的な方法，例えば整理・校正・注釈・反駁・解釈・臨床的検証と応用・方証研究などを運用して行っている。そしてその結果を詳しく記載し，それぞれが自分の考えを述べ，あるいは人によっては見方が異なっているが，ともかく仲景の学術思想の発展を目的として努力を怠らなかった結果，今日の盛況がもたらされており，その功績は大きい。客観的事実からみると，中医の伝統的な方法を運用した『傷寒論』の研究は成功している。いわゆる伝統的な方法による『傷寒論』研究とは，中医薬学固有の理・法・方・薬などに関する知識をもって仲景の原文を解析し，仲景の原意を求めるよう尽力することで，中医薬学領域以外の知識や方法の助けは借りないことである。この種の伝統的な方法は，主観的な思考ではなく，仲景の原文を推敲することから得られる中医薬の理解を根拠とし，原意を理解してその理・法・方・薬などの内容を正しく身に付けることである。仲景の著述にみられる『傷寒

論』の時代の理論と経験が，中医の伝統的な理論と経験なのである。筆者は，その理論を探り，伝統的な方法によって仲景学説を研究することが，仲景の学術思想を継承するために最も良い方法だと考える。仲景の学説はもともと中医の概念にもとづいている。中医の伝統的な方法は，伝統中医学術で成り立っており，混ざりものはない。伝統的な方法を用いて仲景の学説を研究することは，仲景の本意を見極めることに尽力することであり，それが最も良い継承方法といえる。これを基礎に，各種の努力を行うことこそ，価値のある，また信頼できる方法であり，仲景の学説や学術思想を発展させることができる。いかに科学が発展しようとも，基礎理論の研究を重視することが必要である。仲景学説に対しては，その基礎的研究において，必ず仲景の原文と原意の研究を重視する必要がある。今日，中西医結合と科学的な検証において，仲景学説を実験的手法により研究を行うと同時に，伝統的方法による研究と継承についてもまた重視すべきである。おそらくこれが発展と創造の基礎になり，仲景の学術思想の研究と仲景学説の発展にとって有益なものとなるだろう。

　筆者は伝統的な方法で『傷寒論』を研究する立場から，前人の研究方法の経験を取り入れながら，自己の学習体験と合わせて，以下の14の研究方法をまとめた。

1　『内経』の理論をもって，『傷寒論』の難を解する

　『傷寒論』は，仲景が『素問』『霊枢』などの重要な理論を基礎として，広く古人の考えを学び，さまざまな薬方を収集して，これに自己の経験を結び付け，完成させたものである。したがって『傷寒論』を理解するための前提条件として，『内経』の中の関連した理論を詳しく知ることが必須であり，あわせて『傷寒論』を指導思想として研究することによって，理・法・方・薬という一連の弁証論治体系を身に付けて，仲景の原意の習得を目指すことができる。特に『傷寒論』の中でも難易度が高く，論争の比較的多い原文に対しては，このようにして学習すべきである。実践で証明しながら『内経』の理論を応用すれば，『傷寒論』を学ぶ際に，常に迷って解決できないような論争の絶えない問題をすっきりと理解できる。このように『内

経』の理論で『傷寒論』の難しい部分を学習する方法を,「経をもって経を解する」と言う人もいる。ここに例をあげて説明する。

『傷寒論』第12条(条文番号は「趙開美本」による。以下同じ。)の桂枝湯の方後注には「煮て三升を取り,……一升を服す,……もし一服し汗出でて病差ゆれば,後服を停む,必ずしも剤を尽さず。もし汗せざれば,さらに前法に依り服し,また汗せざれば,後服は小しくその間を促し,半日許りに三服を尽さしむ」とある。2時間毎に1回服用させ,6時間以内に1剤全部服用させる方法を用いる理由はなぜだろうか。それは「発汗は早い方がよい」からである。『内経』では,「邪風の至るところ,その速さは風雨の如し。よく治すものは皮毛を治し,その次は肌膚を治し,その次は筋脈を治し,その次は五臓を治す。五臓を治すものは,半死半生なり」とある。早期の治療で外邪を表から出させ,内伝して裏に入らないようにさせることは,外感病の治療に対する特別な法則であり,一般の内傷雑病で1日に3回服用させるのとは異なっている。そこで仲景は『内経』の理論に従って,「半日許りに三服を尽さしむ」ことを,外感病の服薬の法則としている。(麻黄湯・葛根湯などの諸々の解表薬は,解表の目的で用いるときはいずれもこの方法を用いる。詳しくは第31条の葛根湯の方後注を参照。あわせて「諸々の湯液は皆この方法に倣う」(解表剤のことを指す)。私たちは「半日許りに三服を尽さしむ」方法が,外感病の服薬法則であると信じて疑わない。呉鞠通がつくった辛涼解表薬の代表処方である銀翹散は,服薬時にこの精神を尊重していて,「重症の場合は2時間に1回服用する」「軽症の場合は3時間に1回服用する」ことを求めている。私はこの方法を基本として外感病を治療しており,多くの場合1,2剤のうちに治癒させているが,治療効果は明らかに「1日に3回服用」の方法より優れている。『内経』の,「邪風の至るところ,その速さは風雨の如し。よく治すものは皮毛を治」すという理論に精通すれば,仲景の「半日許りに三服を尽さしむ」という発汗法の服薬法則が,心底からすっきり理解できる。

また別の例として,『傷寒論』第40条に,外感内飲・水寒瀉肺の喘咳に関する小青竜湯証がある。その条文では,「傷寒表解せず,心下に水気あり,乾嘔し,発熱して咳……小青竜湯これを主る」とある。冒頭の「傷寒表解せず,心下に水気あり」の部分が外感内飲という病因を示しているが,水

寒が肺を射して咳喘を発するという病機は，字面上からは理解しがたい。心下に水気があると，どうして水寒が肺を射して咳喘を起こすのだろうか。これを『内経』によって考えてみれば，問題をたやすく解決できる。『素問』咳論には，「皮毛なる者は肺の合なり。皮毛先ず邪気を受け，邪気以て其の合に従うなり。其れ寒の飲食胃に入り，肺脈に従いて上りて，肺に至れば則ち肺寒え，肺寒ゆれば則ち外内邪を合し，因りてこれに客すれば，則ち肺咳となる」とある。この文は心下（すなわち胃脘）の寒水の気が，肺の経脈を通り，上行して肺に入ることを詳述している。「肺 手太陰の脈は，中焦に起こり，下りて大腸を絡い，還りて胃口を循り，膈を上りて肺に属す」（『霊枢』経脈篇）。ゆえに心下，胃脘部の寒水の気は「胃口を循り，膈を上りて肺に属す」，すなわち『内経』でいう「肺脈に従って上り，肺に至る」の意味である。もし『内経』に根拠を求めないと，心下の寒水の気がどのようにして昇って肺に至り，喘咳を起こすのか，かえって理解することが難しい。

また『傷寒論』第15条に，「太陽病，下した後，その気上衝するものは，桂枝湯を与うべし，方は前法を用う。もし上衝せざるものは，これを与うるを得ず」とある。本条の証のキーポイントは，「その気上衝」と，「上衝せざる」である。「その気上衝」の場合，表邪がまだ解していないので，桂枝湯を与えてよい。その気「上衝せざる」場合，表邪はすでに去っているので，桂枝湯を与えない。それでは，「その気上衝」とは何であろうか。注釈家が言うには，その気上衝とは患者が自覚する気逆，あるいは気の上衝する感じであり，患者が自覚する胸中の気逆などを指す。では，気の上逆を自覚することが，なぜ表邪がまだ解さないことの説明になるのであろうか。原文を詳しく推敲すれば，「太陽病，下した後，その気上衝……」で明らかなように「その気上衝」とは，次のことを指していることがわかる。つまり，太陽病を誤下したのち，太陽経脈中の邪気がまだ誤下によって裏に入っておらず，表の太陽経脈中にある状態で，「その気上衝」とは，太陽経脈中の邪気が上衝することである。太陽経脈中の邪気が上衝するというのは，自覚症状を表現したものである。『霊枢』経脈篇に「膀胱足の太陽の脈……是れ動けば（外邪が経脈の中に侵犯することを「是動」という）則ち頭を衝きて痛み，目は脱けるが如く，項は抜けるが如く……」とあり，太陽経脈中

に外邪が侵犯して生じた病証について記載されている。「頭を衝きて痛み，目は脱けるが如く，項は抜けるが如く（すなわち頭部の上衝性の疼痛，両目の脹痛，頭項のこわばりなどを自覚する）」というのは太陽経脈中の邪気上衝の表現であり，「太陽の病たる，頭項強痛（訳注：『傷寒論』第１条）」に比べてさらに具体的，かつ形象的である。『内経』のこの部分を考慮して，改めて『傷寒論』第15条の「その気上衝するものは，桂枝湯を与うべし」を研究すれば，第15条の「その気上衝」は，『霊枢』経脈篇の「是れ動けば則ち頭を衝きて痛み，目は脱けるが如く，項は抜けるが如く」などの一連の症状を，仲景が省略して書いていることが明確になる。つまり，仲景が第15条で述べている「その気上衝するものは，桂枝湯を与うべし」は，すなわち太陽病を誤下したのち，邪気がまだ誤下によって裏に入っておらず，太陽経の中にある状態で，頭項強痛がみられる場合，まさに解表すべきであるということを言っているのである。「もし上衝せざるものは，これを与うるを得ず」とは，すなわち太陽病を誤下したのち，邪気が太陽の表になく，すでに頭項強痛などの表証がない場合，再び解表してはいけないということである。もし『内経』の文章を遡って研究せずに，「その気上衝」を単純に胸中の逆気が上衝すると解釈してしまうとしたら，胸中の逆気上衝は表邪未解であって桂枝湯を用いるとする根拠はどこにあるのだろうか。『傷寒論』で気の上衝の症状があるものには，第67条の苓桂朮甘湯証の「気が胸に上衝する」や，第117条の気が少腹から心に上衝する桂枝加桂湯証があるが，これらもまた表邪未解であって桂枝湯で解表すべきだとでもいうのだろうか。

　さらに『傷寒論』第７条に，「病あり発熱悪寒のものは，陽に発するなり，無熱悪寒のものは，陰に発するなり」とあるが，歴代の注釈家の見方は一致していない。「陽に発する」とは三陽（太陽・陽明・少陽）に発することで，「陰に発する」とは三陰（太陰・少陰・厥陰）に発することであるとする説や，「陽に発する」とは太陽に発することで，「陰に発する」とは少陰に発することであるとする説，「陽に発する」とは風（風は陽邪である）に発することで，「陰に発する」とは寒（寒は陰邪である）に発することであるとする説などがある。実は，仲景の説いている「陽に発する」と「陰に発する」は，疾病に対する一種の分類方法である。このような分類方法の根源は『内経』

にある。『内経』の『素問』調経論篇に,「そもそも邪の生じるところ,或いは陰に生じ,或いは陽に生じる。陽に生じる場合は風雨寒暑を得る。陰に生じる場合は飲食居所,房事喜怒を得る」とある。また『霊枢』百病始生篇には,「夫れ百病の始めて生ずるや,皆風雨・寒暑・清湿・喜怒に生ず。喜怒節ならざれば則ち臓を傷り,風雨は則ち上を障り……或いは陰に起こり,或いは陽に起こる……喜怒節ならざれば則ち蔵を傷り,蔵傷るれば則ち病は陰より起こるなり」とある。『内経』の上述の2文から1つの結論を導き出すことは難しくない。すなわち陽は外,陰は内であり,外邪による病を「陽に発する」といい,情志の失調・過労・飲食や生活の不摂生などの内因による病を「陰に発する」という。これは『内経』の疾病の病因に対する分類方法である。仲景は,病が「陽に発する」「陰に発する」という『内経』の分類方法をそのまま用いている。具体的には『傷寒論』第7条で,悪寒を主症状とする患者を弁ずる際に,臨床での実践方法を指導している。外感病で悪寒があれば,遅かれ早かれ必ず発熱を伴うことを,仲景は「発熱悪寒の場合,陽に発する」と説明している。もし内傷雑病で悪寒を起こす場合,多くは陽虚により外寒を生じているので発熱はなく,「無熱悪寒の場合,陰に発する」と説明している。病が「陽に発する」のは外感によって悪寒する者であり,治療はまさに解表によってその邪を去らせるべきである。病が「陰に発する」のは内傷陽虚によって悪寒する者であり,治療はまさに陽気を温補するべきである。1つは（広義の）傷寒,1つは雑病である。1つはまさに駆邪,1つはまさに扶正すべきであって,両者の病因,病証や治療原則は異なっているので弁証しなければならない。同一の文中に傷寒と雑病の弁証が含まれていることは,原書の名称『傷寒雑病論』と一致している。仲景は傷寒と雑病を論じ,傷寒を明らかにしながら雑病を説明しているが,これは傷寒と雑病を1つの炉に入れて考える精神である。このように第7条の原文を認識することは,ほかの説より根拠があり,さらに臨床上の実践的意義も備えている。

2　『金匱要略』を結合してその意味を全うする

　『傷寒論』と『金匱要略』は,もともと『傷寒雑病論』という名の1つの

書物であったが，後世の人が整理して，これら2つの書に分けたのである。『傷寒論』と『金匱要略』の両書は，理・法・方・薬および弁証論治の面で，直接的あるいは間接的に，密接に関連し合って全体を構成しているので，互いに詳しく記載してあったり，省略してあったりする。したがって私たちが『傷寒論』を学習する際には，必ず『金匱要略』の内容についても詳しく知ることが要求される。両書の関連する条文の内容を結び付けてこそ，互いの文章の意味がわかり，全体の意味を理解することができるのである。

例えば，『傷寒論』陽明病篇の大・小承気湯，太陽病篇の大柴胡湯証などの下してよい証については，いずれも舌苔に関する記述がないという問題がある。このことは，仲景が舌苔を無視しているわけではない。『金匱要略』腹満寒疝病脈証治のなかで，仲景は明確に「病者腹満し，これを按じて痛まざるは虚となし，痛む者は実となす。これを下すべし。舌黄にして未だ下さざる者，これを下せば黄おのずから去る」と指摘している。一見したところ，『金匱要略』のこの条文は，腹満証が虚に属するか実に属するかを弁ずるものである。しかし詳しくみていけば，この条は同時に，下してよい実証の腹満の舌苔を概ね述べていることが，容易にわかる。条文は，およそ下法で治療すべき実証の腹満では，その舌は黄苔であることを示している。以上からわかるように，『傷寒論』の大・小承気湯，大柴胡湯などの下してよい証の舌苔は，『傷寒論』では省かれているが，『金匱要略』には詳しく書かれている。『傷寒論』を検討する際，同時に『金匱要略』も詳しく検討すれば，実に属する腹満に対する弁証論治と，正確な方薬の応用にとって，大いに有益である。1つのことがわかれば，多くのことが類推できるのである。

大柴胡湯証の主な症状としては，『傷寒論』の中に「嘔止まず，心下急し，鬱鬱微煩」（第103条）がみられる。また『金匱要略』で仲景は，「これを按じて心下満痛する者は，此れ実となすなり。まさにこれを下すべし，大柴胡湯に宜し」といっている。私たちが『傷寒論』の大柴胡湯証を学習する際，もし『金匱要略』を結び付ければ，大柴胡湯証の認識はさらに明瞭に，さらに正確になる。『金匱要略』は，大柴胡湯証は下してよい実証であるということだけでなく，同時に大柴胡湯の病位は心下が主で，疼痛があり押えると嫌がることを明確に示している。さらに『金匱要略』をみると，「病者

腹満し，これを按じて痛まざるは虚となし，痛む者は実となす。これを下すべし。舌黄にして未だ下さざる者，これを下せば黄おのずから去る」という内容があり，大柴胡湯証はまさに舌黄であることが暗黙のうちにわかる。また小柴胡湯証では胸脇苦満が主で，舌は白苔がある（『傷寒論』第230条）ので，このことが明らかな相違点となり，私たちが大・小柴胡湯を臨床で用いる際に，有力な弁証根拠を示すことができる。

　『傷寒論』の中で五苓散証は，第71・72・73・74条などに詳しくみられ，太陽の表邪が解さず，経を循って裏に入り，膀胱の気化機能に影響し，小便不利・水飲内停の太陽蓄水証に至るものを主証としている。ここで説明する必要があるのは，五苓散証は表邪不解を兼ねるか否かについてである。表邪がない太陽蓄水証にも，五苓散を用いて治療してよいのであろうか。このような問題の解答を『傷寒論』だけに求めても，答えを得ることは難しい。しかし，もし『金匱要略』痰飲病脈証治にある，「例えば痩人，臍下に悸あり，涎沫を吐して癲眩す，此れ水なり，五苓散これを主る」という一文を結び付ければ，理解するのは難しくない。太陽病の表邪が解さず，経を循って裏に入り，膀胱の気化を阻害することによって起こる太陽蓄水証（水飲が下焦に停蓄し，膀胱の気化不利がある）に対しても，また内傷雑病のなかの太陽蓄水証に対しても，五苓散を応用して治療することができるのである。ここから得られる結論は，太陽蓄水証に表邪を兼ねていても兼ねていなくても，いずれも五苓散で治療できるということである。なかには，『傷寒論』の方後注に，「多量の湯を飲めば，発汗して治る」とあるので，「発汗して治る」というのは必ず表邪を兼ねていることの明らかな証拠ではないかとの疑問をもつ人もいる。確かに表邪がある場合は，必ず発汗して治る。しかし，逆に発汗して治る者に必ず表邪があるのかどうかについては，『内経』の中にその答えがある。『内経』には「三焦膀胱は，腠理毫毛に対応している」とある。このことは，発汗が表邪を解する1つのルートであると同時に，膀胱の気化機能の回復により，三焦水道を通利させるのも1つのルートであることを示している。三焦は「水道」であり，膀胱は「水腑」である。膀胱の気化失調により，水飲が内部で停滞し，三焦の流れが不暢となって小便不利となる。いったん膀胱の気化機能が回復すれば，津液は布散し，三焦は通暢し，内では小便が利し，外では発汗する。

いずれも飲邪が去るルートであり，気化機能が回復した症候である。ゆえに私たちは，「多飲暖水，汗出癒」の文字がもっぱら解表を指すものだとこだわって，五苓散証は必ず表証を兼ねると断定することはできない。

3 『神農本草経』を参考にして薬物の効用を論じる

　『傷寒論』の継承と学習において最も重要な目的は，仲景の創出した理・法・方・薬という弁証論治の思想と用薬経験の掌握と運用により，病を治し人を救うことである。いうまでもなく，薬物の効用を正確に認識することは，少なくとも1つの重要なポイントである。『傷寒論』の序文の中では，「勤めて古訓を求め，広く衆方を採り，『素問』……『胎臚薬録』……『傷寒雑病論』，合わせて十六巻となる」といっている。仲景の用薬の模範となっている『薬録』は，すでに失われており，比較的近い時代の薬物学の書物である『神農本草経』（原書は失われ，後人が整理している）が私たちの『傷寒論』研究の際に，用薬面の重要な参考書となる。今日，中薬学の発展は非常に速いが，それでも『神農本草経』を参考にする必要があるのはなぜだろうか。それは古代を重んじて，現代を無視するということではなく，客観的な必要性があるからである。『神農本草経』を捨てて仲景の用薬を研究し，理解しようとすると，仲景の原意を失う恐れがあり，薬物の効能に対する理解が不十分になる。例をあげると，大黄を臨床応用する場合，世の中の人の多くは，大便を瀉下する点に着眼して論じる。確かに大黄には大便を通下する働きがある。ただし，仲景は大黄を，大便を通じさせることに限らず，活血化瘀・飲邪の蕩逐・小便の通利にも応用している。仲景の書の中で大黄䗪虫丸・桃核承気湯・抵当湯・下瘀血湯などの記載には，大黄を活血破瘀に用いている明らかな証拠がある。大陥胸湯（丸）では，大黄を飲邪の蕩逐のために用いている。茵蔯蒿湯のなかで大黄は，小便を通利して清熱利湿退黄に働く。茵蔯蒿湯の方後注に，「滓を去り，三回に分けて服す。小便は当に利し，尿は皂莢汁のようで，色は赤い。一晩で，腹満は減り，黄疸は小便から排泄される」とある。大黄は大便を通下させる働きがあるのみならず，小便を通利させる働きがあることも明白であり無視することはできない。大黄の上述の働きのなかで，通大便の認識は普

遍的であるが，活血化瘀・飲邪の蕩逐，特に小便の通利に対して，現代人の認識は不足している。もし私たちがもう一度『神農本草経』を復習すれば，いっさいの疑問を解消することができる。『神農本草経』に，大黄は「主下瘀血，血閉寒熱，破癥瘕積聚，留飲宿食，蕩浄腸胃，推陳致新，通利水穀，調中化食，安和五臓」とあり，一文字ずつ細かく読んでいくと，大黄の効用をほとんど概説している。なお文中の「通利水穀」の四文字はすなわち通水利穀のことで，大黄が通小便による利水もでき，また利大便による泄穀もできることをいっている。「宿食」に対する大便の排泄を主るとして混同しないようにしなければならない。現代人がよく用いる，時方の八正散のなかにも大黄が含まれており，大黄の通利小便作用の高い効果を認めることができる。近年，大黄に利小便の働きがあるという実験研究を報告している人もいる。もしその起源を遡れば，まさに仲景と『神農本草経』にある。

4 法を学び，方にこだわらない

　法を学んで方にこだわらないことは，『傷寒論』を学習する際の重要な方法の1つである。なぜなら「方」は数に限りがあるが，「法」には限りがないからである。「法を学ぶ」とは，他人の有効な治療法則と方法を学ぶことである。「方にこだわらない」とは，他人の運用した処方の経験にこだわらず，他人の経験した方薬を不変のものとみないようにし，考え方を固定しないようにすることである。『傷寒論』に存在するのは，わずか112種の処方のみであり，もしその法を学ばずに方にこだわれば，千変万化の病の治療をすることは難しいし，「原因がわかれば，半分以上わかったようなものだ」という，仲景が後学者に与える希望を実現することも難しい。

　『傷寒論』の中には汗・吐・下・和・温・清・消・補の8つの法と，それに相応する方薬がある。清朝の程鐘齢の著した『医学心悟』に「八法」がまとめられているが，「八法」の実際の源は仲景の『傷寒論』にある。『傷寒論』には，八法のほか，後世の人に認識されていない多くの治法があり，合方の法を例として以下に分析する。

　いわゆる「合方の法」とは，2種類以上の薬方を組み合わせて，1つの

方薬として疾病を治療する方法である。『傷寒論』でいえば，桂枝麻黄各半湯・桂枝二麻黄一湯・桂枝二越婢一湯・柴胡桂枝湯のような合方を容易に見つけることができる。しかし，もし合方の条文を学習する際に，ただこれらの合方の主治する証を把握するだけでは，その合方の法を学ぶことはできず，よく学んだとはいえない。その結果として「その方にこだわる」ことになる。私たちはその法に学んで，ただその合方の証や状態を把握するだけではなく，合方の方法を理解しなければいけない。なぜなら合方には証があり，合方はその証の必要に応じて作られたものであるからである。太陽病と少陽病が前後して出現し，太陽少陽併病でそれぞれの証や状態がそれぞれ半分ずつあってその勢いが均等なときに，ただ桂枝湯のみで太陽の表邪を解すのではなく，さらに小柴胡湯で少陽の邪を解すために，組み合わせて柴胡桂枝湯としてこれを治療するのである。その法に学んで後世の医家たちは，長期の臨床実践を経て，胃苓散（平胃散合四苓散）・柴胡四物湯（小柴胡湯合四物湯）・柴平湯（小柴胡湯合平胃散）・柴胡陥胸湯（小柴胡湯合小陥胸湯）・柴胡建中湯（小柴胡湯合小建中湯）などを組成し，これらはみな有効な良方として常用されている。ただし，認められるかどうかは別にして，もしその組方の方法を追究するならば，その源は仲景の創った合方の法にあると考えられる。私たちは第146条の柴胡桂枝湯証を学ぶとき，原文の理解を基礎としたうえで，その合方の法を学べば，柴胡桂枝湯一方にこだわらず，臨床における実践のなかで，証の状態に応じてさらに良い合方の方剤を組み立てて，千変万化の証に対応させることができる。

『傷寒論』第23条に桂枝麻黄各半湯証，第25条に桂枝二麻黄一湯証がある。この２つの条の証を学習するとき，両処方の薬方とその主治する証のみではなく，「桂麻各半」と「桂二麻一」の変化のなかで，合方を組成する法中の法を知ることが重要である。合方の組成は，個々の処方を単純に積み重ねたものではなく，詳細に弁証して，その治す証と各処方の証の多寡によって，組み合わせる処方の用量を決める。私たちは仲景の桂麻合剤の，「桂麻各半」「桂二麻一」の組方の法から学んで，患者の証のなかの少陽証と太陽証の多寡によって柴胡桂枝湯（またの名を柴胡桂枝各半湯と称する）・柴胡二桂枝一湯・柴胡一桂枝二湯などとして用いることができる。そうすれば柴胡桂枝湯の臨床応用はさらに柔軟に，さらに正確に，さらに

有効になる。また臨床において，風熱外感（あるいはもとは風寒を外感して，のちに化熱したもの）の銀翹散証や，発熱が明らかで，同時に風温による咳嗽のある桑菊飲証がよくみられるが，発熱と咳嗽が同時に重く，少し悪寒があり，頭痛・咽痛・舌辺尖の紅赤・脈浮数などの場合，たんに銀翹散，あるいは桑菊飲を与えても効果が出にくい。そこで仲景の合方の法に従い，桂麻合剤の組方原則にもとづいて，銀翹散と桑菊飲を合わせて一方として与える（筆者はこれを「銀桑合剤」と呼んでいる）。また証の状態に応じて「銀桑各半湯」「銀二桑一湯（発熱が重く，咳嗽が軽い場合）」「銀一桑二湯（発熱が咳より軽い場合）」と変化させると，常に良い効果が得られる。筆者はまた，臨床において応用される合剤は，証に応じて仲景の桂麻合剤のような法中の法に学んで合方して治療できると考えている。例えば柴平湯は，「柴平各半湯」「柴二平一湯」「柴一平二湯」の違いがある。また，臨床ではよく八珍湯，すなわち四君子湯と四物湯の合剤を用いる。しかし，具体的に気血両虚証で用いるとき，その患者の気虚と血虚の軽重をみて，「四君四物各半湯」「四物二四君一湯」「四物一四君二湯」のように変化させることができる。

　以上をまとめると，前人や他人の経験を運用する際に，法に学んで方にこだわらないことに，必ず注意すべきである。この方法を会得すれば，半分の努力で2倍の効果が得られる。

5　薬をもって証を測る

　『傷寒論』において，いくつかの証の条文は，証の寒熱虚実が明確に述べられていないため，あるいは具体的でないために，理解が多少あいまいになる。このようなときは，治療に用いられている方薬から，証を推測することができる。この方法を「以薬測証」と呼んでいる。例えば，第163条に「太陽病，外証未だ除かずして，数（しばしば）これを下し，遂に協熱して利し，利下止まず，心下痞鞕し，表裏解せざるものは，桂枝人参湯これを主る」とある。そのなかの「協熱して利」について，もし薬物から推測せずに，たんに字面から論じると，寒熱虚実の判断が難しい。さらにはなはだしい場合は「協熱して利」の「熱」の文字から，本証を熱証と誤認する可能性が

ある。ただし，治療方薬のなかに答えを求めると，桂枝人参湯はすなわち理中湯加桂枝であり，本証が表邪不解・誤下傷脾・表裏共寒の「協熱して利」(「熱」の字は「邪」と解する) であることは明らかである。また，第352条の「もしその人内に久寒有るものは，当帰四逆加呉茱萸生姜湯に宜し」の「内に久寒」はどこを指すのか。脾であるのか，腎であるのか，断定するのは難しい。しかしその久寒の治療に，呉茱萸・生姜を加えていることからみれば，その「内に久寒」とは胃寒にほかならず，そのために嘔吐・頭痛などの証がみられることがわかる。仲景は呉茱萸と生姜を加えて，温胃散寒しているのである。さらにいうと，第149条の半夏瀉心湯証，第157条の生姜瀉心湯証，第158条の甘草瀉心湯証は，いずれも脾胃の昇降失調により中焦で寒熱が錯雑し，気機が痞塞した心下痞の証である。それでは，「寒熱錯雑」とはどこに錯雑しているのだろうか。人体の中で，ある1つの臓，あるいは腑において，同時に寒と熱の両方に属することはできない。これは1杯の水が同時に熱水と冷水になりえないのと同じ道理である。そこで用いられる薬から答えを求めると，3種類の寒熱錯雑の心下痞に対する3つの瀉心湯方のなかで，熱に対して乾姜，寒に対して黄芩と黄連が用いられている。仲景の用薬法則からみれば，乾姜は中陽を補い，脾陽を補うことが，黄連湯と甘草乾姜湯と理中湯（丸）からわかる。黄芩と黄連は胃熱を清するのに用いられることが，第155条の附子瀉心湯・黄連湯からわかる。薬をもって証を測れば，第149・157・158条の3種類の寒熱錯雑による心下痞証は，実は脾寒胃熱であるといえる。脾寒によって昇らず下痢となり，胃熱によって降りず嘔逆する。昇降が失調して中焦の気機がなかで痞塞し，脾寒胃熱の寒熱錯雑となっているので，仲景は乾姜でその脾寒を温め，黄芩・黄連を用いてその胃熱を清しているのである。これが半夏瀉心湯証・生姜瀉心湯証・甘草瀉心湯証の寒熱錯雑のポイントである。

6 病機を把握して主証を把握する

『傷寒論』は，一部の理論と実践が密接に結び付いた弁証論治の書である。したがって『傷寒論』を学習するとき，必ずその時々の臨床実践と連係して，「病機を把握する」「主証を把握する」という2つの方法を結び付けるこ

とにより，原文の理解を深め，臨床応用の範囲を広げることが重要である。

　例えば，『傷寒論』第12条の桂枝湯は，もともと営弱衛強の太陽中風証，営衛不和で自汗の出る証（第53条）と，ときに発熱自汗する証（第54条）などを治す。学習する際に，桂枝湯証の病機が営強衛弱と営衛不和であることをとらえていれば，臨床において営衛不和の全身皮膚瘙痒病（現代医学でいわれる蕁麻疹を包括する），あるいは半身の発汗・半身の痺れなどの患者で営衛気血不和の場合，いずれも桂枝湯加減で治癒させることができる。また臨床において，桂枝湯の営衛を調和させる働きについての認識を深めることができる。仲景は，桂枝湯を営衛を調和させるのに用いる際の1つの方法を示している（ただしこれは，仲景が桂枝湯を運用した経験のうちの1つである。仲景が桂枝湯で治療する証は広範囲に及ぶ。詳しくは「第6論．桂枝湯について論じる」を参照されたい。病機を把握して弁証論治を進めることは，比較的水準の高い弁証論治である。「病機を把握する」ことにより，同じ病機の各種の疾病において，臨床表現上は異なるところがあるにもかかわらず，病機が同一であるために同じ法，同じ処方を加減して治療することができる。このような状況がある程度存在することを「異病同治」といい，「異」は症状に，「同」は病機にある。例えば，第62条に「汗を発して後，身疼痛し，脈沈遅のものは，桂枝加芍薬生姜各一両人参三両新加湯これを主る」とある。この条の証の病因は誤治による営衛気血の虚損であり，主な症状は身体痛である。病機は営衛気血の不足により，筋骨肌肉がその濡養を失ったことにあり，身体肌肉関節の疼痛をきたしている。ゆえに脈は沈遅で無力となり，治療には営衛気血の補益と筋肌を調暢させる働きのある新加湯を用いる。営衛気血の不足による身体の疼痛という病機と主症状をとらえれば，臨床における応用として，産後の失血や月経過多，あるいはもともと営衛気血の不足などがあって起こる，正虚による身痛に対して，いずれもこの処方を加減することで治療できる。また第351条に「手足厥寒し，脈細にして絶えんと欲するものは，当帰四逆湯これを主る」とあり，この条の証の病機は厥陰肝の血虚による寒凝である。ゆえに当帰四逆湯で肝血を補い，寒凝を去り，温経通脈させる。筆者らは血虚寒凝というこの病機をとらえて，生理痛や頭痛・手足の厥冷・脈細がみられ，血虚および寒邪の凝滞が病機と考えられる場合，いずれも当帰四

逆湯加減で治療している。このように主証を把握し，病機を把握すれば，臨床においてさらに有用である。

7　原文を暗唱する

　暗唱によって記憶し，運用する方法は，あらゆる科学において最も基本的な学習方法であり，このような学習方法は中医薬学にとって特に重要である。『傷寒論』の学習もまた同様に，原文を暗唱し，一字も違わずにすらすらと述べることができれば，これを思うように応用できるようになる。実践において，証をみて証を確定する能力のない者は，的があっても矢を放てない。

　例えば，「太陰病篇」第273条に，「太陰の病たる，腹満して吐し，食下らず，自利し益甚だしく，時に腹おのずから痛む，もしこれを下せば，必ず胸下結鞕す」とある。この条の原文を暗唱すれば，臨床で腹満と下痢が同時にみられ，腹満はよくならず，下痢が緩解し，食欲がないといった，虚寒による腹痛・腹満・下痢の患人に対し，いずれも太陰病の温中の法により理中湯類を与えることができ，高い効果が得られる。また第371条に「熱利下重のものは，白頭翁湯これを主る」とあり，この条を暗唱しておくと，臨床で熱性下痢または裏急後重のある患者（痢疾を包括する）に対して，いずれもこの処方を用いて治すことができる。必ず原文を暗唱してこそ，主証をしっかり把握でき，臨床において成算があるといえる。

8　前後の条文を参考にして，原文同士の関係から意味を分析する

　『傷寒論』は条文の形式で書かれており，条文間は相互にみな，理法と方薬において有機的な関係にあるために，全体で1つのものを構成しているといえる。内容のうえでは，条文間で，ある部分は詳しく，ある部分は省略されている。したがって，前に詳しく書かれていれば後では省略され，後で詳しく書かれていれば，前では省略されている。このような状況のため，『傷寒論』を学習するときには，前後の関連する条文を互いに参考にす

ればその意味が通じる。

　例えば，太陽蓄水の五苓散証は，第71条から第74条までの間に集中して述べられている。「脈浮，小便利せず，微熱，消渇のものは，五苓散これを主る」「傷寒，汗出でて渇するものは，五苓散これを主る。渇せざるものは，茯苓甘草湯これを主る」「中風，発熱し，六七日解せずして煩し，表裏の証あり，渇し水を飲まんと欲し，水入ればすなわち吐するものは，名付けて水逆という，五苓散これを主る」。これらの4条において，少腹満，あるいは少腹裏急などの証がみられないことに対して，五苓散証の蓄水部位は下焦の膀胱ではないのではないかという疑問を提示している者がいる。もし水飲の邪が下に停蓄している場合は，少腹満，あるいは少腹裏急などの証がみられるはずであるというのである。さらにはなはだしい場合，156条の「本これを下すをもって，ゆえに心下痞し，瀉心湯を与え，痞解せず，その人渇して口燥煩し，小便利せざるものは，五苓散これを主る」を根拠として，五苓散証に心下痞があるので，水飲停蓄の部位が心下（胃脘部）であると誤認している人もいる。しかし実際には，五苓散証には必ず少腹裏急の症状がある。ただ，仲景は第71条から第74条の間でこれを省略し，別のところで詳しく述べているということを知らないだけである。第126条と第127条には，「傷寒熱あり，少腹満するは，まさに小便利せざるべし……」「太陽病……小便少なきものは，必ず裏急に苦しむなり」とある。仲景は，小便不利による水飲内停の証を重視して，必ず少腹満，あるいは少腹裏急がみられると述べている。私たちが五苓散の太陽蓄水証を学習するとき，第71条から第74条を把握すると同時に，これに第126条と第127条を結び付けて，互いの条文の関連から意味を読み取るべきである。そうすれば，太陽蓄水による五苓散証に，少腹満と裏急があることが明らかになるばかりでなく，蓄水の部位についての疑問を解決でき，水蓄は胃脘ではなく，下焦膀胱であることがわかる。ちょうど太陽蓄水証に少腹満，あるいはまた少腹裏急があるので，太陽蓄血症の少腹硬満と少腹急結との相互の鑑別が必要となる。一方は下焦に水蓄があり，もう一方は下焦に血結があって，鑑別の要点は小便利と小便不利の違いである。小便不利の場合が水蓄であり，小便利で少腹満，あるいは少腹急結の場合が血結である。ゆえに仲景は第125条と第126条で，蓄血と蓄水の区別を詳しく弁じている。この

ように関係のある前後の条文を参考にして，それぞれの関係から意味を分析することにより，仲景の原文に対する理解をさらに深めることができる。

9 方をもって証を分類し，帰納分析する

いわゆる方をもって証を分類することは，共通点を探って分析する学習方法である。『傷寒論』の中で，1つの処方を用いて治療できるさまざまな証に対して，処方をもって証を分類し，その方の効用と主治する症状の全貌をまとめるのである。これは『傷寒論』を研究する1つの方法として，前人がすでに試みており，柯韻伯はその代表的な1人である。現在，国内の各中医学院の教材である『傷寒論選読』『傷寒論講義』もまた，六経分篇のもとに方をもって証を分類し，帰納分析する方法で編集されている。したがってこのような学習方法は，比較的良い方法の1つとして推薦に値する。

方をもって証を分類するには，例えば抵当湯(抵当丸を含む)の例がある。蓄血証を帰納分析すると，すなわち瘀血の証の表現であることがわかる。抵当湯の応用の概況として，抵当湯（丸）の証が第124・125・126・237・257条において，瘀血による発狂・瘀血による発黄・瘀血による発熱・瘀血によるもの忘れ・瘀血による便秘など，諸証の特徴によって分けて論述されている。まとめてみると瘀血により各種の病証を起こすことがわかり，同時に臨床で精神異常・黄疸・発熱などの諸病証に対する治療のとき，弁証論治の内容と方法を増やすことができる。

また『傷寒論』の中の五苓散が治す証と，『金匱要略』の五苓散が治す証をまとめて帰納分析すれば，五苓散は太陽蓄水証を治すばかりか，水飲内停により起こる心下痞証（簡単に「水痞」と称す，第156条参照)，水が腸の中に溜まる「水瀉」証（第159条参照），口渇して飲水を欲し，水が入るとすぐ嘔吐する「水逆」証（第74条参照)，水飲が頭に上逆して発症する「水癲」と「水眩」証（『金匱要略』痰飲病脈証治参照），水飲の邪が胃腸で乱れて,激しい下痢や嘔吐を起こす「水霍乱」証(第386条参照)にも用いられる。このように帰納分析すると，五苓散の効用と治療できる病証に対する私たちの認識と理解の幅を広げ，思考を拡大・発展させて，大いに有益になるだろう。

『傷寒論』の中の類似の処方に対して，その共通点を探る方法で分析比較すると，意外なことがわかる。そこからある種の病証の特徴を求めることができ，その種類の疾病の治療に対する仲景の組方の特徴と用薬法則がわかるのである。

例えば第67条の苓桂朮甘湯証で，これと類似の方薬に苓桂棗甘湯・苓桂姜甘湯（すなわち茯苓甘草湯）や，『金匱要略』の中の苓桂味甘湯・防已茯苓湯（すなわち苓桂朮甘湯去桂枝加黄耆防已）などがある。あるいは五苓散（すなわち苓桂朮甘湯去甘草加猪苓沢瀉。五苓散証の水飲は下焦にあり，中焦にはない。ゆえに勢いに従って導くために，甘草を去り，猪苓・沢瀉を加えている），甘姜苓朮湯（すなわち『金匱要略』の腎着湯のことで，苓桂朮甘湯去桂枝加乾姜であり，温中散寒除湿の効果増強を意味する）などは，いずれも苓桂朮甘湯の変方である。これらをまとめて対比分析すると，苓桂朮甘湯を底方として変化させたいくつかの方剤を，1つの「苓桂剤」群として作り出していることが容易に見出せる。そしてこれらの方剤が治す証は，いずれも水飲の病と関係があり，この水飲の病証は，上は頭に至り，あるいは水気が心を凌し，上・中・下の三焦を流れ貫き，変動して定まらない。なお仲景が水気の存在する部位の違いを根拠として，苓桂朮甘湯から相応の加減変化をしたという経験も理解できる。方をもって証を分類する方法を用いて，『傷寒論』の中で相互に類似する処方をまとめると，仲景の方はわずか112首（ちなみに『金匱要略』では262首）であるが，きちんとした法則性があり，はっきりとした系統性がある。例えば桂枝湯類では，桂枝湯・桂枝去芍薬湯・桂枝加葛根湯・桂枝加厚朴杏子湯・桂枝加桂湯・桂枝去芍薬加附子湯・桂枝加附子湯・桂枝去芍薬加蜀漆竜骨牡蛎救逆湯・桂枝加竜骨牡蛎湯（『金匱要略』）・栝楼桂枝湯（『金匱要略』）・葛根湯・桂枝加芍薬生姜各一両人参三両新加湯・桂枝加大黄湯・小建中湯・黄耆桂枝五物湯（『金匱要略』）・当帰建中湯・黄耆建中湯・当帰四逆湯（すなわち桂枝湯去生姜加当帰・細辛・通草）などである。これらをまとめて理解すれば，仲景の桂枝湯に対する変化の方法を会得できる。桂枝湯とその変化方の及ぶ範囲はたいへん広く，陰陽・表裏・寒熱・虚実と，関わらないところはなく，営衛気血に及んでいる。また麻黄湯類では，麻黄湯・麻杏甘石湯・麻杏苡甘湯・麻黄加朮湯・大青竜湯などがある。小柴胡湯類では，小

柴胡湯・大柴胡湯・柴胡加芒硝湯・柴胡加竜骨牡蛎湯がある。承気湯類では，大承気湯・小承気湯・厚朴三物湯・厚朴大黄湯・調胃承気湯・桃核承気湯（調胃承気湯に桂枝・桃仁を加えたもの）がある。瀉心湯類では，半夏瀉心湯・甘草瀉心湯・生姜瀉心湯がある。四逆湯類では，四逆湯・通脈四逆湯・白通湯・乾姜附子湯・四逆加人参湯・茯苓四逆湯・通脈四逆加猪胆汁湯・白通加猪胆汁湯がある。このように方をもって証を分類し，帰納分析して「経方」の系列化を行えば，仲景が経方を運用して加減変化した経験を理解でき，私たちが「経方」を運用する際に大きな力となる。

10 証をもって方を分類し，弁証を強化する

いわゆる「証をもって方を分類する」とは，同一の種類の病証に対する方薬を一緒にまとめて把握し，対比分析することにより，弁証の観念を深めることである。このような研究と学習の方法は古くからあり，成無己の『傷寒明理論』はその一例である。『傷寒論』は一言でいうと，1冊の弁証論治の書物である。この書物を学習するとき，病証ごとにまとめて比較を行うと，弁証論治の際にたいへん有利である。

例えば喘咳の証を例とすると，その治療方薬には麻黄湯・桂枝加厚朴杏仁湯・麻杏甘石湯・小青竜湯などがある。それらをまとめて対比させ，原因・症状・治療の面から分析すれば，私たちが臨床において喘咳を治療する手助けとなる。また身痛証の例では，その治療方薬として麻黄湯・新加湯・附子湯・桂枝附子湯・白朮附子湯・甘草附子湯，さらには『金匱要略』の麻黄加朮湯・麻杏苡甘湯・桂枝芍薬知母湯・烏頭湯などがある。痺痛（邪気の病による身痛あるいは関節痛の証）の治療と一部の身体疼痛の証（風湿病など）の患者の治法に関して，おそらく一目瞭然で多くのことを得られるだろう。心悸証の例では，その治療方薬として桂枝甘草湯・炙甘草湯・小建中湯などがある。嘔吐証の例では，大柴胡湯・小柴胡湯・呉茱萸湯・乾姜黄芩黄連人参湯（『傷寒論』）・小半夏湯・小半夏加茯苓湯（『金匱要略』）がある。心下痞の例では，大黄黄連瀉心湯・附子瀉心湯・半夏瀉心湯・生姜瀉心湯・甘草瀉心湯や，さらに旋覆代赭湯・五苓散・大柴胡湯などがある。まさに『傷寒論』の中の病証を対比すれば，臨床における弁証論治の

水準を大いに高めることができる。病証は1つといえども病因病機は異なり，治療もまた異なる。これを「同病異治」ともいい，同じ病証名にあって病因病機と治療は異なることを意味する。

11 誤治の状況に対して柔軟に対応する

『傷寒論』の中には，医者の誤治による病証が多くあり，特に「太陽病篇」では誤治証が約3分の1を占めている。なぜこのような状況が起こったかというと，当時の医者が太陽病の治法がわからず，知識や技術に乏しく，多くの病証で誤った治療を行ったためである。仲景は『傷寒論』の中で，当時の医師たちを鋭く批評している。「今の世の中の知識階級の者たちは，医薬に興味をもって，処方や技術を詳しく研究しようとはせず，……ただ名誉や権力を競い，権力や資産を得るために無理をして，あくせくと名誉や利益を求めている」と論中に描いていて，多くの医師たちによる誤治の証と，それに対する自らの治療方法を記述している。このような誤治の証に対しては，柔軟な見方が必要で，誤治による発汗・嘔吐・瀉下・火療（焼針，瓦熨，火燻など）などということにとらわれてはいけない。

第62条に「汗を発して後，身疼痛し，脈沈遅のものは，桂枝加芍薬生姜各一両人参三両新加湯これを主る」とある。私たちはこの条を学習するとき，発汗後の身体疼痛の症状にとらわれる必要はない。これはある可能性も，ない可能性もある。もしあるとするならば，仲景は当時，臨床実践のなかで発汗後に起こった営衛気血不足の正虚による身体痛の患者に確かに遭遇したと信じることができよう。ないとするならば，より柔軟な見方をして，臨床上遭遇する営衛気血虚損による身体疼痛の患者に対して，新加湯を用いて治療することができるということである。堅苦しく考える必要はなく，確実に発汗治療後の患者に対してでないと，新加湯を用いることができないというわけではない。私たちが誤治の状態を学習するとき，誤治によって起こる病機と症候の理解が大切である。病機に着眼することが，誤治の条文を学習するポイントである。例えば第64条に，「発汗過多，その人手を叉みおのずから心を冒い，心下悸し按を得んと欲するものは，桂枝甘草湯これを主る」とある。発汗過多により心陽を損傷した，心陽虚の

動悸証が本条の要点である。その病機は心陽虚である。私たちは臨床上，顔面萎白・手足が冷たい・動悸・息切れ・寒がり・動くと動悸と発汗がある・舌淡嫩脈微弱の場合，いずれも桂枝甘草湯加減によって治療することができる。必ずしも発汗後の心陽虚による動悸でなくてもよい。特に論中で誤用して火療を行った証の状況からみると，今日の臨床実践において，すでに火療の方法はあまり用いられないが，火逆治療の条文における医学理論は，その現実的な意義を失ってはいない。今日の臨床において，もともと温熱病に属している者に，医者が誤って辛温の剤，あるいは温補の薬物で治療を行ったために，邪熱が内閉して，耗陰動血した場合や，湿熱の患者で陽気被困・膝下脛冷があり，医者が気血不足・陽気虚によるものと判断してやみくもに温補の剤を与えると，温に対して温めることになり，その害は火療の逆となんら違わない。また第63条の麻杏甘石湯証の原文に，「汗を発して後，さらに桂枝湯を行(あたえ)るべからず，汗出でて喘し，大熱なきものは，麻黄杏仁甘草石膏湯を与うべし」とあり，発汗後に邪熱が壅肺して発汗と喘がみられる。第162条の条文ではまた，「下の後，さらに桂枝湯を行るべからず，もし汗出でて喘し，大熱なきものは麻黄杏仁甘草石膏湯を与うべし」とあり，下した後に邪熱が壅肺して喘がみられる。ここで私たちは「発汗後」と「下した後」の言葉にこだわれば，大いに笑われるだろう。もし臨床において，四診に従って弁証論治を行えば，これは確かに肺熱喘咳証に属す。ただし，私たちは患者に発汗しすぎていないか，瀉下薬を服用した後でないかを確認しなければならなくなる。その結果，発汗法あるいは瀉下法の既往がなければ，あえて麻杏甘石湯を応用して治療する必要はなくなり，実に「本を読みながら，言葉の下に死んでいる（訳注：言葉にこだわっているという意味）」ことになってしまう。およそ肺熱喘咳証は，すべて麻杏甘石湯で治療でき，「発汗後」でもよいし，「下した後」でもよい。邪熱の来る経路は異なっていても，邪熱壅肺のメカニズムは1つである。誤治によって起こる病機に着眼すれば，誤治の条文を自在に活用でき，古い処方を現代に生かし，臨床応用の幅を広げることができる。

12 条文の配列順序に注意して，全体を縦横にみる

『傷寒論』という書物は条文の形式で出来ており，それぞれの条文は別々のものではなく，密接に，かつ有機的に関連して，1冊の書物として構成されている。そのため条文の配列順序は，理・法・方・薬など弁証論治の内容を反映しているだけでなく，さまざまな論理と推理が存在し，全体を構成している。『傷寒論』を学習するときは，その条文の配列順序に注意する必要があり，そのなかからある医学理論を悟ることで，原文の理解を助けるようにする。多数の傷寒論の大家の著作のなかには，この研究方法が常に反映されている。劉渡舟教授は，条文の配列順序を分析することが，『傷寒論』を研究する方法の1つであることを明確に示している。

「太陽病篇」の例では，仲景は第12条で桂枝湯証を論じ，第35条で麻黄湯証を論じている。そして第12条と第35条の間の第23条で，桂枝麻黄各半湯証を論じている。桂枝麻黄各半湯証がそこにみられるのは偶然ではなく，それは桂枝湯証から麻黄湯証に向かう過程にある。また第71条から第74条には，太陽蓄水による五苓散証（またの名を「水結」証という）が集中的に論述されており，そのすぐ後の第76条から第81条の間には，熱が胸膈に鬱した梔子豉湯証（またの名を「火鬱」証という）が簡潔に述べられている。「水結」証の後に「火鬱」証を論じ，一水一火で，火は上で鬱し，水は下で結して，相互に対応している。これが，五苓散証のすぐ後に梔子豉湯証を論述している理由である。さらに「太陽病上篇」（第1～30条）では，主に太陽病の脈と証の特徴，太陽病の分類，太陽中風の桂枝湯証とその加減証や禁忌証を述べている。「太陽病中篇」（第31～126条）では，麻黄湯とその加減証や禁忌証，太陽病に対する誤治後の症状や治療を重点的に論述している。そのなかの第1条から第95条で，仲景は基本的に太陽中風・太陽傷寒など，太陽表病に関する脈証の特徴・治療原則と方薬・加減法と禁忌証・誤治後の変証に対する治療についてほとんど論述し尽くしている。第95条の原文の中で，仲景は「営弱衛強」の四文字で太陽中風桂枝湯証の病機を概括し，この四文字で太陽表病が営衛にあるという，実質的な問題を提示している。これにより，太陽表病の麻黄湯証・桂枝湯証の系統的な論述を

終了してまとめている。営衛の後には気血，すなわち葉天士のいうところの，「衛の後は気であり，営の後は血」である。ゆえに第95条より前で営衛の病を論じ，転じて第96・97条の2条で，「血弱く気尽き……邪気よりて入り，正気と相搏ち，脇下に結し」という小柴胡湯証の論述を始めている。小柴胡湯証の病は気血にあり，気機鬱結を主として，血行不暢の症候（小柴胡湯の原文および第144条の熱入血室の証を参照）も兼ねる。柴胡剤の後，第106条は太陽蓄血の桃核承気湯証，第124・125・126条は太陽蓄血の重症である抵当湯（丸）証である。ここで，はっきりわかるのは，桂麻剤を用いる営衛の病から始まり，途中，小柴胡湯証である気鬱が血行に影響する病を経て，桃核承気湯証と抵当湯（丸）証の純粋な蓄血の症候に至っており，常に営衛気血の弁証論治の過程を貫いていることである。これは外邪が表から裏に入り，病が軽症から重症に移り，邪が気から血に至って，徐々に深部に入っていく発展変化の過程を反映している。このような認識をすれば，もともと少陽病の範疇である小柴胡湯証が，なぜ「太陽病篇」に出てくるのかという疑問がはっきりと解決できる。太陽病全篇は計177条あり，第1条から第127条までが「太陽病上篇」と「太陽病中篇」である。麻桂に始まり抵当湯と五苓散の証で終わり，太陽表病と太陽裏病（太陽蓄水と太陽蓄血）の論述を完了する。内容からみれば，この2つの分篇が実質的な「太陽病篇」である。第128条から第177条の「太陽病下篇」は主に結胸証・痞証・熱入血室証などを論述している。これらの症候はその病位からいえば，すでに太陽の経にはなく，太陽の腑にもない。太陽病の範疇ではなく，実は雑病であるが，習慣的に太陽病の変証と呼ばれている。このような変証は，ただその病の形成が太陽病と一定の関係にあるにすぎず，「太陽病全篇」の後に「太陽病下篇」としてまとめられているが，実は太陽病ではない。このように分析すれば，基本的な「太陽病全篇」の条文の配列順序が明確にわかる。

13　方後注を研究して，疑問や誤解を解決する助けとする

　『傷寒論』には112首の処方が存在し，それらの処方の後にはいずれも注釈の文がある。そこにはその処方の煎じ方，服薬法と服薬後の反応，およ

び服薬時の注意事項などが記載されている。このような方後注を，初学の人は往々にして無視しがちだが，実は『傷寒論』の条文の重要な構成部分であり，理法方薬・弁証論治の最後の段階であるため，無視してはいけない。さらに研究することが必要で，以下のごとく留意を促したい。

（1）**病状が違えば，剤型もそれに適したものにし，服薬法も変える。**
　麻黄湯・桂枝湯・承気湯・大陥胸湯などは，症状が比較的急激なときの薬であるため，いずれも湯剤を用いる。「湯」は（古い字では）「盪」で，「速効」という意味なので，方後注の多くには「もし汗出でて病差ゆれば，後服を停む，必ずしも剤を尽さず」「利を得れば，後服を止む」などの言葉があり，服薬しすぎて正気を損傷するのを防いでいる。また，気鬱・水結・痰濁のような邪気が集結している証の場合，多くは散剤を用いる。散は散ずることであり，その結を散じ，鬱を開くのである。例えば三物白散・四逆散・五苓散・牡蛎沢瀉散などがそうである。したがって，仲景が湯と散を分けて用いていることに注意すれば，臨床での実践において，湯を用いるべきなのに誤って散を用いたり，散を用いるべきなのに湯を用いるといった状況を避けることができる。ある人の実験で，五苓散の薬効は散剤のほうが湯剤にしたものより優れていることが証明されている。仲景は散剤を用いて疾病を治療する場合，服薬方法に一定の規則を設けており，多くは「白飲にて和し服す」としている。三物白散・四逆散・五苓散・半夏散・牡蛎沢瀉散などがこれにあたる。これは，後世の人が散剤を臨床応用して病を治療するための1つの方法を開拓したもので，「胃気を保護する」（あるいは胃腸に対する刺激を減少させる）ために良い服薬方法である。散剤の服薬時に，白飲とともに服する（白米湯）仲景の経験と方法は，参考に値する。また，ある証に対して比較的病が長引いて，すみやかに効かせるのが不適当な場合，仲景は多く「丸」剤で治療をしている。例えば理中丸・抵当丸・大陥胸丸などである。ここで説明すべきことは，仲景が丸剤を用いて病を治療する際，けっしてお湯で丸薬を飲み下させずに，丸薬を水で煮るか，あるいはお湯を用いて砕いてから服用させているということである。したがって，現代における「ナツメを丸飲みにする」ような丸薬の服用方法は，原則からいえば不適当で，吸収しにくくなる恐れがあり，当然薬効にも影

響する。私たちは医聖の法を今なお尊ぶべきであり，丸薬を服用するときには水で煮るか，お湯の中で砕いて服用した方がよい。

（２）方後注に記載される服薬後の反応に注意して，処方や薬物の作用を理解し，そのなかから証の真髄を治療に反映させる。

第28条に，「桂枝湯を服用し，あるいはこれを下して，なお頭項強痛し，翕翕と発熱し，汗なく，心下満し微しく痛み，小便利せざるものは，桂枝去桂加茯苓白朮湯これを主る」とある。歴代の注釈家たちの間では本条に対する論争があり，その焦点は本証の表邪の有無である。これは「去桂」か「去芍」か（これに関する論述は，「第27論．桂枝去桂加茯苓白朮湯証について論じる」の一節を参照）であり，それぞれの意見には一定の道理があり，判断しがたい。しかし，もし桂枝去桂加茯苓白朮湯証の方後注に注意を払えば，問題は解決する。そこで明言していることは，「小便利則癒（小便が利すれば治癒する）」という五文字であり，このことから本証の根本は水飲の害であることがわかる。したがって，これが本証が表邪によるものではないとして解決する際の助けとなる。「去桂」は「去桂」であって，「去芍」の誤りではない（表邪によるものであれば，必ず解表が必要であり，方後注は自然に「発汗して解す」となるはずである）。桂枝去桂加茯苓白朮湯の方薬組成は，芍薬三両，甘草二両（炙），生姜（切），白朮，茯苓各三両，大棗十二枚（擘）であるということになる。もし本方が解表の働きをもっていると解釈するならば，無理が生じる恐れがあり，解表の働きはどの薬物にもないであろう。

また第236条の茵蔯蒿湯の方後注には，「分かち三服す，小便まさに利すべし，尿は皂莢汁の状のごとく，色は正に赤し，一宿にして腹減じ，黄は小便より去る」とある。この部分の注釈は３つの重要な点を提示している。①茵蔯蒿湯証のなかに「腹微しく満する」（第260条を参照）がある。②茵蔯蒿湯証のなかの腹満は腸の中の腑実が積滞することによるものではなく，水湿内停によるものであるので，茵蔯蒿湯を完全に服用したのち，小便が通利し，一晩で腹満は減る。③茵蔯蒿湯は利小便の働きをもっており，清熱利湿により黄疸を退かせる。「黄は小便より去る」のであって，大便を瀉下させる働きによるものではない。処方中の大黄は大便を通泄させるた

めにあるのではなく，仲景は血中の瘀熱を去り，清熱利小便を兼ねるために用いている（その理由は，「第28論．『黄疸は必ず血を傷害し，黄疸の治療には活血が必要である』ことについて論じる」を参照）。『傷寒論』を学習するときには，方後注の研究に注意を払うことが，証を深く理解し，方薬の用い方を明白にし，多くの疑問を解決するための助けとなる。

（3）方後注に随証加減の方法があり，参考にできる。

例えば，小青竜湯証（第40条）の方後注には5種類の加減法があり，そのなかの4つで麻黄を去っている。これは，仲景が小青竜湯を応用する際，麻黄を去ることが多かったことを示している。現代の臨床実践からみて，小青竜湯の治療する証は，主として肺に寒痰冷飲のある水寒射肺による慢性の咳と喘であり，多くは現代医学でびまん性気管支炎・慢性びまん性閉塞性肺気腫・慢性肺性心臓病と診断される患者にみられる。この種の患者の多くは，動悸・息切れ・頻拍があるので，麻黄に含まれているエフェドリンはこれらの症状に対して不利であり，これを用いた場合，心拍数が増加する可能性がある。医聖・仲景は小青竜湯を用いて喘を治療するとき，止咳平喘の麻黄を去り，杏仁を代わりに用いており，その意味は深く，創意に富んでいる。ただし当然，表寒が明らかな場合には，これとは別の種類の状況であり，麻黄は病にふさわしいので，適宜用いることができる。

また，胸の満悶がある場合は芍薬を用いず，水飲内停による小便不利の場合は茯苓を加え，津液損傷による口渇の場合は天花粉を加え，嘔吐がある場合は半夏あるいは生姜を加える。いずれも方後注に貴重な経験が残されており，参考に値する。理中湯の方後注には7種類の加減の方法があり，どのようなときに朮を用い，どのようなときに用いず，どのようなときに人参を加え，どのようなときに附子を加え，どのようなときに茯苓を加えるか……などが記載されている。このような前人の用薬経験と規則を仔細に読むことによって，さらに理中湯を応用でき，さらに大きな作用を発揮でき，治療効果を大いに高められる。

方後注をまとめてみると，その内容は豊富で，範囲は非常に広い。①火加減の問題（例えば桂枝湯はとろ火で煎じる），②服薬時間（例えば十棗湯は朝の服薬を要する。夜に服薬させれば睡眠に影響するため），③服薬す

る薬の量（調胃承気湯のように，同一の方薬にも少量ずつ頻回に服用させる場合と頓服の区別がある．一般の人と痩せた人，太った人の服薬量には区別があり，例えば十棗湯の方後注には，「強人は一銭匕を服し，羸人は半銭を服す」とある．四逆湯の方後注には，「強人は大附子一枚，乾姜三両を可とす」とある），④服薬の間隔（例えば桂枝湯は太陽中風証のとき，「半日許りに三服を尽さしむ」ことを要求しており，1日2回服用する場合や3回服用する場合，昼間に2回，夜1回服用する場合がある），⑤煎じ方（例えば麻黄湯の麻黄，苓桂棗甘湯の茯苓，茵蔯蒿湯の中の茵蔯は先に煎じることを要求されており，大承気湯の中の大黄，梔子豉湯の中の香豉，桂枝人参湯の中の桂枝は後から入れる），⑥特殊な煎じ方（例えば炙甘草湯は清酒と水で煎じ，枳実梔子豉湯は清漿水（訳注：米のとぎ汁を5，6日置いて酸味の出たもの）を用い，麻黄連翹赤小豆湯は潦水（訳注：雨水），苓桂棗甘湯は甘瀾水（訳注：攪拌して泡立てた水）を用いる），⑦服薬時の飲食に関する禁忌について（例えば桂枝湯の方後注では，生もの・冷たいもの・ねばねばしたもの・肉や麺類・辛いもの・発酵したもの・臭いの悪いものなどを禁ずることを要求し，仲景はこれを「薬法」と称し，「諸湯皆これに倣う」としている），⑧服薬後の養生について（例えば十棗湯では，粥を啜ることを要求し，桂枝湯，麻黄湯，葛根湯などでは服薬後「温覆して」発汗させる），などがある．以上，1つとして私たちを啓発しないものはない．ただ条文だけを研究し，方後注を無視すれば，常に弁証論治の最終段階で失敗し，前の努力が水の泡となってしまう（「第7論．桂枝湯の方後注の意義について論じる」を参照）．したがって，私たちは方後注に対する研究を重視する必要がある．

14　字句のないところに答えを求める（行間を読む）

『傷寒論』は木簡や竹簡に刻まれたもので，作成にかなりの労力が費やされているため，言葉は簡潔になっているが意味は深い．その書き方は，ある部分は詳しく，別の部分では省略してあり，それらがお互いに補い合った，省文筆法である．このため，学習する人はたいへん苦心しないと収穫が得られない．学習法としてはもう1つ，深い意味を探って真実を求める方法

があり，それはつまり「字句のないところに答えを求める」ということである。これはすなわち，ある理法は文字の上に直接には現れていないけれども，文字の外の部分にそれを含んでおり，「能力が高く，認識が深い」人であれば，「その理論を深く探ることができる」のである。これを達成するのは非常に難しいが，不可能ではなく，おそらく行っていないだけである。

　ここに例をあげて説明する。『傷寒論』第96条における小柴胡湯証の加減方の中には，「もし口渇がなく，外に微熱がある場合，人参を去り，桂枝三両を加え，覆って温め，少し発汗させると治癒する」とあり，この部分の語句は，ある少陽証を主とする患者が，同時に太陽表寒を夾んでいる太陽少陽併病であることを意味する。第146条では，少陽病に太陽表証を兼ねる太陽少陽併病の証候があるが，太陽証と少陽証がそれぞれ半分ずつあるために，小柴胡湯から人参を去って桂枝を加える方法で治療することはできない。ゆえに，小柴胡湯と桂枝湯を組み合わせた柴胡桂枝湯で治療する。ここでは，字句のないところに答えを求める。1つの処方の加減変化の応用は，その証を根拠にして決める。主証が変化していないときに，主方を主として，それに兼ねる症状に対して加減を行う。もし主証のほかの変化が，すでに1，2味の薬で治療できる変化でないときには，別の処方を用いて治療し，これがすなわち合方による治療となる。小柴胡湯去人参加桂枝と柴胡桂枝湯の間を比較し分析すると，字句のないところで，どのようなときに処方を加減し，どのようなときに別の処方を組み合わせて合方として治療すべきかがわかる。

　また第67条の苓桂朮甘湯証のなかで，「傷寒，もしくは吐し，もしくは下して後，心下逆満し，気上り胸を衝き，起てはすなわち頭眩し，脈沈緊，汗を発すればすなわち経を動かし，身は振振と揺をなすものは，茯苓桂枝白朮甘草湯これを主る」とある。条文の中で，「心下逆満し，気上り胸を衝く」とあるが，それによって起こる証の表現について詳しく述べてはいない。私たちがこの条を学習するときには，まさに字句のないところに「気上り胸を衝く」（水気の上衝）による症状の表現を求める。臨床と結び付けると，水気上衝の表現は1つではない。水気が頭に上犯すれば，めまいが出現したり，両目のかすみ，あるいは頭鳴り（患者は頭の中が鳴ると訴え，医者が耳を近づけるとそれが聞こえることもある），耳鳴りが現れたりする（現

代医学によって高血圧，メニエール病などと診断される患者のうち，一部の者は「水気上衝」に属する）。水気が上衝して，肺に逆阻した場合，咳嗽・咳痰がみられる（現代医学で慢性気管支炎と診断される患者の一部は，水気犯肺の咳に属する）。水気が上衝し，水気が心を侵した場合，動悸・胸悶・息切れ・胸痛などの症状がみられる（現代医学で冠状動脈疾患，リウマチ性心臓病などの一部はこの状態に属する）。まとめていえば，水気の上衝，「気上り胸を衝く」部位が異なれば，引き起こされる症状も異なるが，仲景はすべてを言い尽くしてはいない。ただ「心下逆満，気上衝胸」という八文字を好んで用いて，それらの症状を代表して述べている。これが仲景の省文の方法と，適切なまとめ方である。私たちは，さらに『金匱要略』痰飲病の中の苓桂朮甘湯の条文である「心下に痰飲有り，胸脇支満し，目眩するは，苓桂朮甘湯これを主る」を結び付ければ，理解しやすい。『傷寒論』第67条の苓桂朮甘湯証は，傷寒の誤治ののちに心脾両虚になり，痰飲水気が上衝した証であり，『金匱要略』痰飲病の中の苓桂朮甘湯証は，内傷雑病による心脾両虚が原因となった心下の痰飲病である。同じ痰飲水気の病であるが，ただそれを形成した病因は異なり，1つは傷寒の範疇，もう1つは雑病の範疇にある。これらを互いに参照すれば，苓桂朮甘湯証の治療に対する理解が深まり，裏付けが得られる。このように仲景の文章を詳細に読み，推敲を繰り返すことができたならば，言外の効が得られるだろう。

　以上14の方法については，実際に学習・運用する際には柔軟に考えた方がよい。各方法を相互に組み合わせ，あるときは1つの方法のみを行い，あるときは多くの方法を併用し，仲景のもとの意味を完全に身に付けることを意図して，古人（訳注：仲景）が世の人々を救おうとした気持ちを無にしないようにする。学んだのちには応用し，学習と応用を結び付けて，伝統的な方法を用いて仲景の学術思想を研究し，その経験を継承する。継承したうえで，各種の現代科学の方法を応用し，さらに発展と創造を加えるならば，それは信頼できるものであり，実行可能である。個人のレベルには限りがあり，誤ったところもあるかもしれないが，賢明な諸氏のご叱正を仰ぎたい。

第2論
六経および六経弁証について論じる

　仲景の著した『傷寒論』は，太陽・陽明・少陽・太陰・少陰・厥陰（以下「六経」と略す）を証を分ける原則とし，理・法・方・薬を融合して，一体となった六経弁証の理論体系と方法を作り出したことで，中医の弁証論治の源を切り開いた。私たちが現在『傷寒論』を学習し研究する際，まず『傷寒論』研究の基礎とポイントである六経と六経弁証について，はっきりさせておく必要がある。ここ100年来，六経と六経弁証については，重要な問題として研究されてきており，百家争鳴の状況となっている。研究方法からみれば，主に中医・中西医結合・現代科学の方法による研究がある。伝統的な中医の角度からの六経と六経弁証に対する研究には，代表的ないくつかの学説がある。

①臓腑経絡説：六経は人体の十二経絡およびその経の臓腑の概括であると認識するもので，この見解に立つ代表的人物には著明な傷寒の大家である劉渡舟・呉潤秋らがいる。

②六気説：張志聡がその創始者の1人であり，それを引き継いで，その後何人かの医家が六気を用いて六経を解釈することを提案している。

③臓腑経絡気化説：臓腑・経絡・気化の三者が有機的に結合しているとするところから六経を解釈するもので，郝印卿がその代表である。

④臓腑経絡機能活動説：この説は，六経を人の臓腑の機能活動の違いによって分類するもので，特にこの見解をとるのは何志雄・鄭元譲などである。

⑤部位および境界説：この視点をもつものは比較的多く，方有執・程郊情・惲鉄樵・黄竹斎などの諸家である。

⑥症候群説：「千古の絶唱」のニックネームをもつ，陸淵雷がこの説を提唱し，六経を熱病の症候群とするものである。

⑦階段説：六経を外感病の発展変化の過程を6種類の異なった段階で表すもので，章次公・黄文東がその代表である。
⑧高度総合体説：姜春華がその代表であり，『傷寒論』を表裏寒熱虚実・経絡臓腑・営衛気血，および邪正消長など多種の概念を包括したものであるとする。

このほか，三焦説・邪正説・時空説など合計約10種類の見解がある。さらに最近の研究者は，系統論・抑制論・数学集合論・論理学など，いわゆる現代科学の方法によって『傷寒論』の六経問題を研究し，認識している。まことに多くの見るべきものがあり，人によって見方が異なっている。ここでは，私個人の六経と六経弁証に対する認識を述べてみたい。

『傷寒論』の中には「六経」という名詞はない。「六経」という名前は後世の人が『傷寒論』を検討したときに出来上がったもので，『傷寒論』の中の「太陽」「陽明」「少陽」「太陰」「少陰」「厥陰」（三陰三陽）を略した呼び方である。そこで正確にいえば，私たちが習慣上「六経」「六経弁証」と呼んでいるのは，実際には「三陰三陽」「三陰三陽弁証」と呼ぶべきものである。そうしなければ初心者は「六経」が六本の経脈であると誤解してしまう可能性がある。したがって正しくは，六経とは三陰三陽のことである。

六経と六経弁証を明らかにするためには，まず先に三陰三陽について明らかにする必要がある。三陰三陽とは何であるか。この問題に答えるには，必ず『黄帝内経』に遡ってその源を探る必要がある。なぜなら仲景が著した『傷寒論』は，まず『黄帝内経』の理論基礎と指導思想にもとづいて作られたからである（『傷寒論』序文を参照）。『黄帝内経』の認識では，人体は陰陽両面の対立統一体であり，人の五臓六腑・経脈気血・生理病理などはいずれも陰陽2つの面から認識でき，説明することができる。ただしある種の比較的複雑な状況では，単純に陰陽2つの面から認識すると，十分に説明することができない。そこで陰陽2つをそれぞれ3つに分け，陰分は太陰・少陰・厥陰，陽分は太陽・陽明・少陽とした。すなわち三陰三陽である。それではなぜ，陰陽はそれぞれ3つに分かれたのであろうか。『素問』至真要大論篇には，「願わくは，陰陽の三なるや，何の謂いなるかを聞かん。……気に多少ありて用を異にするなり」とある。『素問』天元紀大論篇には，「何をか気に多少あり……陰陽の気に，各おの多少あり。ゆえに三陰三陽

と曰うなり」とある。そのようにみれば，陰と陽がそれぞれ3つに分かれて三陰三陽をなしているのは，その陰気と陽気の多少を根拠としており，それぞれ異なった特徴と作用をもっていることがわかる。そうすると三陰三陽，すなわち六経の第一の意味は，六経のそれぞれに程度の異なる陰気と陽気があり，それぞれの特徴と作用を決定しているということである。

　六経の第二番目の意味は，臓腑と経脈を代表しているということである。『黄帝内経』の中で，三陰三陽は風・寒・暑・湿・燥・火の六気を表している（『素問』天元紀大論篇を参照）。同時に，五臓六腑とその所属する経脈の生理的な特徴や，陰陽二気の多寡，気化機能の違い（いわゆる「臓象」）を表しており，相応する三陰三陽をもって命名されている。胃と大腸は水穀を収納し，万物を化生させ，精微に変化させ，糟粕を伝送する働きがあり，これらは強く盛んな機能をもつ。胃と大腸の気血は盛んで，陽気の強さと直接相関し，そこで六経の中で陽気が盛んであることを表す「陽明」（陽明の本義は，陽が明るいということで，陽気の強さを形容する）から命名されている。また胃の経脈は頭から足へ，大腸の経脈は足から頭へ走行するので，胃と大腸は，足の陽明胃・手の陽明大腸として区別して命名されている。そのほか，膀胱と小腸は太陽，三焦と胆は少陽と名付けられ，肺と脾は太陰，心と腎は少陰，心包絡と肝は厥陰と名付けられており，いずれも陰陽の気の多少や，その生理的な特徴と作用の違いを根拠として，三陰三陽の名と対応している。三陰三陽は抽象的な概念であるが，臓腑とその所属する経脈を代表している。このように三陰三陽は臓腑経絡を確実に特徴付けている。

　仲景が著した『傷寒論』における三陰三陽，すなわち六経の分証綱領は，『黄帝内経』の中で三陰三陽が臓腑・経脈・六気などの多くの意味を含んでいることを継承したものである。六経分証を用いることで，疾病の部位がどの臓腑，どの経脈にあるかを自然に判定できる。六経と六経弁証の第一の重要な意義は，六経がその対応する臓腑経脈を代言し，あわせて疾病の部位がどこの臓腑にあるかを判定できることである。例えば，「弁太陽病脈証併治」は，「弁足太陽膀胱およびその経脈病脈証併治」と理解できる。足の太陽膀胱経は表を主り，邪がその経を侵すと太陽表病を発症する。そのなかで風邪に傷られるのを太陽中風証といい，寒邪に傷られるのを太陽

傷寒証，温邪に傷られるのを太陽温病，湿邪に傷られるのを太陽湿病（風邪を兼ねる場合は太陽風湿証，寒邪を兼ねる場合は太陽寒湿証という。詳しくは『傷寒論』第174・175条，および『金匱要略』痙湿暍病脈証を参照）という。足の太陽膀胱は六腑の1つである。邪が膀胱に入ると，その気化機能に影響し，水飲内停による太陽蓄水証を発症する。もし邪が膀胱に入り，血と結合すれば，太陽蓄血症を発症する。太陽蓄水証と太陽蓄血症は太陽病の裏証であり，太陽腑病とも呼ばれる。『傷寒論』の条文の半分を占める「太陽病篇」の中で，真正の太陽病（太陽経病と太陽腑病）に属するのは麻黄湯証・桂枝湯証，および水飲を兼ねる小青竜湯証，裏熱を兼ねる大青竜湯証，経兪不利（訳注：経絡の気血の流れが順調でなくなること）を兼ねる葛根湯証と桂枝加葛根湯証，および五苓散証・桃核承気湯証・抵当湯（丸）証などである。そのほかもろもろの湯の証，例えば苓桂朮甘湯証・新加湯証・炙甘草湯証・桂枝甘草湯証・麻杏甘石湯証・十棗湯証・大小陥胸湯証・白虎湯および白虎加人参湯証・五瀉心湯証などについては，その条文は「太陽病篇」の中にあるが，その病位を究明するとすでに太陽経脈の中にはなく，また太陽腑の中にもない。太陽病の範疇をすでに逸脱しているのに，仲景が「太陽病篇」の中で論じているのは，太陽病の治療の失敗や誤った治療により起こった多くの変証を説明するために，ここを借りているにすぎず，私たちに対して太陽病の正確で適切な治療を行うよう注意を促しているのである。もし，このような治療の失敗や誤治により生じた証の状況を捨て去れば，このような証がある場合に私たちは内傷雑病に対してもこれらの方法で治療することができる。さらに例えば，「弁陽明病脈証併治」に対しては「弁胃腸病脈証併治」と理解することができる。『内経』の中で，足の陽明は実際上，胃・大腸・小腸（『霊枢』でいう「大小腸はいずれも胃に属す，これ足陽明なり」）を包括しており，「陽明病篇」で論述している主な内容は，おのずと胃と大小腸の疾病になる。まさに仲景がいっているのは，「陽明の病，胃家実是なり」（「胃家」とはすなわち胃と大腸の総称を指していう）であり，調胃承気湯証・大承気湯証・小承気湯証・呉茱萸湯証（胃虚寒嘔吐証）・麻子仁丸証・密煎導証などの内容である。

　これは六経分証の名称で，実際上六経によって臓腑を代言し，病位を定めている。また例えば，「弁太陰病脈証併治」は，「弁脾病脈証併治」と理解

できる。太陰病は脾病であり，脾は腹を主り，運化を主る。よって脾病（太陰病）はおのずから「太陰の病たる，腹満して吐し，食下らず，自利し益々甚だしく，ときに腹自ら痛む」がその特徴としてまとめられる。「弁少陰病脈証併治」の主な論述内容は，主に少陰腎陽虚の寒化証，および腎と胃の関連した二便の異常についてである。その証の表現としては，腎陽虚により引き起こされる下痢の四逆湯証・白通湯証・通脈四逆湯証・桃花湯証などや，腎陽虚による水泛・小便不利の真武湯証，腎陰虚で水熱互結により小便不利となった猪苓湯証なども述べられている。また，足の少陰腎の経脈は咽をめぐっているので，少陰病には，さらに邪が少陰に客して少陰の経脈不利となった咽痛の諸証，例えば猪膚湯・桔梗湯・甘草湯なども論じられている。仲景が六経を分証綱領の主要な目的として作り，六経によって臓腑とその経脈を代言しており，したがって弁証論治の際にまず先に病位を弁証するという弁証方法であることを見い出すことは難しくない。この方法には科学性があり，疾病を診断・治療するとき，まず先に疾病の存在する部位を判定しなければならないという，後世の人への警告である。これは現代医学で疾病を診断治療するときは，まずはその疾病がどの系統に属するか，消化器系か，泌尿器系か，呼吸器系か，循環器系かを診断するのと似ている。またさらにその疾患が細菌性のものか，ウイルス性か，潰瘍か，結核か，真菌かなどを分析するのは六経の各篇の中に寒証・熱証・虚証・実証・気鬱・血瘀・水飲・火鬱などがあるのと同様である。言い換えると，疾病の弁証論治には八綱弁証・気血弁証・三焦弁証など多くの方法があるが，どんな場合でも，まず最初に病がどこにあるかをはっきりさせるべきである。これは，六経分証の主要な意義が病位を判定することにあるからである。

　六経弁証が臓腑分証を代言しているのなら，なぜ仲景は直接臓腑の名称を使わないのかと，疑問に思うかもしれない。その理由は，六経というものが，その対応する臓腑を代言するばかりでなく，その臓腑に含まれる陰陽の気の多少，および六気の性質も代言しているからである。したがって，本経の病状の寒熱虚実・陰陽表裏のおおよその状況を示し，本経の病のおおよその治療法則を暗示している。ここで陽明病を例にとると，「弁陽明病脈証併治」の中の「陽明病」の三文字は，1つには胃と腸の病変である

ことを代言しており，まず最初にその病位を確定できる。2つ目には，「陽明」の意味は陽気が盛んであるということであり，「陽明の上，燥気これを主る」とあるように，「陽明」の二文字は「陽明病篇」が裏・熱・実証を主とし，燥熱傷津を主な特徴とすることを明らかにしている。3つ目には，陽明病の治療原則が，まさに清法・下法が主であることを暗示している。これら3つの意義のなかで，後の2つは，もし直接「弁胃腸病脈証併治」と「陽明病篇」を名付けると，表現することができないものである。さらに「弁太陰病脈証併治」の例では，「太陰病」は脾病を代言しており，脾は腹を主る。そこで，その1つ目として，太陰病の病位は腹にあり，脾病を主ることを代言している。「太陰」の意味は陰気が多いことであり，「太陰の上，湿気これを主る」とある。そこでその2つ目として，「太陰病」の三文字は，太陰脾病の症状の性質が脾陽虚衰・寒湿内盛を主な特徴とすることを明らかにしている。したがってその3つ目として，太陰脾病の治療はまさに温化寒湿・健脾化湿を治療原則とすべきである。もし六経分証の名称を用いず，直接「弁脾病脈証併治」と名付けたら，後の2つの意味を表現することは難しくなる。

　六経分証は，六経をもって臓腑の病位を定める代わりとし，この前提のもとに病性が確定する。六経の病性とは，具体的には陰・陽・表・裏・寒・熱・虚・実の主に8つの面で表される。六経弁証の過程で，仲景は『内経』の考えである「善く診るものは，色を察し脈を按じて，まず陰陽を別つ」に従っている。ゆえに『傷寒論』第7条で，「病あり発熱悪寒のものは，陽に発するなり，無熱悪寒のものは，陰に発するなり」と，陰陽を六経弁証のまとめとして設けている。六経病の中で，太陽病・陽明病・少陽病の三陽経病は六腑を主り，その病は三陰病に比較して，表証・実証・熱証が多い。太陰病・少陰病・厥陰病の三陰経病は五臓を主り，その病は三陽病に比較して，裏証・虚証・寒証が多い。陰陽2つの分類のもとで，六経弁証の具体的な表現により，表裏・寒熱・虚実を弁証する。言い換えれば，六経弁証の過程で八綱弁証が完成し，八綱弁証は六経弁証をその主体および核心としていて，六経の病状は八綱から脱しない。それはあるいは表，あるいは裏，あるいは半表半裏，あるいは表裏証を兼ねている。それはあるいは寒，あるいは熱，あるいは寒熱錯雑，あるいは上熱下寒である。あるいは

虚，あるいは実，あるいは虚実があわせてみられる。三陽経は表証・実証・熱証に偏り，三陰経は裏証・虚証・寒証に偏っていると大まかにいうことができる。六経病の中の1つの経の病にも，すべて表裏・寒熱・虚実の違いがあり，陰陽の中でそれぞれをさらに陰陽に分けるようなものである。ここで太陽病を例にすると，麻黄湯と桂枝湯の諸証は，邪が太陽経の表にある。五苓散・桃核承気湯・抵当湯（丸）の諸証は邪が太陽経の裏にある。太陽傷寒証は寒であるので，辛温発汗させる。太陽温病は熱（第6条を参照）であるので，辛温発汗させてはならず，辛涼清解がよい。太陽傷寒は表実であり，太陽中風は表虚である。陽明病の例では，第32条の葛根湯証は陽明経の表証であり，第235・234条の麻黄湯証・桂枝湯証もある（『内経』でいう，「三陽経絡はいずれも，その病を受けるがまだ臓に入っていない場合，発汗させてよい」）。陽明裏証は陽明腑実の三承気湯（大・小・調胃承気湯）証類である。陽明寒証は呉茱萸湯証，陽明熱証は白虎湯証である。陽明虚証は汗がなく，皮膚の中を虫が走るような感じがする（第196条）。陽明実証は三承気湯証である。少陽病証の中で，少陽は一陽（訳注：五運六気の用語の1つで，陽気が発生したばかりでまだ弱いことをいう）であり，内に相火が寄るので，少陽病は，相火が鬱して邪が熱化した場合が多い。ゆえに少陽病証は少陽の鬱熱が主証であり，明らかな陰寒の状態はみられない。少陽病証の中で第264条の「両耳聞く所なく，目赤く，胸中満して煩する」，第263条の「咽乾き，目眩く」に少陽経の表証がみられる。第263条の「口苦」，第266条の「脇下硬満」には少陽胆腑の裏証がみられる（『霊枢』脹論篇に，「胆脹なる者は，脇下痛み脹り，口中苦く，善く太息す」とある）。虚実から論ずれば，少陽の生理的な特徴は，陽が弱く，抗邪の力が不足していることである。したがって少陽病は虚実を互いに兼ね，すでに正気が虚弱になった状態である（ゆえに少陽病を主に治す小柴胡湯の中に，人参・大棗・炙甘草がある）。また，邪が少陽に鬱している（ゆえに小柴胡湯の中に，柴胡・黄芩など解鬱清熱の薬物がある）。これは，少陽の生理的な特徴が，少陽の病における病証の特徴を決定しているのである。太陰病の中で，第276条にある，「太陰病，脈浮のものは，汗を発すべし，桂枝湯に宜し」は，太陰病の表証に属する。第277・279条には，「自利し，渇せざるものは，太陰に属す……四逆輩を服すに宜し」「腹満し，時に痛むものは，

太陰に属すなり，桂枝加芍薬湯これを主る」とあり，これらはすなわち太陰病の裏証である。太陰病の要点となる証は，第273条と第277条の「四逆湯類」証，または太陰病の中の寒証である。太陰病の中に熱証はない（仲景は傷寒の角度から論じており，後世の銭乙の瀉黄散証は，雑病の角度から『傷寒論』における太陰熱証の不足を補っている）。虚証は太陰病の主体であり，第273条の太陰病の要点となる証がそれである。実証はまさに桂枝加大黄湯証である（詳しくは「第30論．太陰の腹満腹痛証について論じる」を参照）。少陰病証の中で，表証は麻黄附子細辛湯証と麻黄附子甘草湯証で，裏証は附子湯証，寒証は四逆湯証類，熱証は黄連阿膠湯証と猪苓湯証（第319条），虚証は四逆加人参湯証，実証は四逆散証である。厥陰病証の中には，厥陰表証の麻黄升麻湯，裏証の烏梅丸証，寒証の四逆湯証（乙癸同源であるがゆえに，治療は少陰寒証と同じ）と肝寒犯胃の呉茱萸湯証，熱証の白頭翁湯証と小柴胡湯証（第379条，その理由は後述の「第20論．小柴胡湯証の治療について論じる」に詳しく述べる）がある。厥陰虚証は単独では存在せず，常に寒熱錯雑の中に存在し（これは臨床ときわめて合致する），厥陰実証の小承気湯証（第374条）と「前後不利，噦して腹満の証」（第381条参照）がある。上述の分析を通してみると，六経病の弁証の中で陰陽・表裏・寒熱・虚実の八綱の弁を書き落としてはいない。『傷寒論』の中に，「脈浮のものは，病表に在る」「まずその表を解し，後にその裏を救う」「胃中虚」「胃家実」「大実痛」「結胸熱実」「臟結無陽証」……と数え切れない。私たちは仲景が六経弁証を論じる際，主に八綱に着目していることを，十分な理由をもって証明できる。六経弁証の過程で，六経を臟腑およびその経脈の代言として分証を行い，病位を定めるという前提のもとで，具体的に八綱弁証の方法を運用して完成させている（当然，八綱弁証は臟腑の定位を前提としており，自然に臟腑弁証の意味も含まれている）。このような弁証方法を通じて，病の場所を弁識し，寒に属すか熱に属すか，虚か実かに従って適切な治療法則と方薬を定めることができる。『医宗金鑑』傷寒心法要訣第一句に「六経の病はすべて傷寒であり，気は同じであっても，病は異なっている。その形や臟はもともと1つのものではなく，その変化ももともと多い。もろもろの水火の相勝の意味がわかれば，化寒や変熱を理解するのは難しくない。変化は千変万化であるが，陰陽表裏の間を外れない」とある。

呉謙らは，千変万化の六経弁証に対して，「不外陰陽表裏の間」を用いて概括している。これは画竜点睛であり，一言で六経弁証の核心内容を言い当て，八綱弁証をいっそう深く認識している。

　六経弁証に対する認識は，上述の内容に留まって，ただ病がどの経（すなわちどの臓，あるいはどの腑）にあるか，および寒に属すか熱に属すか，虚か実かを確認するだけでは不十分である。このことを基礎としたうえで，さらに気病の寒熱虚実，血病の寒熱虚実を弁別する必要があり，それはつまり六経弁証は気血弁証を包括するということである。人は気と血を有しており，病が気になければ血にある。六経弁証の中では，1つ1つの経の病証にみな気病と血病の区別がある。太陽病証の中では，太陽蓄血証は太陽病の血証で，それ以外は太陽病の気証である。陽明病証の中では，陽明蓄血の抵当湯証があり，これはすなわち陽明血証であり，そのほかは陽明気病である。少陽病証は気血を兼ねる病である（第97条と「第20論．小柴胡湯証の治療について論じる」をみると，小柴胡湯は，気機を疏暢させることもできるし，理血散結の働きもある）。太陰病証は，太陰の要点となる理中湯証，あるいは「四逆湯類」証は，病が気にあり，太陰脾の経脈の気血鬱滞による「大実痛」の桂枝加大黄湯証と，腹満してときに痛む桂枝加芍薬湯証は，いずれも病が血にある（詳しくは「第30論．太陰の腹満腹痛証について論じる」を参照）。少陰病証の中でもまた，気血の区別があり，四逆湯類証は病が気にあり，桃花湯証は病が血にある。厥陰病証の中では，寒熱錯雑の烏梅丸証は病が気にあり，厥陰血虚寒凝の当帰四逆湯証は病が血にある。まとめると，仲景の作った六経弁証は，八綱を主体とする以外に，病が気にあるか血にあるかという気血の弁証も含んでいる。水邪停蓄の十棗湯証，気機鬱閉の四逆散証，痰濁壅滞の瓜蒂散証，……種々の病状弁証の過程のなかで，六経（すなわち臓腑経脈）で病位を定め，八綱で病性を定めるほか，病が気にあるか血にあるかの区別，痰・水・瘀の有無など，もろもろの状況に注意する必要があることを人々に伝え，警告している。六経の弁証方法は，実際には臓腑の分証によってまずその病位を定め，つづいて八綱弁証でその病性を定め，気血の区別，夾痰夾水，兼鬱兼瘀などの状況も考えれば，よりいっそう深く総合的な弁証ができる。臓腑・経脈・気血・八綱の間には有機的な関係が存在するので，はっきりと分ける

ことはできない。これは実践において必要なことであり，そうしないと病をみてその源を知るという目的を達することができない。私たちが六経と六経弁証を把握し，学習するとき，臓腑弁証・気血弁証・経脈弁証・八綱弁証などを切り離してはいけない。すなわち六経弁証の方法は，後世の多くの弁証方法の源である。

第3論
太陽が表を主ることについて論じる

　外感邪気が侵入して，はじめに肌表を傷害し，正邪が表で争うことを外感表病という。ただし六経弁証によると，これは太陽病の表証である。それではなぜ外感表病を太陽病と称するのであろうか。これは膀胱足太陽が表を主り，人体の防衛線となっているからであり，外邪が肌表に侵入すると，まず先に太陽を侵して，外感表病，別名太陽病を発症する。これが太陽が表を主るという理論である。

　太陽が表を主ることは，足の太陽膀胱，およびその経脈からいえば，その理論は陽明が胃腸を主り，太陰脾が四肢を主るというのと同じである。六経にはそれぞれ自己の存在する部位と，その主る部位があり，またそれに対応する病の部位もある。脾・脈・肌・筋・骨の五体と五官はそれぞれ対応する臓腑が主り，中医学理論における「生理学」的整体観を具体的に表現している。

　膀胱足太陽は六腑の1つで，膀胱は体内の下焦にあり，表の皮毛腠理を主っており，これが膀胱およびその経脈の具体的な特性を決定している。膀胱足太陽の経脈は目の内眦から起こり，下行して足の小趾の外端に至る。このように頭から足まで到達しており，最も長い経脈である。その背中を循る部分は，項から下って腰に至る間の経脈に4本の分枝があり，脊椎の両側を挟んで下行する（督脈から左右各2本ずつ分かれている。詳しくは『霊枢』経脈篇を参照）。そのため，足の太陽経脈がめぐる範囲は最も広い。経脈は臓腑の気を通達する働きがあり，「血気を行らせて陰陽を栄養し，筋骨を濡養し，関節を利する」。膀胱足太陽の経脈は体表背部に分布しており，最も長く広いということが，足太陽が表を主る物質的な基礎の1つになっている。これがなければ太陽が表を主るという根拠はない。通路がなければ，主ることはできない。これがその1つ目である。まさに膀胱足

太陽の経脈は体表に分布し，最も長く，最も広く行き渡っているので，膀胱は腠理毫毛と対応する。すなわち『霊枢』本臓篇にいう「三焦・膀胱は，腠理・毫毛　其の応なり」である。膀胱は「州都（訳注：水を管理する）の官，津液焉に蔵さる。気化すれば則ち能く出づ」。その気化された津気は腠理毫毛に分布し，肌表を潤沢にし，主に表を主る。これがその２つ目である。膀胱と腎は表裏の臓腑であり，その経脈は相互に連絡している。腎中の元陽の気は経脈の連絡関係を通じて膀胱およびその経脈に繋がっている。「陽は，衛外を固めるなり」（『素問』正気通天論篇）とあり，膀胱およびその経脈は腎陽の充養を得て，自然に衛外の効能を発揮する。これがその３つ目である。人体はもろもろの陽経の気が督脈においてまとめられている。足の太陽経脈は，風府穴で督脈と繋がっている。それによって人体のもろもろの陽経の気の助けを借りて，表を主るという役割を果たしている。『素問』熱論篇の「巨陽なる者は，諸陽の属なり。その脈風府に連なる。ゆえに諸陽の主気たるなり」とはこのことをいっている。これがその４つ目である。人体の五臓六腑には，それぞれその「兪」穴がある。例えば，心兪・肝兪・脾兪・肺兪・腎兪・胆兪・胃兪・大腸兪・膀胱兪・三焦兪，さらに督兪・気海兪・関元兪など，いずれも足の太陽経脈の上に分布している（『霊枢』経脈篇参照）。『霊枢』九針十二原篇に「経脈十二，絡脈十五，およそ二十七気もって上下す。出づる所を井……注ぐ所を腧……となす。二十七気の行る所，みな五腧に在るなり」とある。「兪」穴は，経気が流れ注ぐところで（この「兪穴」に対して，「五兪穴」の「兪」と解釈することに同意していない人もいる），これは人体の十二正経，十五絡脈の二十七条の経絡の気を意味している。すなわち人体の五臓六腑の気は，身体のもつ正気が裏から表に達し，足の太陽経脈上の対応する臓腑の「兪」穴に注いでいる。足の太陽経脈は五臓六腑のこれらの「兪」穴を使って，絶え間なく身体の正気の充養を得ている。したがって，これが主に人体全体の表を主っている。この意味からみれば，太陽が表を主るということを，五臓六腑が表を主り，人体の正気も表を主ると解釈することができる。ただ表へ達する通路として，足太陽の経脈を借りているにすぎない。まさに表を主る足太陽の経脈にはこのような生理的特徴があるので，外邪が侵入する場合に，「もし五臓の元真通暢なれば，人即ち安和なり」（『金匱要略』）となる。

もし素体により，あるいは治療の失敗や誤った治療により，ある臓腑の正気を損傷したり，陰陽が失調したりすれば，外邪はまた太陽膀胱経脈の上に分布している腧穴を通じて臓腑経脈に伝わることもある。そうすると太陽病は解せずに陽明，あるいは少陽，あるいは三陰などに内伝する状況になり，六経弁証の中で太陽の邪が解さずにほかの経へ内伝する経路の1つになる。『金匱要略』臓腑経絡先後病脈証の中に，「千般の疢難，三条を越えず。一は，経絡邪を受け，臓腑に入る。内を所因となすなり」とある。ただ，ここで知っておくべきことは，六経病の伝経にはその通路と過程が必要であるということである。これはすなわち，手の三陰三陽経は手と繋がり，足の三陰三陽経は足と繋がっていて，臓腑間の経脈は相互に連絡する関係にあるということである。

　まとめると，太陽が表を主るのには十分な物質的基礎があるということである。すなわち腎陽と諸陽経の気と，人体五臓六腑の正気，衛陽の気などが太陽の経脈中に会合し，太陽の経脈を通じて，体表に布散している。これにより外邪を防御し，衛外を固め，表を主る働きをしているのである。

第4論
病が「陽に発する」と「陰に発する」について論じる

『傷寒論』第7条に「病あり発熱悪寒のものは，陽に発するなり，無熱悪寒のものは，陰に発するなり」とある。歴代の医家はこの条文を非常に重視しており，その条文の位置を「六経病篇」の冒頭に移すよう主張し，六経病の弁証の大綱としている。ただし，その文意の具体的な理解については多くの論争があり，認識を統一しがたく，後学の者は戸惑ってどれに従ったらよいかわからない状態である。諸家の意見をまとめると，おおよそ次の3種類になる。①「陽に発する」とは，病が三陽経に発することで，三陽経は陽気が充満し，抗邪の力があるので，発熱悪寒がみられる。「陰に発する」とは，病が三陰経に発することで，三陰経は陽気が虚衰し，抗邪の力がないので，熱がなく悪寒がある。②「陽に発する」とは，病が太陽に発することで，太陽病の表現として発熱悪寒がみられる。「陰に発する」とは，病が少陰に発することで，少陰病の表現として熱がなく悪寒がみられる。③「陽に発する」とは，風邪を感受して発病することで，風は陽邪のため，これを「陽に発する」という。「陰に発する」とは，寒邪を感受して発病することで，寒は陰邪のため，これを「陰に発する」という。

六経の病証分析に従って三陽経の病と三陰経の病を比較すれば，三陽経の病は表・実・熱証が多く，三陰経の病は裏・虚・寒証が多い。ただし「三陽経の病がすべて表・実・熱証，三陰経の病がすべて裏・虚・寒証」というわけではない。なぜなら三陽経の病証の中には発熱がない場合もあり，陽明虚寒証の状態はその1例である。三陰経の病証の中にも実・熱証が存する場合があり，少陰熱化証の中の猪苓湯証と厥陰熱痢の白頭翁証は，いずれも悪寒せず発熱がある。よって，「病あり発熱悪寒のものは，陽に発するなり」は病が三陽経に発することであり，「無熱悪寒のものは，陰に発す

るなり」は病が三陰経に発することであるとする説明は，合理的ではない。

　太陽病の表証の中で，第53条に「病み常に自汗出づるものは，これ営気和すとなす。営気和すもの，外 諧(ととの)わざるは，衛気は営気と諧和せざるをもってのゆえにしかり……桂枝湯に宜し」とある。これも1つの太陽表証（ただし外邪によらない）であり，かえって発熱がない。第6条の太陽病に，「太陽病，発熱して渇し，悪寒せざるものは，温病となす」とあり，ただ発熱があり悪寒がない。太陽表証の中で発熱あるいは悪寒がない状態もあるので，「病あり発熱悪寒のものは，陽に発するなり」は病が太陽病に発することを説明していない。少陰病証の中で，第301条に「少陰病，始めてこれを得，反って発熱し，脈沈のものは，麻黄附子細辛湯これを主る」とあり，発熱を伴う可能性がある。第303条に「少陰病，これを得て二三日以上，心中煩し，臥するを得ざるは，黄連阿膠湯これを主る」とあり，悪寒の症状がない。したがって「無熱悪寒のものは，陰に発するなり」は，病が少陰に発するとはいえない。なぜなら，少陰病がすべて熱がなく悪寒があるわけではなく，悪寒のない場合もあるからである。

　太陽病の表証の中で，風邪に障害された中風証は言うに及ばず，外寒を感受した傷寒証には1つの共通点があり，それは発熱と悪寒（悪風を包括する。悪風の多くは悪寒を兼ね，悪寒のある病の多くは悪風を伴う。ただ悪風と悪寒の程度はそれぞれ異なる）が同時にみられることである。傷寒の者は，初期の短期間に悪寒があり，まだ発熱はない。すなわち『傷寒論』第3条にある「太陽病，あるいはすでに発熱し，あるいはいまだ発熱せず，必ず悪寒し……名付けて傷寒となす」の意味である。ただし遅かれ早かれ発熱は必ず起こり，第35条の太陽傷寒・麻黄湯証には，「太陽病，頭痛，発熱し，身疼み，腰痛み，骨節疼痛し，悪風し，汗なくして喘するものは，麻黄湯これを主る」とある。本条は，傷寒の者に発熱と悪風寒が同時にみられる可能性があることを示している。したがって「病あり発熱悪寒のものは，陽に発するなり」が風邪を感受しているとか，「無熱悪寒のものは，陰に発するなり」が寒邪を感受していると説明することはできない。

　諸家の意見を総合すると，満足できる答えは得られず，臨床とも一致しがたい。それではどのようにして「陽に発する」と「陰に発する」を理解すればよいのであろうか。遡ってその源を求めれば，『内経』の中に答えがあ

る。『霊枢』百病始生篇には、「夫れ百病の始めて生ずるや、みな風雨・寒暑・清湿・喜怒に生ず。喜怒節ならざれば則ち蔵を傷り……蔵傷るれば則ち病は陰より起こるなり」とある。『素問』調経論篇には、「そもそも邪の生じるところ、あるいは陰に生じ、あるいは陽に生じる。陽に生じる場合は風雨寒暑を得る。陰に生じる場合は飲食居所、房事喜怒を得る」とあり、これら2つの文章から理解することができる。外邪の侵入（風寒暑湿など六陰の邪）によって発病することを、病が陽に発すると称しており、これは「外」が陽だからである。情志の失調あるいは飲食や生活の不摂生などにより、臓腑を内傷して発病するのを、病が陰に発すると称しており、これは「内」が陰だからである。このことからみて、病が「陽に発する」「陰に発する」とは、『内経』の疾病の発生に対する病因学における高度に概括された分類であり、外感の病を「病が陽に発する」と称し、内傷の病を「病が陰に発する」と称している。医聖・仲景が、『内経』の疾病に対する病因学上の分類方法を継承し、発展させて、第7条で「病あり発熱悪寒のものは、陽に発するなり、無熱悪寒のものは、陰に発するなり」と書いているのには、深い意味がある。冒頭の「病」の字は、広く傷寒や雑病を含む百病のことを指している。細かく条文を読むと、本条は悪寒のある患者について述べており、外邪を感受して起こったものか、内傷雑病による陽虚の悪寒かを論じている。その結果、悪寒の患者に同時に発熱を伴う場合、すなわち「発熱悪寒の場合」、外邪によるものなので、「病が陽に発する」というのである。また、患者がただ悪寒し発熱がない場合、すなわち「無熱悪寒」では、悪寒は外邪によらず内傷雑病による陽虚の悪寒なので、「病は陰に発する」のである。本条の着眼点は、悪寒の患者の弁別である。傷寒と雑病、邪気の有余と正気の不足、1つは虚、1つは実といったように、治療も異なっており、必ず明らかに弁別する必要がある。その弁別の要点は、悪寒と同時に発熱を伴うか否かで大きくまとめられており、臨床実践において現実的な指導の意義を備えている。同時に、本条の弁証を通して、仲景の原書が傷寒と雑病をともに論じた書物であるがゆえに、名を『傷寒雑病論』としていることが十分に体現されている。その意味からみれば、この条は六経弁証の大綱──陰陽の綱である。

再び条文の前後の配列順序から分析すると、第1条の太陽病表証の要点

となる証において，「悪寒」が太陽病の表証で必ずみられる主症状であることを示している。第3条で，悪寒がまず太陽傷寒にみられる症状なので，「太陽病，あるいはすでに発熱し，あるいは未だ発熱せず，必ず悪寒し……」と重点的に述べている。これによって，悪寒と外邪による太陽病の形成が必然的な関係にあることを，容易に把握できるようになり，悪寒さえあれば，太陽表証と認識できるため，後世の人による「一分の悪寒があれば，一分の表証がある」という句ができた。ただし悪寒の症状は，外感の邪によって引き起こされるものばかりでない。内傷雑病でも悪寒が出現する可能性があり，すなわち陽虚の悪寒である。両種の悪寒には，表裏虚実の弁別がある。もし表証の悪寒に対して陽虚の悪寒であると誤認して温補の治療をしたり，陽虚の悪寒を表邪の悪寒と誤認して解表を行えば，すぐに災いがもたらされるだろう。仲景は後人のこのような誤りを恐れて，第1・3条で表邪の悪寒について論述したのち，第7条で「病あり発熱悪寒のものは，陽に発するなり，無熱悪寒のものは，陰に発するなり」との警告を示し，後学者を啓発している。それに続いて，仲景は第11条で悪寒に真仮の区別があることを示している。「病人身大いに熱く，反って衣を得んと欲するものは，熱皮膚に在り，寒骨髄に在るなり，身大いに寒え，反って衣を近づけるを欲せざるものは，寒皮膚に在り，熱骨髄に在るなり」。第1・3・7条と第11条を繋いで読むと，仲景は悪寒と発熱の陰陽表裏虚実の弁別を論じている。あわせて，これを六経弁証の冒頭で述べており，似たようにみえる患者の寒熱の有無・寒熱の真仮・寒熱の表裏の弁別が，疾病の論治にとって重要であることを示している。後世の張景岳は，「十問歌」の中で「一問寒熱」を示し，中医の臨床において寒熱を重視している。この点と，現代医学の臨床において体温の観察を第一にしている点とは，異なる立場から同じことを考えているといえる。

第5論
麻黄湯証について論じる（日本語版補論）

　医者はみな，麻黄湯が1つの名方であり，張仲景の著した『傷寒論』太陽病篇第35条が出典であることを知っている。原方では太陽傷寒証，すなわち寒邪に外感し，衛陽が閉鬱し，営陰が鬱滞し，太陽経気が不利となって皮毛腠理が閉塞した肺気不宣の証に用いられる。その症状としては主に，悪寒，あるいは悪寒発熱・頭痛と項のこわばり・身体痛や腰痛，あるいは全身の関節の疼痛，あるいは咳，あるいは喘，脈浮で緊などがみられる（詳しくは『傷寒論』第1・3・35条を参照）。

　ただし，この古今内外の医家たちによく知られた麻黄湯は，かえってしばしば医家たちに忘れられたり無視されたりしている。そして，現代の医療の実践においては太陽傷寒証はめったにみられなくなり，はなはだしい場合はまったくないと考えられている。ある医家は一生の中で麻黄湯を用いたことは一度もないという。したがっていまはもう麻黄湯を応用する時代ではなく，使う必要がないと考えられ，麻黄湯に興味をもつこともなく，麻黄湯に対して知っているような知らないような状態である。方剤学では麻黄湯は形式的に扱われているだけである。果たしてそれでよいのであろうか。筆者の答えは否定的である。ここで筆者の見方と経験を述べて，みなさんとともに検討したい。

　私たちは臨床診療のなかで，1年中四季を通じてよく感冒の患者を治療しているが，これは『傷寒論』の言葉を用いれば，外邪を感受して起こった太陽表病の患者である。このような感冒の患者に，初診時に主訴を聞いてみると，寒さにあたって冷えて発病した場合が結構ある。例えば気温が突然下がったとき，薄着をしていて発病したり，冷水のシャワーを浴びたり入浴前後に体が冷えたりして発病することもあり，また，車に乗っていて冷たい風にあたったり，気温や室温が高いときに冷房にあたって，身体

が冷えたりして発病することもあり，このような例は数え切れない。その発病には共通点があり，患者ははっきりと寒さによって冷えて発病したと医者に訴える。しかし，医者が実際に治療を行う際に麻黄湯を用いることがないのはなぜであろうか。その原因は，これらの患者は寒邪を受けた最初の段階では医者の治療を求めずに，時間がなかったり用事があったり，または経済的な理由により，自分で感冒の西洋薬や中成薬を服用しているからである。服薬後に確かに病が治癒する場合もあるが，治癒しないこともある（外感病の治療は人によって異なるので，弁証論治する）。自分で服薬して治らない場合，医者のところへ来て診療を求める。このとき，もともとは寒邪を受けて発病した場合でも，的確な治療を受けていないために，寒邪の多くはすでに化熱したり，あるいはほかの病に変化して麻黄湯が主る証とは大きく離れていたりするので，これらの患者を診察するとき，自然に麻黄湯を用いて治療することはなくなるのである。

　なかには，なぜ寒邪を受けて冷えたのちに化熱するのかという疑問をもつ人がいるかもしれない。その理由はたいてい患者の体内に裏熱があるか，あるいはもともと陽盛の身体であるか，あるいは飲食物の味が濃すぎて熱を生じる，あるいはストレスによる五志化火などがあるからである。清時代の呉謙らの著した『医宗金鑑』には，「六経の病はすべて傷寒であるが，気が同じであるのに病が異なっている。その理由を推測すると，体質がもともと同じではないために多くの変化がみられることであり，水火が互いに制約することがわかれば，寒に変化したり熱に変わることを理解するのは難しくない」（現代医学の研究でも，感冒ウイルスは常に変化するものであることが証明されている）。もともと寒邪を感受して，まさにそれが化熱したとき，症状の表現上は高熱を発し悪寒が軽い，あるいは発熱があって悪寒がない。ときにのどの違和感，あるいは紅く，あるいは腫れて，あるいは熱感があり，あるいは疼痛があり，はなはだしい場合は化膿する（現代医学では外感後発熱した患者に対して，特に患者ののどに注意して観察するし，小児ではなおさらである）。このとき寒の病状はすでに化熱しており，すなわちまさに熱邪として辛涼清解，あるいは清熱解毒法で治療すべきであり，けっして麻黄湯など辛温解表の薬を与えてはならない（現代医学で解熱鎮痛薬による治療と同時に，抗生物質による治療を加えるのと

同じ道理である）。これはすなわち，寒邪を受けて感冒になることが多いのに，治療の際には麻黄湯を用いない真の理由である。遡ってその原因を求めると，このような現象は，医聖・仲景の言う「その脈証を観，何の逆を犯せしかを知り，証に随いこれを治す」である（『傷寒論』第16条の中に，現代の人が言う，いわゆる「弁証論治」の言葉があり，すなわちこれが源である）。

　それでは，寒邪を外感したのちには必ず化熱するのであろうか。もしそうであるならば，麻黄湯は確かに時代遅れであり，用いる価値がないことになる。しかし，実はそうではない。筆者は臨床において，寒邪を感受したのち長い時間化熱せず，表寒が皮毛肌腠に閉鬱した人を治療したことがある。ここで2つの症例を以下に述べる。

症例1

　患者は劉××，47歳男性，北京の人であり，国家水文勧察院に勤務している。初診は1998年12月4日で，北京市海淀区城建中西医結合医院中医専門外来を受診した。患者の主訴は全身の寒気で，背部の悪寒が特に著しく，病はすでに3年余りに及んでいる。患者は発病後夏の暑さを感じず，これまで中西薬で多方面から治療を受けたが，いずれも無効であった。私は望・聞・問・切の四診から以下の3点を得た。①患者の正気は虚していない。②脈と症候に熱象はない。③患者の訴えによると，発汗後は症状が軽減するが，汗が止まると30分もたたずにもとに戻り，なか織認なか発汗しない。舌苔は薄白，脈は弦で，ほかには特に不快な症状はなく，太陽傷寒証として論治した。麻黄湯を与えた。

　　浄麻黄10g，桂枝10g，杏仁10g，炙甘草6g

　水で煎じて毎日1剤ずつ，3剤を与えた。2回煎じとして，毎回煎じ液200ml前後をとり，2回の煎じ液を混ぜて1日2回に分け2時間前後の間隔で，温めて服用した。2診は1998年12月8日で，患者は服薬後発汗せず，病状はまったく改善していないと訴えた。筆者は，太陽傷寒証であるのに服薬後に発汗しないのは，表寒閉鬱がすでに3年に及んでいるために，寒凝によって皮毛腠理が開かず，激しい発汗でないと解さないと考えて，引き続き麻黄湯を与え，麻黄を12gに増量し，葛根10gを加えて用いた。煎

じ方と服用方法は前回と同じとして3剤を与えた。3診は1998年12月11日で，患者は服薬後1時間前後で徐々に発汗し，悪寒と背部の冷えの自覚は半分程度に改善したと告げた。効果があるので処方は変えず，2診の処方を継続して3剤を与えた。4診は1998年12月15日で，患者は服薬後発汗してすっきりし，症状は全部改善した。ただし少し動くと発汗する現象がみられた。舌と脈を診て，外の寒邪はすべて解したが，表気不固により動くと発汗する状態であると診断し，玉屏風散に変えて治療したところ，治癒した。

症例2

患者は魏××，35歳男性，山東省河澤地区の人で，北京市朝陽区正時家居装飾城でアルバイトをしている。初診は2002年9月14日で，北京市望京医院専門外来センターを受診した。患者の主訴は肩と背部の悪寒で，項部に外へ向かう涼気を感じる。両側上肢の肩から肘部までが冷え，悪寒が強いときには背部痛があって，背中のこわばりと前胸部の胸苦しさを伴う。病はすでに2年余り経過し，かつて腎虚として治療を受けたが効果がなかった。初診日の気温は31℃に達し，ちょうど北京は残暑の時期（俗に「秋老虎」という）であった。患者はジャケットを羽織り，なかには長袖のシャツを着て，その上にベストを着ていることからも悪寒の強さがわかる。患者は冷水のシャワーを浴びたのち，清涼飲料水を飲んで発病した。少し発汗すると病が軽減するが，なかなか発汗しない。舌苔は白で微膩，脈は弦ですっきりしない。太陽傷寒に湿を夾む証候であり，仲景の麻黄加朮湯の意にならって，処方をを与えた。

麻黄10ｇ，桂枝10ｇ，杏仁10ｇ，炙甘草6ｇ，蒼朮10ｇ，葛根14ｇ

3剤を与え，煎じ方，服薬方法は症例1と同じである。2診は2002年9月18日で，患者は服薬後少し発汗したが，病状は前と同じであった。再び細かく診察したが，やはり傷寒夾湿の証候と考えて，前方を継続し，麻黄を12ｇに増量した。3剤を与え，煎じ方，服薬方法は前と同じである。3診は9月21日で，患者は毎回服薬後30分前後で発汗があり，症状はすでに半分治癒したと告げた。効果があったので処方を変えず，前方から杏仁を去り，羌活3ｇ，防風10ｇを加えて散寒除湿の力を強めた。3剤服薬後，

患者は9月25日の4診で病はすでに8〜9割治癒し，そのほかに不快な症状はないと告げた。そこで原方をさらに3剤与えた。患者は9月29日に外来にやってきて，病が完全に治癒したと告げ，謝意を表した。その患者を見たところ，半袖を着ていたことから，病がすでに治っているとわかった。

　上述の2症例を通してわかることは，①寒邪に外感して束表し，数年経っても化熱せず，内にも伝わっていないことから，寒邪を感受しても必ずしも化熱するとはいえない。②経過が長引いても，医者はその証があればこの方法，この方剤，この薬物を用いるとの原則を守って治療を進めるべきであり，経過の長さに惑わされてはいけない。③麻黄湯証は寒邪を感受して発証するが，必ずしもある程度の発熱を伴うとはいえず，悪寒に発熱を伴わないこともある。本章であげた2つの症例では，麻黄湯証であるが，悪寒がみられるのに発熱を伴わないことをすでに説明した。このことは，私たちが『傷寒論』第3条の「太陽病，あるいはすでに発熱し，あるいはいまだ発熱せず，必ず悪寒し，体痛み……名づけて傷寒となす」を理解するのに大いに助けになる。

　太陽傷寒証には，発熱悪寒があわせてみられるのが通常型であるが，悪寒があって発熱を伴わない場合は変化型であり，医者は通常型を知り，変化型を推測することで正しい判断ができる。寒邪を感受してそののちに化熱する場合，医者は仲景の法に従って「その脈証を観，何の逆を犯せしかを知り，証に随いこれを治す」べきである。寒が化熱したと判断するのは，患者の脈と症候を根拠にする。例えば，患者が寒邪を感受したのち，咽喉不快感，あるいは紅く，あるいは腫れ，あるいは痛み，あるいは化膿し，あるいは黄色粘稠の痰が出現し，舌苔白厚あるいは黄，舌質紅，脈数の場合，たいてい寒はすでに化熱している。すなわち寒邪は全部化熱してはいなくても，このときには麻黄湯だけを用いて治療してはならない。『傷寒論』第83条で，「咽喉乾燥のものは，汗を発すべからず」とあるのはこの意味である。後世の人がこの条を「麻黄湯の禁例」としてみているのは，ある程度の道理があるものといえる（ただしこの条は麻黄湯だけを指しているのではなく，すべての発汗剤を指していて，いずれの場合も用いてはならない）。麻黄湯を応用するポイントは3つある。①病邪が外寒に属し，病位は体表

にある。②脈と症候に熱象がない。③正気の虚はない。もし正気虚の人が寒邪を感受した場合，まさに扶正祛邪すべきで，けっして麻黄湯だけで治療してはならない。麻黄湯を用いなければならないときは，適当な補益の薬物を加える必要がある。後世の助陽解表・益気解表，および仲景の麻黄附子細辛湯などはこのモデルである。医は意であり，柔軟性が大切で，1つのことがわかれば3つのことを推論して自在に応用する必要がある。

第6論
桂枝湯について論じる

　『傷寒論』は中医界で初めて著された処方に関する書物であり，桂枝湯は『傷寒論』を代表する処方である。桂枝湯は中医の理・法・方・薬の弁証論治の理論体系にもとづいて応用された，第一の処方である。

　桂枝湯というと，常にまず第一に思いつくのは太陽中風証を主に治療するということであり，『方剤学』でも辛温解表の処方の中に入っている。特に中医初学者の場合は，このような印象が強い。しかし実は桂枝湯の解表の働きは，その多くの働きのなかのただ1つにすぎない。桂枝湯にはさらに広範で，さらに重要な作用があるのに，これを重視し，研究しないのは非常に残念なことである。この点について，筆者は『傷寒論』と『金匱要略』を根拠として，仲景の桂枝湯に対する用い方を簡単に述べ，参考に供する。

1　桂枝湯を解表に用いるとき，それは解肌剤であって発汗剤ではない

　『傷寒論』において，桂枝湯を解表に用いている論文は21条ある（第12・13・15・24・25・42・44・45・53・54・56・57・91・95・164・234・240・276・372・387の諸条と，「可下篇」の第6条）。これらを仔細に読めば，仲景が桂枝湯を解表に用いる場合，服薬方法に関して特別な要求をしていることがわかる。1つ目には，「服薬した後すぐに，熱くて稀いお粥を一升余り啜り，薬力を助ける」。2つ目には「しばらくの間，体を覆って温める」（適当な布団を掛けて，約2時間程度）。これは「遍身に漐漐と微しく汗あるに似たる」の目的である。『金匱要略』の中には，柔痙を治療する栝楼桂枝湯，黄汗病を治療する桂枝加黄耆湯などの処方があり，いずれもこの要求がある。桂枝湯を解表に用いる場合に，服薬方法における特

殊な要求があるのは，桂枝湯がもともと発汗剤ではなく，解肌剤であるからである。解肌と発汗は同じではない。発汗は薬力を通じて外に向かって開散・透達させる。外泄・発越・発散の働きは，皮毛・腠理・魄門（訳注：毛孔）から開泄させ，麻黄湯のように，外邪を汗から出させて解す。解肌は薬力を通じて表の営衛を調和させ，肌腠を疏解させ，邪を汗から出して去る。解肌と発汗は同じなかに違うところがあり，二者を混同してはいけない。これは概念の問題だけではなく，同時に，桂枝湯をいかに正確に認識して使用するかということに直接関係する。桂枝湯の君薬は桂枝である。臣薬は芍薬で，苦酸寒の補益・収斂の性質がある。さらに佐薬として大棗を加えている。これは，麻黄を君薬とする麻黄湯とはまったく異なっている。麻黄湯は皮毛を開泄し，峻汗無補である。桂枝湯は営衛を調和して解肌する。李時珍は『本草綱目』の中で，「麻黄は皮毛を通徹するので，もっぱら発汗によって寒邪を散じる。肺は皮毛を主り，辛味は肺に走る。桂枝は営衛を透達させるので，解肌によって風邪を去る働きがある。脾は営を主り，肺は衛を主り，甘味は脾に走り，辛味は肺に走る」としている。李氏は麻黄・桂枝をみて，麻黄湯の発汗と桂枝湯の解肌の違いのことも述べている。医聖・仲景は後学の者がその意味を理解せず，麻黄湯の発汗と桂枝湯の解肌を混同するのを恐れて，わざわざ『傷寒論』第16条で，「桂枝もと解肌……常にすべからくこれを識り，誤らしむことなかるべきなり」と重ねて述べている。句中の「本為解肌」の4文字は，仲景の助言の言葉である。解肌の薬剤である桂枝湯を解表に用いる場合には，必ず穀気（すなわち熱い稀粥を啜ること）を借りて「以て薬力を助ける」必要があり，同時に覆って温め発汗させれば，病は治癒する。桂枝湯を解表に用いるときに，なぜ熱い稀粥を啜る必要があるのかについての道理は，これにある。

2　桂枝湯には営衛を調和させる働きがある

　桂枝湯は解肌することができるが，これは桂枝湯の営衛を調和させる働きの1つの表現である。ただし，桂枝湯の営衛を調和させる働きは，解肌だけでなく，太陽中風証による営弱衛強を治療でき，およそ表の営衛不和の証を，いずれも桂枝湯で治療できる。例えば『傷寒論』第53条で，「病み

常に自汗出づるものは，これ営気和す……衛気は営気と諧和せざるをもってのゆえにしかり……桂枝湯に宜し」とあり，第54条で，「病人臓に他病なく，ときに発熱し，自汗出でて，癒えざるものは，これ衛気和せざるなり，その時に先んじ汗を発すればすなわち癒ゆ，桂枝湯に宜し」とある。この二条の自汗が出る証は，太陽中風の外感ではなく，雑病のために表の営衛不和になった自汗の証であり，外邪はなく，純粋に営衛の間の不和，あるいは衛気自身の不和によるものである。桂枝湯で治療するのは，その営衛の調節であり，営衛が調和すればすなわち治癒する。このような自汗の証は臨床実践のなかでよくみられるものであり，そのなかの一部は現代医学で「自律神経失調症」や「更年期障害」などと診断されるものである。

営衛不和の表現としては，自汗だけではなく，営衛のめぐりが滞ることによる全身の瘙痒，あるいは肌膚の痺れ，感覚障害などもある。例えば『金匱要略』血痺虚労病脈証治の中で，黄耆桂枝五物湯は，営衛のめぐりが滞って痺鬱したものに表気の虚（ゆえに黄耆を加える）を兼ねている血痺の証を治療しており，これはその明らかな証である。仲景は黄耆を表気の虚を補うために用いる（仲景が黄耆を用いる際の法則の1つは，防已黄耆湯証と防已茯苓湯証をみればわかる）。桂枝湯から甘草を去り，生姜を多く用いて営衛のめぐりの滞りを治療し，営のめぐりを通暢調和させれば，その病はおのずから治癒する。桂枝湯に営衛を調和させる優れた作用があるのは明らかで，臨床実践において大いに有益である。著者は桂枝湯加減を用いて蕁麻疹・四肢麻痺・新生児の強皮症を治療した経験があり，その理由は，もともと桂枝湯に営衛を調和させる働きがあることを根拠としている。

3 桂枝湯には脾胃を調和させ，陰陽を調和させ，温中補虚・滋壮気血の働きをもつ

桂枝湯のこのような効能については，日頃無視されてしまうことが多い。しかし明らかにこの処方には，さらに広範で重要な働きがある。ここで必ず指摘しておきたいのは，仲景が桂枝湯で裏証を治療し，雑病を治療する際には，服薬方法に関して，表証を治療するときの「熱い稀粥を啜る」「覆って暖める」といった特殊な要求をしていないことである。

（1）脾胃を調和させる。

『金匱要略』婦人妊娠病脈証併治第一条に,「婦人平脈を得て, 陰脈小弱, その人渇して, 食する能わず, 寒熱なきを妊娠と名付く, 桂枝湯これを主る。法に於て六十日, まさに此の証あるべし」とある。これは, 仲景が桂枝湯原方を用いて, 脾胃を調和させ, 妊娠悪阻を治療した実例である。医聖は, 後世の人が桂枝湯をみて解表と理解するのを恐れて, 特に文中の注で「無寒熱, 名妊娠」の六文字を明記した。これは本証が表証ではなく, 妊娠悪阻であることを説明している。桂枝湯を用いて脾胃を調和させ, 胎気上逆による胃気不和のための「食する能わず」を治療するのである。

（2）気血を滋壮する。

桂枝湯の中で, 桂枝と芍薬が主要な薬物である。桂枝は気分薬で, 芍薬は血分薬であり, 1つは陽, 1つは陰で, 1つは通じさせ, 1つは収斂させる。両薬を等量配合することで陰陽・気血を調和させ, 大いに気血を滋壮して虚を補う。『神農本草経』に, 桂枝は「咳逆上気, 結気喉痺, 吐吸を主り, 関節を利し, 補中益気に働く」とあり, 芍薬は「邪気による腹痛を主り, 血痺を除き, 堅積寒熱疝瘕を破り, 痛みを止め, 小便を利し, 気を益する」とある。本経によると, 桂枝と芍薬にはいずれも「益気」の効能がある。『傷寒論』第62条に「汗を発して後, 身疼痛し, 脈沈遅のものは, 桂枝加芍薬生姜各一両人参三両新加湯これを主る」とあり, これはすでに表邪はなく, また表証もない（表証は外邪によるものとは限らない）気血営陰不足による正虚身痛の証である。仲景は桂枝湯加味を自在に加減変化させ, 桂枝湯にはもともと気血を補益する働きがあることを見い出した。筆者はこの処方を常用して, 全身の関節痛で, 赤く腫れておらず, 悪寒発熱の証がない, 舌淡脈沈無力の者（常に「風湿性関節炎」と診断されるか, 血沈正常, ASO正常で「ノイローゼ」と診断される）を治療している。例として症例を示す。

症例

患者は, 王××という26歳の女性。黒竜江省出身で, ある病院の臨床検査技師である。自らの訴えは, 産後1カ月余りであり, ここ10日余り全身

の筋肉と関節がだるく、疼痛が耐えがたいというものであった。あわせて全身の皮膚に紅色の湿疹がある。本院での診断は「風湿性関節炎」である。ただし血沈とASOはいずれも正常で、西洋薬はことごとく無効であったため、中医治療に転じた。時期は夏であるのに、厚い綿の服を着て、袖口を堅く縛り、発汗するにもかかわらず悪風がある。舌淡脈弱、病は産後に発症しており、直ちに正虚による身体痛として論治した。桂枝加芍薬生姜各一両人参三両新加湯3剤を与えると発汗は止まり、諸症はことごとく除かれた（体の紅色湿疹は、暑いなかで厚い服を着ていて発汗し、衣服が湿ったことが原因である）。『金匱要略』血痺虚労病脈証治に、「それ失精家は、少腹弦急し、陰頭寒く、目眩し、髪落つ。脈の極虚にして……遅は、清穀亡血失精となす。脈の諸々に……動微緊を得るは、男子は失精し、女子は夢交す。桂枝加竜骨牡蛎湯これを主る」とある。これは陰陽気血がみな虚すか、あるいは陰陽の交通が失われた証候であり、その虚損が極度である。それなのに仲景はかえって人参・黄耆・当帰・地黄を用いず、もっぱら桂枝湯でその陰陽気血の虚を補い、さらに竜骨・牡蛎を加えて潜陰摂納させ、陰陽を交通させている。このことは、桂枝湯が補して峻烈でなく、緩やかに効果を得られるので、実は慢性の虚損、極度の疲労の証に適していることを十分に証明している。

（3）中焦を暖め虚を補う。

桂枝湯の中で、桂枝と芍薬は等量配合されており、陰陽を調和させる働きがある。これに安中和胃・補虚の薬物である生姜・大棗・甘草を配合して、全体で温中補虚の優れた作用をもっている。『傷寒論』の中で、桂枝湯には3つの禁忌がある。まず1つ目は、太陽傷寒の麻黄湯証には用いてはならない。2つ目は、内に湿熱がある「酒客病」には用いてはならない。3つ目は、もともと裏熱のある人には用いてはいけない。これら3つの禁忌の中で、特に後の2つで桂枝湯を禁用する理由は、桂枝湯が温または補に偏っているからである。『傷寒論』の傷寒例の中で、古人は、「桂枝咽を下り、陽盛なれば即ち斃（たお）れる」という教訓を明らかにしており、その意味を明確にしなくてはならない。

これを広く考えて、桂枝湯を変化させた小建中湯・黄耆建中湯・当帰建

中湯などの処方は，いずれも桂枝湯がもとの処方であり，虚労不足の証を治療するのに用いられており，桂枝湯のもつ温中補虚の優れた作用を利用している。『傷寒論』第351条には，「手足厥寒し，脈細にして絶えんと欲するものは，当帰四逆湯これを主る」とあり，証が血虚寒凝に属する。薬は桂枝湯を変化させたものである（桂枝・芍薬・炙甘草・大棗・当帰・通草・細辛）。『金匱要略』婦人雑病脈証併治第9条の温経湯もまた，桂枝湯を変化させてできたものである（桂枝・芍薬・生姜・炙甘草・当帰・阿膠・川芎・牡丹皮・麦門冬・人参・山芋）。桂枝湯に補気薬あるいは補血薬を加えて変化させても，桂枝湯の温中補虚・気血を滋壮するという根本から脱することはない。徐忠可の説によると，桂枝湯を外証に応用すると，解肌して営衛を調和させ，内証に用いると，化気して陰陽を調和させるとされている。

『傷寒論』と『金匱要略』両書の中で，仲景が桂枝湯を加減変化させた処方は多く，約26処方もある。そのなかで解表に用いるのは，桂枝麻黄各半湯・桂枝二麻黄一湯・桂枝二越婢一湯・柴胡桂枝湯・桂枝加葛根湯・葛根湯・栝楼桂枝湯・桂枝加黄耆湯である。補虚により逆気を降ろすのに用いるのは，桂枝加桂湯・桂枝加厚朴杏子湯である。補陽によって陽を助けるのに用いるのは，桂枝去芍薬湯・桂枝去芍薬加附子湯・桂枝去芍薬加蜀漆竜骨牡蛎救逆湯・桂枝加附子湯である。調血によって血を治するのに用いるのは，桂枝加芍薬湯・桂枝加大黄湯・当帰四逆湯・温経湯である。陰陽気血を調補するのに用いるのは，新加湯・桂枝加竜骨牡蛎湯・小建中湯・黄耆建中湯・当帰建中湯・桂枝黄耆五物湯である。水気病を治療するのに用いるのは，桂枝去桂加茯苓白朮湯・桂枝去芍薬加麻黄附子細辛湯である。このように桂枝湯を加減変化した処方は数多くある。桂枝湯の用い方をみると，表もあれば裏もあり，気もあれば血もあり，実は最も重要な良い方剤である。仲景はそれを加減変化させており，適応証はかなり広い。しかしそれには法則がある。1つには桂枝湯の加減は，桂枝と芍薬の変化が鍵であるということである。2つ目には，解表に用いるほか，およそ裏証を治療するとき，結局のところ温補・温通，および温化の状況から離れないということである。章楠は桂枝湯を論じる際，「この方の立法は，脾胃から営衛を調節し，全身をめぐる。表裏を融和させ，陰陽を整え，気血を調和させ，経脈を通じさせる」（『傷寒本質』）と述べている。もし桂枝湯に対

してもっぱら解表薬であるという印象から脱することができれば，仲景の法に学んでその方にこだわらず，随証加減し，臨床や科学的研究を問わず，広く応用することができ，十分に有益である。

第7論
桂枝湯の方後注の意義について論じる

　現在までにおいて，最も早く文字により記載された中薬処方は，長沙の馬王堆三号漢墓から1973年に出土した医籍を整理して出来た「五十二病方」である。考証によると，文字のうえから戦国時代早期の楚国のものであることが証明されている。これと『黄帝内経』の中の十三方には，共通の欠陥がある。すなわち方薬の組成はあるが，詳細な煎じ方や服薬方法がないうえ，弁証論治の過程もない。このため，秦漢以前に中薬処方はあったけれども，方剤学の水準には発展していなかったと考えられる。後漢の末，張仲景の『傷寒雑病論』が出て，全部で374方（『傷寒論』112方，『金匱要略』262方）の処方が記載され，それぞれの処方にはいずれも方後注がある。その注釈には薬物の加工炮製・剤型・煎じ方・服用方法・薬物の随症加減法・飲食の禁忌・服薬後の反応などの問題が系統的に記載されている。すでに方（方剤）があり，また法（方法）もある。すでに治療があり，また禁忌もあって，これらは方剤学を形成しており，はじめての処方書である。後世の人はその書物を「方書の祖」と称し，仲景を尊んで「医聖」としている。仲景の方後注は，書中の条文に引き続いてあり，理法方薬の重要な内容の1つである。これは弁証論治を成立させる最後の段階であり，治療の成否と直接関係する。したがって，私たちは必ず方後注と条文とを同等にみて，仔細に閲読し，真剣に分析して，条文と一体に融合させなければならない。しかし仲景の書物に対して，初学者は常に条文を詳しく読むことに苦心して，方後注をあまり顧みず，あるいは一読しただけで通り過ぎてしまう。これでは条文と方薬の理解に対する影響が出ることは避けがたく，はなはだしいと偏りや誤りを生じてしまう（第27論．「桂枝去桂加茯苓白朮湯証について論じる」を参照）。これは治療や学習の方法上，大きな弊害である。ここで『傷寒論』の中の桂枝湯を例として，方後注の意義を述べてみる。

桂枝湯方の中で，桂枝は「去皮（皮を去る）」，甘草は「炙（炙する）」，生姜は「切（切る）」，大棗は「擘（擘く）」を要求しており，あわせて桂枝・甘草・芍薬の三味は「咬咀」（もとの意味は咀嚼することであるが，実は打ち砕くことである）を要求している。このことは，中草薬は必ず適当な加工炮製を行って薬に入れれば，さらに良い効果を発揮することを，私たちに対して明確に指摘している。さらにその後，南北朝時期の雷斅の『雷公炮炙論』や，陶弘景の『名医別録』が薬物の加工炮製のモデルを作った。筆者はかつて宋という名の女性患者の，妊娠による腹痛を，当帰芍薬散加減3剤で治療したことがある。患者は2剤服用したのちも腹痛が治まらず，残りの1剤を持ってきた。その持ってきた薬を見たところ，芍薬が円柱状で2段になり，大きさは母指大で，まだ刻んでいない状態であった。筆者は効果がない原因がここにあると考え，患者に芍薬を砕いてから服用するように指示し，そのようにして服薬したところ病が治癒した。また，筆者は製大黄を常用して小児の胃腸積熱の証を治療しているが，もし蒸製が不十分（生大黄に近い状態に見える）であると，腹痛下痢が起こることがたびたびあった。そのほか，暑い時期に東北へ行った際，たまたまある県の製薬会社で，細辛・薄荷・茵蔯などが炎天下に放置され，その色・気・味が失われているのを見たことがあった。医者，あるいは患者がこれを用いて効果があるはずはない。このような薬物の管理や加工炮製に関する問題はこれだけではない。刻むべきものを刻まず，炮製すべきものを炮製せず，日陰で乾かすことをせず，悪い品を良い品としたり，偽物を本物と偽ったり，……その害は一言では言い尽せない。これは製薬企業が咎められるべきではあるが，医者もまたときどき調査して，その被害を防ぐようにするべきである。1つ1つの薬物の加工炮製については，後漢から現在にいたるまで，多くの学問が生まれてきたが，十分に尊重されていない。

　桂枝湯の方後注の文中には，「水七升をもって，微火に煮て三升を取り」とある。この「微火」の2字は，薬を煎じる際に「火候（火の強さ）」の問題に注意する必要があることを示している。「微火」（俗称は「文火」）は，必然的に「急火」（俗称は「武火」）に対する言葉である。今日の臨床において，およそ滋補の薬物，例えば六味地黄湯類・大定風珠・三甲復脈湯・八珍湯・十全大補湯の類は，いずれも「文火」でゆっくりと煎じれば，薬力

を出し尽し，性味とも厚く，その効を奏することができる。解表剤のように，軽清宣透・芳香化濁・辛香走竄の薬剤では，「武火」で急いで煎じ，香りや気が出たところですぐにこれを用いる。また，ある薬物は「先煎」がよく，ある薬物は後下がよい。これらは『傷寒論』の方後注でしばしばみられ，珍しくはない。文火か武火か，先煎か後下かは，小さいことのようにみえるが，関係は非常に大きいので，薬の違いや病証の必要に応じて使い分けて用いる。医者は必ず1つ1つについて，詳しく患者に告げ，煎薬方法が薬効に影響するのを避けるようにする必要がある。

　桂枝湯の方後注に，「服しおわり須臾に，熱稀粥一升余りを啜り，もって薬力を助く。温覆すること一時許せしめ，遍身に漐漐と微しく汗あるに似たるものますます佳なり，水の流漓するごとくせしむべからず，病必ず除かず。もし一服し汗出でて病差ゆれば，後服を停む，必ずしも剤を尽さず。もし汗せざれば，さらに前法に依り服し，また汗せざれば，後服は小しくその間を促し，半日許りに三服を尽さしむ。もし病重きものは，一日一夜服し，周時これを観る，一剤を服し尽し，病証なお在るものは，さらに服を作す，もし汗出でざれば，すなわち服すこと二三剤に至る」とある。この1段落は方後注であり，その意味は微妙である。「熱い稀粥を啜る」ことを除いて，その諸内容はいずれも，臨床で外感病を解表の方法と方剤で治療するのに際して実用的であり，桂枝湯だけに適用されるものではない。例えば桂枝加葛根湯・葛根湯・麻黄湯など，もっぱら発汗解表の処方では，方後注でいずれも「粥を啜るを須いず，余は桂枝の法のごとく将息す」の言葉がある。熱い粥を啜ることのほかに，仲景は外感病の解表の方法において，特殊な服薬方法を作り出した。それは「半日許りに三服を尽さしむ」の言葉である（6時間以内に1剤を服用させ，2時間間隔で1回服用させ，最後の1回はそれより短い間隔で服用させる）。これは解表薬の服薬方法として尊重されるべきである。桂枝湯の方後注は解表薬の服薬法則として作られたものであり，次のように少なくとも5つの要点にまとめられる。①解表薬の服薬後，患者に対して適度な衣服で覆う必要がある。約2時間前後で，全身からわずかに発汗させる。正気の消耗して邪が解さないのを避けるために，発汗させすぎる必要はない。②治療効果があったらすぐに服薬を止める必要があり，必ずしも全部服用させない。③6時間以内に1剤

を服用させ，2時間間隔で1回服用させる。もし1，2回で発汗して病が解さなければ，最後の1回はそれより短い間隔で服用させる。このことは「傷寒例」に，「凡そ発汗のために温服する薬は，その方日に三服といえども，もし病劇しく解さざれば，その間を促し，半日の中で三服を尽さしむ」と明言されており，このことは臨床において特に重要である。現代の人は，外感病はもちろんのこと，内傷雑病でも，常に習慣的に朝・昼・晩の1日3回，または朝・晩2回の服薬方法を用いている。これは雑病裏証の治療の場合にはよいが，もし外感病を解表の方法で治療する場合にはきわめて不適当で，厳密にいえば誤っている。外感病は六淫の外邪によるものであり，外邪が表面から侵入し，迅速に変化して，治療が少し遅れると多くの変証が起こる。ゆえに，「汗不厭早（発汗は早ければ早いほどよい）」という教訓がある。『内経』には，「邪風の至，早さは風雨のごとし。よく治すものは皮毛を治し，その次は肌膚を治し，その次は筋脈を治し，その次は六腑を治し，その次は五臓を治す。五臓を治すものは，半死半生なり」とある。早期で適切な治療であれば，邪は表から去り，裏に入ることはない。これが外感病の治療の特定の法則であり，一般の内傷雑病とは異なっている。このように，仲景が作った「半日許りに三服を尽さしむ」の方法を私たちはまさに遵守して行っている。清代の温病の名家である呉鞠通は，辛涼解表の代表処方である銀翹散を作った。その服薬方法について，「重症の場合，2時間に1回服用させる」「軽症の場合3時間に1回服用させる」ことを要求しており，これは仲景の方法を主としている。筆者は最近10年来，この理論と方法を悟って，大人と小児の外感病を治療している。その効果は迅速で，常に数時間以内で熱は退き，表は解し，2剤を越えても病が治らないことは稀である。このように治療効果が高いのは，その理由として，薬と証が合っていることのほか，たいていは患者が第1剤の服用時に「半日許りに三服を尽さしむ」の方法を行っているからである。④外感の重症者に対しては，「昼も夜も服用させる」必要がある。これによって薬力を持続させるように努め，外邪を駆出させる。⑤外感病で，1，2剤を服薬して効果がない場合，最大3剤まで服用させ，さらに多く服用させることはできない。言外の意味として，一度外感病で3剤を服用させて病が治癒しない場合，弁証が不正確で，処方の選択に誤りがあるか，あるいは外邪が時

間の経過とともにすでに変化してしまっているかである。このとき，医者は新たに弁証論治を進めることが重要である。これが「服至二三剤」の意味（「至」とは「最，極」のことである。最も多くても，2, 3剤までの服用ということ）である。このことを悟ると，臨床において外感病を論治するとき，医者は初診で2剤投与するのがよいと考えることができる。病が治れば治療を止めるし，治らなければ新しい処方で治療できるからである。もし外感病の治療の際に，5, 6剤投与すると，薬と証が適合した場合は1, 2剤で治癒してしまって，薬の浪費になるし，もし薬と証が合わないと，病状が長引きやすいからである。ゆえに外感病の治療の際には「大堆薬（大量の薬）」は不適当である。

　桂枝湯の方後注の最後には，「生冷・粘滑・肉麺・五辛・酒酪・臭悪などの物を禁ず」とある。これは患者の服薬治療期間における飲食の禁忌についての原則を示したものである。桂枝湯服用における飲食の問題は，広く考えればそのほかの方薬を服用して病を治療する際にも，同様に対応する禁忌の問題がある。飲食物のなかには，寒熱温涼・補瀉燥潤の区別があり，いずれもその病状により禁忌がある。服薬時の飲食の禁忌は，病状の必要によるほか，同時に胃気を保つためでもある。人に病気があるかないかは，いずれも胃気がその根本であり，胃気があれば生存し，胃気がなければ死亡するので，胃気を保つことは，疾病の治癒にとって不可欠である。だから『傷寒論』第131条の大陥胸丸の方後注にも，「禁如薬法」の語句があり，これは桂枝湯の飲食禁忌の法のことである。以上からわかるように，仲景は桂枝湯の方後注における飲食の禁忌――「生冷・粘滑・肉麺・五辛・酒酪・臭悪などの物を禁ず」において，すでに服薬の禁忌の法則を示している。臨床実践のなかで，患者が服薬して効果を収めたのに，飲食により脾を損傷したために，病状が悪化したり再発することがよくある（いわゆる「食復」）。例えば，張という名の女性は数年間頭痛を患い，疼痛時には非常に激しく涎水を嘔吐した。私は呉茱萸湯加半夏・茯苓で治療したところ，治癒した。1カ月余りのち，友人から送られた餅を食べすぎたことにより病が再発した。私は保和丸の法でこれを治療し，続いて呉茱萸湯合小半夏湯で治療したところ，治癒した。医者は処方したのち，患者に飲食の禁忌を告げる必要がある。これは「薬法」であり，必ず守る必要がある。

まとめると，桂枝湯の方後注の分析を通じて，私たちが疾病を治癒させるには，弁証が正確であること，処方の組み立てが精密・適切であること，選薬と加工炮製（例えば生大黄・製大黄・酒大黄，生白朮・炒白朮・焦白朮など）が正確であること，煎薬方法や服薬方法が正確であることなどが必要であり，服薬後の反応や飲食禁忌の問題にも注意する必要があることが理解できる。以上が桂枝湯の方後注の内容であり，これと『傷寒論』のあらゆる方後注を縦横に組み合わせれば，非常にすばらしいものになり，証の状態をまとめて示すことができる。例えば，桂枝去桂加茯苓白朮湯の方後注には「小便利すればすなわち癒ゆ」とある。これにより，本証には表邪がないのかという疑問が解決し，水邪内停によることがはっきりする。ある処方の主要な作用，例えば大小承気湯の「得下」，抵当丸の「下血」，茵蔯蒿湯の「黄は小便より去る」などが方後注に反映されている。またある処方の服薬時の注意事項，例えば大青竜湯の「汗多く亡陽し，遂に虚し」，四逆散・五苓散・牡蛎沢瀉散などの「白飲にて和し」，十棗湯の「糜粥にて自ら養う」などが方後注にある。ある処方の加減変化の方法，例えば小青竜湯には5種類の加減法，小柴胡湯には7種類の加減法があり，理中湯や四逆散の加減法などもある。これらから仲景のある処方，ある薬に対する加減変化の応用規則を推し量ることができる。このように方後注を詳細に検討してみれば，私たちが条文を読むための助けになるばかりか，弁証を深め，さらに仲景の弁証論治の方法と規則を得ることができ，なんと幸いなことであろう。

第8論
「陽明は顔を主り，顔の治療においては陽明を取る」ことについて論じる

　「陽明は顔を主り，顔の治療においては陽明を取る」というのは，私が『内経』と『傷寒論』の理論を学習し，それを運用した自己の臨床実践と結び付けて示したものである。その意味は，人の顔面の栄枯と陽明経（足の陽明胃経を指す，以下同じ）には密接な関係があり，陽明が主っているということである。ゆえに顔面の部位のある病気，例えば痤瘡・顔面の黄褐色斑・扁平疣贅・湿疹・酒皶鼻などは，常に陽明を考慮し，陽明から治療すれば，満足できる効果が得られる。

　「陽明が顔を主る」とは，生理上のことである。『内経』には，「十二経脈，三百六十五絡，その血気はいずれも上って顔に注ぎ，空竅を走る」とあり，五臓六腑の疾病，およびその気血の盛衰は，常に経脈を通じて顔面に反映されている。したがって顔面の望診は，中医の望診の主な内容の1つになっている。整体観のうえから説明すると，五臓六腑はいずれも顔面と関連している。ただし，胃足陽明の経脈と顔面の関係が特に重要である。これは，五臓はそれぞれ目と関連があるが，肝は目に開竅し，腎は瞳子を主るという理論と似ている。『素問』上古天真論篇には，人の生・長・壮・老・死の生理過程が論述されていて，「女子は二七にして天癸至り……五七にして陽明の脈衰え，面初めて焦れ，髪初めて堕つ」とある。この段落でわかるのは，女性は35歳になると陽明の経脈の気血が衰え始め，顔面が紅潤で美しい状態が失われ，代わりに憔悴が始まり，光沢が失われる。顔面の栄枯は胃足陽明経脈の気血の盛衰によって決定され，それはつまり「陽明が顔面を主る」ことを説明している。胃足陽明経脈は顔面の栄枯を主り，陽明経脈の循行と直接相関する。『霊枢』経脈篇を読むと，「胃足陽明の脈は，鼻に起こり，之きて頞中に交わり，旁ら太陽の脈を納め，下って鼻外を循り，

上歯の中に入り，還り出でて口を挟みて唇を環り，下りて承漿に交わり，却きて頤後の下廉を循り，大迎に出で，頬車を循り，耳前に上り，客主人を過ぎり，髪際を循り，額顱に至る」とある。このように陽明経は，上は額，下は顎，中は鼻，左右両側は頬に至り，およそ顔面のすべてを最も広範に循行して，至らないところはない。経脈は「血気をめぐらせ，陰陽を栄養する」ので，陽明が顔を主ることが，最も根本的な物質的基礎となっている。

　ある生理的関係があれば，それに対応する病理変化が起こるというように，生理が病理を決定する。生理のうえからみれば，陽明経の気血の盛衰は顔面の栄枯の変化に反映され，病理のうえからみれば，顔面の疾患は，常に陽明経の異常の外における表現である。『霊枢』経脈篇は陽明経脈の循行を論述したのち，引き続いて陽明経脈の病変について論述している。「胃足陽明の脈……是れ動けば則ち病……顔黒く」とあり，邪が陽明にあれば患者の顔が黒色になる（筆者が治療した「皮膚筋炎」の疑いのある患者は，顔面が茄子の皮のような黒色であったが，その治療法は陽明から始めた。詳しくは後述の「臨床治療経験例」参照）。『傷寒論』第48条には，「二陽の併病……よりて陽明に転属し……面色縁縁と正に赤きものは，陽気は怫鬱と表に在り，まさにこれを解しこれを燻ずべし」とある。仲景がここで指摘していることは，邪熱が陽明経脈の中に鬱蒸したために，その人の顔色が真っ赤になっていることである。第206条では「陽明病，面合色赤きは……」とあり，陽明経脈の中に鬱熱があると，その人の顔が赤くなることを重ねて述べており，これは病理のうえで，陽明が顔面を主ることを証明している。筆者が治療した張という名前の6歳の女児は，その顔面は朱を塗ったように赤く，西洋医は「急性発熱性好中球増多症」および「遠心性環状紅斑」と診断した。これに調胃承気湯加減を用いたところ，効果があった（詳細は後述の「臨床治療経験例」を参照）。『内経』と『傷寒論』の中の医学理論に関係する部分から見い出せるのは，「陽明が顔面を主る」という見方で，臨床の治療において，ある顔面の疾病，例えばよくみられる青年の顔面の痤瘡，粉刺，おできなどに対して，筆者は常に陽明鬱熱を清する方法で，金銀花・蒲公英・連翹・紫花地丁・青黛・蛤粉（『医学従衆録』の青黛蛤粉丸の意）・枇杷葉などの薬物を用いて治療し，便秘の場合には大黄を加えて（便秘を兼ねない場合にも，少し大黄を入れる），湿を兼ねる場合には

生薏苡仁を加える。顔面あるいは鼻が赤いか，あるいは酒皶鼻の場合には，その治療法はほとんど同じである。顔面の扁平疣贅を治す場合，筆者は陽明から治療して多くの人を治癒させた。臨床上の実践において，少なからず水気病のある患者，あるいは脾胃不和の患者で，その顔面に常に黄褐色斑を伴い，日が経つと深まる場合，健脾化湿・和胃の薬物を与えると，水気が去って治癒し，顔面の褐色の斑（またの名を「水斑」と称する）もそれとともに消える。また，胃腸に湿熱がある人は，顔面に汚れが多く，その陽明胃腸の熱を治療すると，顔色もともに改善する。顔面の神経痙攣と神経麻痺に至っては，その病は急に発症する場合，多くは血虚受風に属し，風が絡脈にあたり，あるいは血虚で絡脈の栄養が失われており，治療は四物湯合牽正散加減で行う。この場合は陽明胃腸の湿熱には属していない。

　以上のまとめとして，この「陽明が顔面を主り，顔面の治療は陽明から行う」という論は，「煉瓦を投げて玉を引き寄せる（訳注：先に自分自身の浅薄な考えを述べ，よりよい意見を引き出したい）」ようなもので，十分に成熟していない考えなので，ぜひ諸氏のご指導を賜りたい。

第9論
「およそ桂枝湯を服用して吐く場合，その後必ず膿血を吐く」について論じる

　『傷寒論』第19条に「およそ桂枝湯を服し吐すものは，その後必ず膿血を吐すなり」とある。歴代の医家たちの間ではこの条文の理解に関して論争がある。陸淵雷は『傷寒論今釈』の中で本条について，「体験からいうと，桂枝湯を服用して吐くという状態が起こることは不可能であり，このことは信じることができない」と述べている。一部の注釈家は，この文の中にある，「必吐膿血」の四文字は，もともと体内に化膿性疾患のある人が，誤って桂枝湯を服用し，「必吐膿血」の証が出現したものであるとしている。ただし多くの学者は本条の意味を，内に裏熱がある人は桂枝湯を服用してはいけないと説明している。本条は桂枝湯の禁忌証としてみた方がよい。この説はまったく正しいが，説明が不十分なので，ここで補って述べる。

　涌吐剤を除いて，およそ服薬後に嘔吐する場合，たいていは病が薬と合っていないことが原因であり，はなはだしい場合，拒絶して受け付けない。桂枝湯はもともと調和脾胃に温中補虚を兼ねる方剤である（詳しくは「第6論．桂枝湯について論じる」を参照）。裏の虚寒の人に用いるのが比較的よく，この場合は服薬後に受け付けずに嘔吐することは絶対にない。「およそ桂枝湯を服し吐す」場合，その人は内に必ず邪熱があり，邪熱が桂枝湯の温補の力を得て上逆するため嘔吐する。これは熱を熱で治療し，実を実することによる弊害である。傷寒例の中では早くも，「桂枝咽を下り，陽盛なれば即ち斃れる」と明言されており，秦皇土は「桂枝湯を服用して吐く場合，胃に必ず熱がある」と述べている。その言葉は比較的に正確である。「その後必ず膿血を吐す」ということについては，柔軟にみる必要がある。その言葉にこだわって，内に膿瘍があると判断してはいけない。仲景の言葉にある「その後必ず膿血を吐す」とは必ずしも膿血を吐くという

意味ではない。これは内に裏熱のある人が誤って温補の桂枝湯を服用すると，必ず邪熱壅盛になって血気を破り，膿血を嘔吐することを説明している。厥陰病変のなかで陽気が回復しすぎて邪熱が有余となると，気血を消耗して「必ず癰膿を発す」(第332条)，あるいは「膿血便」(第339条)，あるいは「口内炎」(第335条)，あるいは邪熱が上に壅滞して「咽喉不利，膿血唾」(第357条)などの証がみられる。その膿血が現れる理論は，裏熱のある人が誤って温補の桂枝湯を服薬すると「必ず膿血を吐す」こととと同じであり，いずれも邪熱壅盛が行きすぎて，気血を損傷している。ゆえに「必吐膿血」の四文字は，その症状を指しているが，病理機序の論述も兼ねており，必ずしも膿血を吐くと考える必然性はない。

第10論
営弱衛強と営衛不和の区別について論じる

　「営衛不和」とは，営と衛の両者の間の陰陽調和関係の失調に関する病機を総括したものである。営衛不和の証は，『傷寒論』の中で大きく分けると4種類の状況がある。①寒邪を外感して衛が閉じ，営が鬱した太陽傷寒証（第35条の麻黄湯証がその例である）。②風邪を外感した営弱衛強の太陽中風証（第12条の桂枝湯証を参照）。③営気は正常であるが，衛気と営気が調和しない，雑病により常に発汗する証（第53条の桂枝湯証）。④衛気自身の異常により，営気と調和できない雑病による発熱自汗の証（第54条の桂枝湯証）。まとめていうと，上述の4種類の病証はいずれも営衛不和に属すが，同じなかにも異なる点があり，弁じないといけない。

　営と衛はいずれも水穀から化生した気であるが，営は脈中をめぐり，衛は脈外をめぐる。ただし衛は脈外で脈管に伴行してめぐる。ゆえに正常な生理状態のもとで，脈中の営気は脈外の衛気とともにめぐっている。これらは「陰は内にあり，陽の守りなり」「陽は外にあり，陰の使いなり」という協調関係にある。営は内にあり，衛によって堅め守られているので，営衛が調和している。まさに風邪に外感して，邪が衛において盛んになっていることを，「衛強」と称し，「営弱」は「衛強」によって起こる。「営弱衛強」は外邪による営衛不和で，太陽中風証はこのような病理機序による。

　ただし，必ず明らかにしておかなければいけないのは，営衛不和は必ずしも風邪を外感することによるものだけではなく，内傷雑病でまだ外邪を感受していない場合にも，営衛不和の証が出現する可能性があるということである。『傷寒論』の第53条と第54条の証は，いずれも外邪によらない営衛不和で，自汗が出る証である。第53条には，「病み常に自汗出づるものは，これ営気和すとなす。営気和すもの，外諧わざるは，衛気は営気と諧

和せざるをもってのゆえにしかり，もって営は脈中を行り，衛は脈外を行る，またその汗を発し，営衛和すればすなわち癒ゆ，桂枝湯に宜し」とある。本条の記述によると，営衛不和で自汗が出る証はよくあることで，それはただ自汗が出てほかの症状がない場合，衛気と営気が調和しないためである（詳しくは後述の「臨床治療経験例」を参照）。第54条には「病人臓に他病なく，ときに発熱し，自汗出でて，癒えざるものは，これ衛気和せざるなり，その時に先んじ（桂枝湯で）汗を発すればすなわち癒ゆ」とある。本条はまた表の営衛不和により自汗が出る証である。ただし前の第53条および第12条の太陽中風・営弱衛強で自汗が出る証とは異なっている。本証の自汗は，1つには自汗がときどき出るという特徴があり，連続して発汗するのではない。2つ目は，ときどき発熱して発汗，すなわち発熱と自汗が同時に起こることを繰り返す。ゆえに，いわゆる「ときに発熱，自汗出」の状態である。3つ目は，発熱自汗に合わせて悪寒，あるいは悪風の症状を伴わない。これは本証の病機が表の衛気自身の不和であって，正常な状態が失われており，衛気がときどき営気と離れた状態になって，外へ散じているためである。衛気が営から離れて外へ向かって散出するときに，「時々発熱」する。営と衛が互いに離れて，営陰は衛気の保護を失っているので，外へ漏れて発汗するため，時々発熱があって自汗が出る。このような自汗は，衛気自身が正常な状態を失っていることによるものであり，外邪によるものではない。ゆえに悪風悪寒の証を伴わない。治療においては，営衛を調和させる働きがある桂枝湯を用いる。ただその証は急に発熱し自汗が出るので，治療の際には服薬時間として，発熱自汗の発作の前に服薬することが必要となる。これによってその病機を切断するのである。現在の臨床実践において，婦人が更年期前後にときどき発熱自汗が出るという「烘熱現象（ほてり）」があり，そのなかには，衛気自身の不和による患者もいる（症例は後述の「臨床治療経験例」を参照）。

　以上をまとめると，営衛不和は外邪によるものもあるし，内傷雑病によるものもある。外邪による場合は，衛が閉じて営が鬱しているか，営弱衛強による。雑病による場合は，衛気が営気と調和しないか，あるいは衛気自身の失調によって営気と調和できないことによる。営弱衛強と営衛不和という状況をみて，両者を混同してはいけない。

第11論
桂麻合剤と仲景の作った合方の方法について論じる

　いわゆる桂麻合剤とは，『傷寒論』第23条の桂枝麻黄各半湯と，第25条の桂枝二麻黄一湯のことをいう。
　桂枝麻黄各半湯は，仲景が用いた第1番目の合方であり，中医学の歴史上で弁証論治の思想のもとに出現した，はじめての合方である。これは麻黄湯と桂枝湯の両方を合わせて出来上がっている。この条の原文には，「太陽病，これを得て八九日，瘧状のごとく，発熱悪寒し，熱多く寒少なく，その人嘔せず，清便自可せんと欲し，一日二三度発し，脈微緩のものは，癒えんと欲すとなすなり。脈微にして悪寒するは，これ陰陽ともに虚す，さらに汗を発し，さらに下し，さらに吐すべからざるなり，面色に反って熱色あるものは，いまだ解せんと欲せざるなり。その小しく汗出づるを得ることあたわざるをもって，身は必ず痒し，桂枝麻黄各半湯に宜し」とある。原文を分析すると，桂麻各半湯証は太陽表邪が長引いて解さず，発熱悪寒が間欠的に起こって一定しない。1日に3回以上起こるので瘧病（マラリア）のようであるが，瘧病のような定時的な発作ではない。あるいは顔色が熱色なのは，表邪が上に沸鬱（訳注：鬱滞して発散しない）したことによる。あるいは皮膚が痒いのは，表邪が皮膚に沸鬱して，営衛のめぐりが不利となっているからである。このとき麻黄湯を用いて，その汗を宣発させるとよい。もし桂枝湯を用いて解肌すると，解表の力が足りない恐れがある。そこで桂枝湯と麻黄湯を合わせて一方として，発汗しながら解肌して皮毛肌腠の沸鬱の邪をすべて解す。ここで注意することは，桂麻各半湯は桂枝湯の半量と麻黄湯の半量を合わせたものではない。この処方の薬物の量からみて，桂枝湯と麻黄湯の量はそれぞれ3分の1である。これは太陽の邪が病が長引いた間に徐々に減っており，小邪に対しては，必ず

少し発汗させる処方が必要だからである。桂枝二麻黄一湯はすなわち第25条で、「桂枝湯を服し、大いに汗出で、脈洪大のものは、桂枝湯を与うること、前法のごとくす。もし形は瘧に似、一日に再発するものは、汗出でて必ず解す、桂枝二麻黄一湯に宜し」とある。これは桂麻各半湯と比較して、本証は比較的軽く、発熱悪寒の状態は1日2回の発作であることがわかる。ゆえにその治療方薬も桂麻各半湯より軽いものである必要があり、桂枝二麻黄一湯でこれを治療すると、解肌のなかに少し発汗の力が加わる。仲景は2つの原文を相次いで述べて、桂枝麻黄各半湯証の治療と桂枝二麻黄一湯証を続けて論述している。その意味は、たんに両方の処方が軽症か重症かの違いで論じられているのではなく、後世の人々に合方による治療の方法や、合方の組成原則を教示しているのである。すなわち桂麻各半湯と桂枝二麻黄一湯から、以下のような理論を導き出すことができる。

（1）患者の主症状に合わせた合方

それぞれの処方には、それ自身の働きの特徴と、主に治療できる症状があり、処方同士を混同してはいけない。ただし臨床実践においては、患者の具体的な状況を根拠として、証があればその処方を用いるという原則に従う。患者に2つあるいは3つの主症状があるときには、2つあるいは3つの処方を組み合わせた合方として治療することができる。言外の意味として、処方には単独で用いる場合（単用）と、合わせて用いる（合用）場合があるが、合用する場合には、その理由と方法がある。桂麻合剤の出現は、仲景が後世の人に対して、合方を用いた治療の先駆的役割を切り開いた。『傷寒論』第146条の柴胡桂枝湯もまた合方の治療法である。太陽少陽の併病に対して、小柴胡湯でその少陽の邪を解し、桂枝湯で太陽の証を治癒させる。私たちが今日の臨床で常用する、柴平湯（小柴胡湯合平胃散）・胃苓湯（平胃散合五苓散）・八珍湯（四君子湯合四物湯）・柴胡陥胸湯（小柴胡湯合小陥胸湯）などはいずれも合方の例である。

（2）合方組成の法則

合方の組成には法則がある。合方の証が出現し、そこから合方の方法が誕生した。合方を組成して合方の証を治療するとき、たんに2つの処方を

集めて作るのではなく，弁証を通じて両方の方証の軽重多寡を明らかにする。それに従って合方を組成する際に，そのそれぞれの病態の多少に応じて，それぞれの処方の用量を変化させる。第23条の桂麻各半湯と，第25条の桂枝二麻黄一湯が出来たのにはすなわちこのような意味がある。合方の法則を悟れば，今日の臨床で合方を運用する際に非常に有益である。例えば気血双補の八珍湯（四君子湯合四物湯からなる）は，私たちが臨床で気血両虚の者に応用する際，その病状における気虚と血虚の程度を根拠として，「四君四物各半湯」，あるいは「四君二四物一湯」「四君一四物二湯」などに変化させることができる。ここから類推すると，およそ合方を用いて治療する際には，必ず仲景の作り出した合方の方法を明確にする必要がある。筆者は臨床実践において，小青竜湯を寒痰冷飲の喘咳に用いる際，常に二陳湯を合用しており，自ら「青竜二陳湯」と名付けている。その具体的な応用の際には，患者の肺の寒痰（すなわち水寒射肺）と心下の痰飲水気の多少を根拠として，小青竜湯と二陳湯を組み合わせた「青竜二陳各半湯」，あるいは「青竜二二陳一湯」「青竜一二陳二湯」として，非常に良い効果を収めている。その方法は仲景の桂麻合剤が根源である。合方の方法は合方の証に対するものである。およそ合方の証はいずれも一般的に病証が複雑で，常に慢性病あるいは難病，重症が疑われる者にみられる。合方を組成する原則を把握することは，難治性が疑われる病証の治療にとって特に重要である。

第12論
仲景が桂枝湯を用いて妊娠悪阻を治療したことについて論じる

　桂枝湯といえば，人々は常に太陽中風証を治療するものであると考える。しかし桂枝湯はまた，雑病を治療することもでき，仲景が桂枝湯原方を用いて妊娠悪阻を治療していることは，1つの良い例である。

　『金匱要略』婦人妊娠病脈証併治第二十の第1条に，「婦人，平脈を得て，陰脈小弱，その人渇して，食する能わず，寒熱なきを，妊娠と名付く，桂枝湯これを主る。法に於て（妊娠）六十日，まさに此の証あるべし……」とある。本条の意味に対する前人の解釈は一致していない。ごく少数の学者は，仲景が桂枝湯を用いて妊娠悪阻を治療していることを理解できず，本条文は位置が入れ替わったものであると認識している。筆者は妊娠悪阻の病機について，主に次のように認識している。すなわち，婦人の妊娠後には，陰血が下って血海に注ぎ，衝脈に集まって胞胎を養う。衝脈の気が充満すると，上行しすぎて胃が和降を失い，悪心・嘔吐して食べられない。『内経』には，「衝脈とは……胞中に絡する」「気衝に始まり，足陽明の経と平行して，臍を挟んで上行する」とあり，正常な生理状態のもとで，衝脈の気は上行が順であり，陽明胃に属している。足の陽明の気は下行が順である。一上一下で，胃の下行の気と衝脈の上行の気（脾が昇を主ることを兼ねる）の昇降が調和し，胃気が穏やかに降りると安和になる。婦人が妊娠すると，陰血が下って血海に注ぎ，衝脈に集まって胞胎を養う。衝脈の気が一時，相対的に亢進して上行し，陽明胃を阻滞する。すなわち胃気の緩やかな下行が失われて上逆し，「食すこと能わず」となって嘔吐が出現し，妊娠悪阻となる。

　桂枝湯が逆気を降ろし，衝気を安定させることができるのは，桂枝の働きである。降逆平衝によって胃が調和し，胎児が安定する。これが仲景が

桂枝湯を用いて妊娠悪阻を治療した際の理論である。『金匱要略』奔豚気病脈証治第八と『傷寒論』第117条で桂枝加桂湯を用いて治療している，気が少腹から心に上衝する奔豚逆気は，このような証である。また『金匱要略』痰飲咳嗽病脈証併治第十二には，「青竜湯下し已り……気小腹従り上りて胸咽を衝く……茯苓桂枝五味甘草湯を与え，その気衝を治せ……衝気即ち低く……桂苓五味甘草湯を用い，桂を去り……」とあり，『金匱要略』痓湿暍病脈証併治第二の防已黄耆湯の方後注には，「気上衝する者は，桂枝三分を加える」とあり，この条文で仲景が桂枝を用いて逆気を降ろし，衝気を安定させることを十分説明している。唐容川は，「発汗させる場合も桂枝を用い……衝逆を降ろす場合もまた桂枝を用いる」と指摘している。『本経』では，「桂枝の味は辛温で，上気咳逆……吐吸を主り……」とある。『本経』からみた桂枝の働きは，まず第一に逆気を降ろすことである。後世の医家たちは，妊娠悪阻の治療に対してよく半夏を用いるが，仲景も嘔吐を治療する場合には，半夏を常用している。ただし，妊娠悪阻の嘔吐の場合には，かえって最初に桂枝湯を選んでおり，その意味はおおよそ以下の通りである。①桂枝湯の中で，もう1つの主薬は芍薬である。芍薬の酸寒は桂枝の温を助け，桂枝と芍薬の組み合わせは，1つは気を主り，1つは血を主る。両薬合わせて気血を調節し，妊娠にとって有益である。②芍薬にはもともと和胃の働きがある。仲景が芍薬を用いた経験の1つが，『金匱要略』痓湿暍病脈証併治第二の防已黄耆湯の中にある。その方後注に，「胃中和せざる者は芍薬三分を加える」とある。妊娠後には陰血が胎児を養うので，相対的な陰血不足になり，胃陰もまた必ずその影響を受ける。ゆえにこのとき芍薬により養陰和胃する。③芍薬は，「邪気による腹痛を主り……痛みを止め……益気する」（『本経』を参照）。芍薬には緩急止痛の働きがあり，陰血を養って胎気を安定させる働きがある。婦人の妊娠による腹痛と腹中の諸疾患の疼痛を治療できる，仲景が用いた当帰芍薬散と当帰散の中には，いずれも芍薬がある。仲景が妊娠悪阻の治療に桂枝湯を用いたのは，悪阻の治療と同時に，妊娠による腹痛の予防と治療を兼ねた巧妙な使い方であり，治療と予防を組み合わせた方法である。筆者の臨床経験からみても，妊娠悪阻の患者は同時にある程度の腹痛を伴うことが多く，桂枝湯を服用すると，妊娠悪阻が治るばかりか腹痛もまたこれに伴って解す。

ただし指摘しておかなければいけないことは，桂枝湯は，明らかな寒証がなく，また明らかな熱証もない妊娠悪阻の病を治療するのに適しており，仲景は原文において，「無寒熱」の三文字でこの意味を表している。胃虚に寒飲を兼ねる妊娠嘔吐に対して，仲景は乾姜人参半夏丸を選んで用い，明らかな熱証を兼ねる妊娠嘔吐に対しては，仲景は治療方薬を示していない（あるいはすでに失われている）。これには，筆者は桂枝湯加竹筎・黄芩を用いて効果を収めている。

上述のことをまとめると，桂枝湯を用いて妊娠悪阻を治療した仲景の経験は，その方法を学んで証に応じて加減すれば，妊娠悪阻を治療できるだけでなく，同時にみられる妊娠による腹痛も治療できる。以下に2つの症例をあげる。

症例1

患者は王××，女性，24歳，農民。1971年6月初診。妊娠1カ月余りで，嘔吐が頻回にあって止まらず，飲食ははなはだ少なく，疲労倦怠感がある。現地で数人の中医に治療を求め，中薬を服用したが効果が乏しかった。つづいて，ある地区の病院で西洋薬の治療を受けた。数日間入院し，ブドウ糖・ビタミンC・リンゲル液などの点滴治療を受けたが，その後も嘔吐は止まらない。ついに退院して，筆者が診察した。数日来，嘔噦が心を衝き上げて耐えがたく，ときどき腹痛がある。顔色は艶がなく，精神不安があり，会話に力がなく，舌苔舌質には明らかな変化がない。脈証は弦滑で数，小便濃黄，大便は乾燥している。細かく尋ねると，患者は熱いものも冷たいものも食べたくなく，無理して食べるとすぐ嘔吐し，食べなくても「胎気が心口に上攻する」のを覚える。筆者が患者の服薬した中薬を調べると，小半夏加茯苓湯・黄連温胆湯・丁香柿蔕湯などの加減方であった。前医の投薬が無効であったのは，病の本が衝気の上逆にあり，薬と証が符合していないからである。次の処方，1剤を与えて様子をみた。

桂枝・芍薬各9g，竹筎9g，生姜6g，大棗5枚，炙甘草3g（証の状態に胃熱を兼ねているため，竹筎を加えて胃熱を清し，止嘔する）

5日後患者は，1剤を服薬して心中の安定を自覚し，嘔吐が減り，3剤連用したところ嘔吐が止まり，腹痛も除かれたと告げた。

症例2

于××，女性，26歳，工場労働者。1976年10月初診。妊娠して2カ月余りは調子は悪くなかった。ある日，夫と口論して怒った後，嘔吐して食べられず，粥や水も飲めなくなり，夫があわててある病院の産婦人科に入院させた。静脈点滴，内服薬と筋肉注射を数日間行ったが効果ははっきりせず，中医の診療に転じ，鍼灸に中薬を組み合わせて2日間治療したが，やはり効果はなかった。筆者がこの患者を診たところ，症状・脈・舌に寒熱の証候はなく，肝鬱の証は確かであった。怒気が肝を傷り，衝気を誘発し，あわせて胃を犯して嘔吐を起こしたと診断した。

桂枝湯加柴胡・枳実・半夏各9g

本処方を1日1剤，3剤連用したところ治癒した。

第13論
第39条の大青竜湯の証治について論じる

　大青竜湯証は『傷寒論』第38条に最初にみられ，その条文には「太陽の中風，脈浮緊，発熱悪寒し，身は疼痛し，汗出でずして煩躁するものは，大青竜湯これを主る。もし脈微弱，汗出で悪風するものは，これを服すべからず。これを服すればすなわち厥逆し，筋惕肉瞤す，これ逆たるなり」とある。理・法・方・薬からみて，本条に述べられている証の状態については疑う余地がない。外に太陽傷寒の表証があり，内に裏熱不宣の煩躁の状態があるので，仲景は麻黄湯をその表寒を解すために用い，生石膏を加えてその裏熱を清している。表寒が解さず発汗が得られないと，裏熱が容易には除かれないので麻黄を増量している。生石膏を多く用いて裏熱を清するが，胃気を損傷する恐れがあり，営衛の調和にとって不利になるので，大棗と生姜を加えている。これが医学界の共通した認識である。この条に引き続いて，仲景はすぐ後の第39条で，「傷寒，脈浮緩，身は疼まず，ただ重く，ときに軽くなり，少陰証なきものは，大青竜湯にてこれを発す」と述べている。ある注釈家の認識によれば，上述の両条はいずれも外に表寒があり，内に裏熱を兼ねる証であり，第38条は邪を比較的重く感受しているので，脈緊で身体疼痛がある。一方，第39条は邪を比較的軽く感受しているので，脈緩で身体疼痛がないが，ただ重く，ときに軽くなるのだという。清代の名医・柯韻伯は，この説を支持しており，現在この説に賛同する人が多い。ここで私の個人的な見方について述べる。

　世間の人はいずれも仲景の著した『傷寒論』について，言葉は精密で奥深く，方法は簡単で詳細であることを知っている。仲景は，同一の証候をただその症状が軽いか重いかの違いで分けており，繰り返し述べることはいっさいしていない。第39条の「傷寒，脈浮緩，身は疼まず，ただ重く，ときに軽くなり，少陰証なきものは，大青竜湯にてこれを発す」は，第38

条で大青竜湯が太陽傷寒に裏熱を兼ねる証を述べたのに引き続いて，大青竜湯に対するもう１つの主証の例——外に表邪があり，内に裏熱があり，表邪が鬱閉して水湿の気が表に閉鬱した証の状態をあげている。試みにこの原文を一字一句分析してみたい。条文の最初にある「傷寒」の二字は，本条の証が外邪を感受することによるものであることを指摘している。傷寒の脈はまさに脈浮緊であり，ここで「脈浮緩」であるのは，傷寒の証ではあるけれども，兼証や変証の状態であることを説明している。「浮」は表を主り，病邪と病位が表にあることを説明している。「緩」は湿を主り，水気を主る（『傷寒論』第187条および『金匱要略』黄疸病脈証併治の最初の条を参照）ということである。浮緩の組み合わせは，すなわち外邪が表に閉鬱し，水湿の邪が表に鬱阻している。あるいは，外邪束表の場合，なぜ水湿の邪が表に阻まれるのかという疑問をもつ人があるかもしれない。『霊枢』本蔵篇には，「三焦膀胱は，腠理毫毛 其の応なり」とある。三焦は水道をなし，膀胱は水腑となり，正常な状態のもとでは，腠理・皮毛は膀胱と三焦の気化敷布機能による津液の濡養を得ており，霧や露のようなものである。いま外邪が肌表に侵入すると，表気が閉鬱し，腠理が開かず，玄府が通じず，体表に布敷する津液が凝集して，水湿の邪になって，肌腠や皮膚の間に鬱閉する。ゆえに「傷寒，脈浮緩，身は疼まず，ただ重い」となる。「ただ重い」は本条の証で第一に重要な症状であり，水湿の邪が閉鬱するために身体の重さを自覚する。また水湿の気が最初に結したときは，閉鬱の勢いがまだ軽浅なため，真正の水腫は形成されておらず，そのため体の沈重感を自覚するものの，「ときに軽くなる」。ただ表の邪気が閉鬱し，水湿が凝集するのは，絶対に真正の陰寒性水腫ではない。ゆえに仲景は「少陰証はない」と述べている。本条の弁証の要点はここにある。邪気が表にあれば，病位も表にあり，まさに「それが皮にあれば，発汗によってこれを発する」の意味を尊重して，大青竜湯で治療して表邪を散じ，表の水湿の気を発越させる。ゆえに仲景は「大青竜湯でこれを発する」と述べている。ここで注目すべき点は，仲景の書物におけるもろもろの処方の証の中で，あるいは「××湯これを主る」，あるいは「××湯を与うべし」，あるいは「××湯に宜し」などの言い方をしているのにもかかわらず，唯一本条の証でだけ，仲景は「大青竜湯これを発する」といっており，この「発之」の二字

には特別な意味がある。「発」とは発越で，表の水湿の邪を発散することなのである。

またなかには，大青竜湯には表の水湿の邪を発散する働きがあるのかという疑問をもつ人がいるかもしれない。答えはイエスである。『金匱要略』痰飲咳嗽病脈証併治に「飲水流れ行き，四肢に帰し，まさに汗出づべくして汗出ず，身体疼重す，これを溢飲という」「溢飲を病む者は，まさにその汗を発すべし，大青竜湯これを主る」とある。溢飲病は，飲邪が肌膚と四肢に溢れており，大青竜湯を用いて発汗させて治療する。これが仲景が大青竜湯を用いて表の水湿の飲邪を発越させたという，確実な証明である。仲景は大青竜湯を変化させた越婢湯で，水気が皮表にある風水病を治療している。したがって，ここからも大青竜湯が表の水湿を発散させる働きがあるという手がかりが得られる。『傷寒論』第39条の大青竜湯証は，まさに『金匱要略』の大青竜湯で溢飲証を治療している証と合わせてみると，互文見義（互いの文を見ながらその意味を理解すること）ができる。水飲の邪が表にあるのは同じであるが，1つは寒邪の外感によるものであり，もう1つは飲邪の内傷によるものである。仲景は傷寒と雑病を1つの書物の中で一緒に論じているので，名を『傷寒雑病論』というのである。

さらに条文の配列順序から分析すると，仲景は第38条で外寒に裏熱を兼ねる大青竜湯の証を論述したのち，第39条で外寒裏熱に水湿の邪を兼ねる，大青竜湯のもう1つの主証を論述している。これは実際には，第40条で外寒に裏飲と水気を兼ねる小青竜湯証への1つの過程となっている。大青竜湯証は外に表寒があって内に裏熱を兼ねており，小青竜湯証は外寒があって内に裏飲を兼ねている。大青竜湯証は外寒があって水湿が表に停蓄しており，小青竜湯証は外寒があって水飲が裏に停滞している。大・小青竜湯証の間には同じなかに違う点があるので，その証治を論ずるとき，条文を前後に続けたり，あるいは同一の条文の中であわせて論じるのである（『金匱要略』の溢飲の治療を参照）。これは，弁証論治を突出させるために必要な1つの方法である。このような認識にもとづけば，『傷寒論』の第38条と第39条の大青竜湯証は異病同治の例であり，同一の証候で軽重を区別したものではないということが説明できる。

臨床においては，大青竜湯証は水湿が表にあるものを治療できる。ある

いは水腫の初期に腫脹が上半身を中心にみられ，あるいは腫脹が突発的な陽水で，ただし熱象に偏っている場合，最初に選んで用いれば，満足のいく治療効果が得られる。以下に症例をあげる。

症例

鄒××，8歳の男児。母親の訴えによると，発熱（当時の体温39.5°C）が2日間あり，あわせて顔面の浮腫が著しく，ある医院を受診した。尿検査で「急性糸球体腎炎」と診断され，入院治療を勧められた。そのとき患児の父親は外出中で帰宅しておらず，家族が誰もいないので，入院を断って中医に治療を希望した。診察すると，患児は発熱悪寒，口渇があり，顔面の腫脹が著しく，小便は短黄・舌尖紅・苔白・脈弦滑数であった。診断は水腫病で，陽水に属し，水湿の邪が表に鬱し，裏熱を兼ねている証であり，大青竜湯を与えた。1剤服用後，悪寒・発熱はいずれも改善し，2剤服用後に発汗して熱が退き，腫脹は徐々に消えた。2診目では越婢湯の法に倣い，その処方から杏仁と桂枝を去り，芦根30ｇ，白茅根30ｇを加えて3剤服用させたところ，水腫は完全に消え，諸症状もなくなった。尿検査を依頼したが，結果は正常であった。2年後，その患児は外邪の感受を伴わずにまた浮腫が突発し，両目が開きがたく，口渇して水を飲みたがり，苔は白で脈数であった。筆者が越婢湯加減を与えたところ，5剤で治癒した。数年後にその母が病になり受診したが，子供はその後再発していないとのことであった。このことからわかることは，およそ外邪があって水気が表にあり，熱象を兼ねる場合，まさに率先して大青竜湯を選んで用いて表の水気と外邪を発越させる。もし外邪がそれほどでなく腫脹が急激である場合，あるいはまさに風水の証の場合には，越婢湯で治療するのがよい。

第14論
小青竜湯で喘を治療することについて論じる

　仲景の書を読むと,『傷寒論』は言うに及ばず『金匱要略』でも, 小青竜湯は水寒射肺と外寒裏飲の咳喘証を主に治す良い処方であることがわかる。ところが,『傷寒論』の小青竜湯の方後注にみられる5つの加減法には,「もし喘せば, 麻黄を去り, 杏仁半升を皮先を去りて加う」とあり, このことは, 仲景が小青竜湯を応用した経験を仔細に研究し学習する場合に, 1つの深刻な問題となる。第一に, 麻黄にもともと喘咳を落ち着かせる働きがあるのに, なぜ仲景は小青竜湯で喘を治療する際, わざわざ麻黄を去っているのかということである。第二に, 麻黄を去ったのち, 仲景はなぜ杏仁を麻黄の代わりに入れているのかということである。この理由を明らかにするためには, 小青竜湯証の喘の根本原因を明らかにする必要があり, そのためには, まず先に小青竜湯証の原文を詳しく読む必要がある。

　第40条の小青竜湯証の原文には,「傷寒, 表解せず, 心下に水気あり, 乾嘔し, 発熱して咳し, あるいは渇し, あるいは利し, あるいは噎し, あるいは小便利せず, 少腹満し, あるいは喘するものは, 小青竜湯これを主る」とある。外に表寒があって内に裏飲があり, 水寒射肺によって咳喘が発生しているというのが本条の病因病機である。咳喘の証はいずれも肺気不利による（ただし肺気不利の原因には, 内・外・寒・熱・虚・実の区別がある）。肺の気機は宣発と粛降を主り, あるいは宣発不利, あるいは粛降不利, あるいは宣発と粛降の同時失調により, いずれも肺気不利になって喘咳を引き起こす。小青竜湯証の喘は, その根本原因が「水寒射肺」にあり, 水寒の邪は「心下に水気あり」が源である。『素問』咳論篇では, このような外寒内飲・水寒射肺の機序について以下のように詳述している。「皮毛は, 肺の合なり, 皮毛が先に邪を受け, 邪気はその合に従うなり, その寒飲食

が胃に入ると，肺脈から上って肺に至って肺寒となり，肺寒はすなわち内外合邪であり，これが客すことにより，肺咳となる」。もともと心下から来た水寒の気が，上逆して肺を阻むことにより喘咳を発症する（肺の手太陰の脈は中焦から起こり，下って大腸に絡し，還って胃口をめぐり，上膈で肺に属する）。小青竜湯証の喘は，主に水寒の気が，上逆して肺を阻むことによるもので，この種の喘を治療するとき，なるべく肺気を上や外へ向かわせる宣発の薬物は用いない方がよく，肺気の粛降を助ける薬物を用いるのがよい。麻黄と杏仁はともに止咳平喘の働きを有するが，同じなかに異なる点があり，比較してみると，麻黄の止咳平喘の働きには，宣発および上や外へ向かわせる力があり，肺気不宣の喘咳に用いるのがよい。まさにこれにより，仲景は小青竜湯で水寒射肺による肺気上逆の喘咳を治療するとき，杏仁を用いて肺の粛降を利し，麻黄の宣散を避けているのである。1薬の変更によって小青竜湯証の喘咳の原因を明らかにしており，さらに仲景の組方用薬の精密さも理解できる。

　小青竜湯に関しては，次のような2つの問題がある。1つ目は，小青竜湯証の喘咳には必ず表寒が解さないことを兼ねるか否かという点である。2つ目は，小青竜湯の中の細辛の用量は「過銭」（1銭を超える）してよいのか否かという点である。『傷寒論』第40・41条に，「傷寒，表解せず」とあり，小青竜湯証の喘咳の多くは，外感の邪により誘発された，水寒射肺によるものだということを説明している。したがってこの1点からみても，小青竜湯証の多くは表寒不解を兼ねているといえる。ただし臨床上では，ただ水寒射肺だけがみられ，肺の中に寒痰冷飲があるが表邪を兼ねないという場合もまたよくあり，これに対しても同様に小青竜湯を用いて治療する。『金匱要略』で肺脹を治療する小青竜加石膏湯証は，表邪を兼ねていない。また，仲景は小青竜湯を使用するとき，石膏を加える以外に5種類の加減方を示している（『傷寒論』第40条の小青竜湯の方後注を参照）。そのなかの4つは麻黄を去っており，ここからも，小青竜湯の咳喘は必ずしも表寒を兼ねるわけではないことが説明できる。臨床経験では，内傷雑病に属する肺の中に寒痰冷飲がある咳喘は稀ではなく，小青竜湯加減を与えて痰を消し，飲を化し，咳を止め，涎を落ち着かせることができ，その効果は非常によい。

小青竜湯原方の中の細辛の量は３両であり，今日の用量では約９ｇである。ただ現在中医学の世界には，「細辛不過銭」という警告の言葉がある。これは１つの避けられない，また急いで解決しなければならない，現実的な問題であり，小青竜湯の中の細辛の量を詳しく把握する必要がある。ここでまず，「細辛不過銭」の説の由来をはっきりさせるべきである。「細辛不過銭」の説は宋時代の陳承に始まる。陳承は宋朝元祐の時代の人で，閩中の人である。著書の『重広補注神農本草』の中で，「細辛は，華陰でないものは本物ではない。もし単味で末を用いる場合，一銭を越えてはいけない。多すぎると気が悶塞し，通じない場合は死亡し，死んでも傷はない。近年開平の牢獄の中に，こういうことがよくあるので，記憶しないわけにはいかない」と述べている。その後，『大観本草』『政和本草』の中に，いずれもこのような説が出現している。また，明代の李時珍は『本草綱目』で陳氏の言を引用している。「細辛不過銭」の説は，このようにして現在にまで蔓延している。ここで注意しなければいけないことは，陳承は「細辛不過銭」説の前提として，「もし単味で末を用いる場合」といっており，細辛とそのほかの薬物を配合して使用するときには，その用量はこの戒めには当たらないということである。仲景の書物において，当帰四逆湯・麻黄附子細辛湯・小青竜湯・桂枝去芍薬加麻黄附子細辛湯などは，いずれも細辛の用量が１銭を越えていることからも，このことは明らかである。以下に臨床例をあげて証明しよう。

症例１

　患者は王××，男性，69歳，黒竜江鶴崗の炭坑労働者。訴えは１年余りにわたる咳嗽で，中西薬はことごとく無効であった。診察すると，痰は希薄で，喀出しやすい。舌は白で脈は弦，煩躁を兼ねる。そこで小青竜湯加減を与えた。
　桂枝10ｇ，白芍10ｇ，麻黄３ｇ，細辛６ｇ，半夏15ｇ，五味子10ｇ，生石膏30ｇ，乾姜10ｇ，杏仁12ｇ，炙甘草３ｇ
　４剤を連用したところ，咳は止まり，呼吸も安定したが，ただ動悸とめまいを覚えた。上の方剤から麻黄を去り，茯苓30ｇを加えたところ，７剤で治癒した。

症例2

患者は王××，女性，46歳，北京鼓楼大街在住。訴えでは，12歳から咳嗽が始まり，40歳前後から徐々に悪化した。毎年冬と春に悪化し，ときに喘息発作を起こす。診察すると舌は白滑潤で，脈は弦，熱象はない。小青竜湯去麻黄加杏仁を与えたところ，10余剤で痰が消えて喘息は落ち着き，咳も止まった。続けて苓桂朮甘湯合二陳湯で，その予後を改善させた。

症例3

筆者の親族である趙××，女性，46歳。毎年冬に咳嗽が出て数年になる。最近は1年中発作があり，多くは寒かったり冷たいものを食べすぎたりすると発症する。息切れ・胸悶があり，診察すると痰は希薄で喀出しやすい。舌は淡嫩，脈は弦で数である。中薬20余剤を服用したが効果ははっきりせず，夜間の咳嗽がはなはだしい。その後小青竜加石膏湯に改め，7剤で咳嗽と痰は基本的に消失した。また小青竜湯去麻黄加二陳湯で治療したところ，10数日で治癒した。

筆者はもともとハルピンに住んでいたが，気候が寒冷で，冬と春には寒痰冷飲による咳喘の患者を多く治療した。多くの処方で治療したが，比較すると，小青竜湯加減による治療効果が最もよく，その特徴は痰が消え咳が止まるのが迅速であるということである。ただし本方は，常用することはできず，治ったらすぐに服用を止め，続いて健脾化痰の薬剤でその予後を改善させる。処方中の細辛の用量は，一般の成人では6g程度で，小児は一般に2gである。患者に明らかな表寒がない場合には，仲景の方を基本として，麻黄を去り杏仁を加える。現代医学でいう慢性閉塞性肺気腫および慢性肺性心臓病を患っている患者のうち，ある部分の患者は寒痰冷飲の喘咳に属していたり，あるいは水気凌心を兼ねている。小青竜湯でこれらを治療する場合，私は常に麻黄を用いずに，二陳湯を合わせて入れている。麻黄を用いないのは，仲景の方から逸脱しないためで，仲景が使用した小青竜湯の5種類の加減方（『傷寒論』第40条の小青竜湯の方後注を参照）のうち，4種類の加減方で麻黄を去っているからである。現代の医薬学研

究と大胆に結合すると，麻黄の含有するアルカロイドがもつ，心拍数を増加させ，血管を収縮させるといった作用は，肺・心臓病の患者に対して好ましくないものであり，これが麻黄を用いない理由でもある。仲景はまた麻黄を使用する際に，「先に麻黄を煮て，上沫を去る」としており，医家は先に麻黄を煮ないと，服薬後患者がめまい・動悸・胸部不快感・悪心を感じる恐れがあると認識している。仲景が「先に麻黄を煮る」といっているのはこのような知識によるものである。これは麻黄に含有されているアルカロイドの副作用と関係がある可能性があり，深く研究する必要があるが，「先に麻黄を煮る」という経験を参考にすべきである。

第15論
小青竜湯は麻黄湯加減によるものではないことについて論じる

　小青竜湯証の原文の冒頭には「傷寒，表解せず，心下に水気あり……」とあり，外に表寒があり，内に水飲を兼ねる証であることは確かである。その方薬組成の中に麻黄があり，桂枝と合わせて用いている。そのため医家は，小青竜湯が麻黄湯を加減変化させて出来ていると考えており，それには道理がないわけではない。ただし理・法・方・薬から以下のように詳しく分析すると，このような認識にはまだ検討する余地がある。

　方薬組成からみると，小青竜湯の中には麻黄があるが，ただしその加減方の多くは麻黄を用いておらず，また杏仁もない。かえって桂枝に芍薬を配合しており，このことからみて，桂枝湯加麻黄を変化させたものであると考えるのが正確である。麻黄湯を用いて表寒を解するために，必ず芍薬を加えなければならないわけではない。しかし桂枝湯で表寒を解する場合には，確かに麻黄を加えることがある。『傷寒論』第31条の葛根湯は，すなわち麻黄と桂枝を併用して芍薬も配合しており，杏仁はない。ゆえにそれは桂枝湯を変化させたものであり，麻黄湯を変化させたものではない。その理由がこれと似ている。

　小青竜湯証は『傷寒論』第40条にはじめてみられ，原文から解釈すると，外の表寒があって解さないという状態である。ただし小青竜湯を使用するときに，必ず表寒を兼ねるとはいえず，すなわち「逆もまた真なり」ではない。小青竜湯の方後注には5種類の加減方があり，そのなかの4種類では「麻黄を去る」としている。これはその根拠の1つである。また『金匱要略』痰飲咳嗽病脈証併治の中で，小青竜加石膏湯は肺脹の喘咳に用いられるが，これもまた表寒の状況はない。これが2つ目の根拠である。方剤学の角度からみて，ある処方の加減と称する場合，必ずその処方の主薬と

大義が変わらないという前提のもとで加減を行って，はじめてその処方の加減だということができる。もしその処方の主薬を除いたら，その処方の加減とは呼べない。麻黄湯は麻黄が主薬であるが，小青竜湯を加減して用いる際，多くは麻黄を用いず，桂枝と芍薬は変えないので，小青竜湯は麻黄湯を変化させて出来たものではなく，桂枝湯を加減変化させたものであるといえる。

　『傷寒論』の治療原則の1つとして，虚人は発汗させず，虚人の傷寒にはその中焦をしっかりさせるべきであるということが主張されている。小青竜湯証には裏虚の状況があり，激しく発汗させて補わない麻黄湯加減で治療するのは適さない。小青竜湯証はもともと外に表寒があり，内に寒水の気を兼ねる証候であり，その内に兼ねている寒水の気は心下に源があり，仲景は「心下に水気あり」と称している。古人がいう，いわゆる「心下」とは，現在の胃脘の部位である。「心下に水気あり」は実はもともと有している害で，中焦脾胃の気が充満できず，気化と水穀の津液輸布が傷害されることによって生じる。小青竜湯証は，実は1つの裏虚の証で寒水の気を有し，寒邪の外感を兼ねる証である。ゆえに仲景は，激しく発汗させて補わない麻黄湯加減を用いず，外で解表でき，内で脾胃の補液と中気を助ける桂枝湯加減を採用し，小青竜湯を作った。外で表寒が解さないので麻黄を加え，内で心下に寒水の気があり，上って肺に入るので，生姜を乾姜に替え，細辛を加えて温寒化飲している。同時に仲景は，細辛を用いて麻黄と併用することで心下の水気を治療する（解表を求めない）という貴重な経験を用いている。これは『金匱要略』水気病脈証併治に，「気分，心下堅く，大なること盤のごとく，辺旋杯のごときは，水飲の作す所なり，桂枝去芍薬加麻辛附子湯これを主る」とあることからも証明される。心下に寒水の気があって上って肺に入ることから，半夏を加えて水湿を乾燥させ，痰飲を化し，咳喘を止め，逆気を降ろす。五味子を加えて斂肺止咳する。このような変化ののち，小青竜湯方の中には肺胃の寒痰冷飲による喘咳をもっぱら治療する「姜辛夏味」の意味が含まれるようになった（詳しくは，『金匱要略』痰飲咳嗽病脈証治を参照）。『神農本草経』で，桂枝は「上気咳逆，結気喉痹，吐吸，利関節，補中益気」を主るとある。桂枝は小青竜湯の中で多くの意味をもち，必ず用いる必要がある。表寒があるときには辛温解表でき，逆

気を降ろして咳喘を止めることもでき，あわせて中気を補益して寒水の気の源を消し，これらは麻黄の力の及ばないところである。仲景が小青竜湯の加減法の例の中で，多くは麻黄を去って桂枝は動かさないのは，たいていこのためである。この処方は臨床では慢性気管支炎(あるいは急性発作)，あるいは肺気腫を合併しているとき，あるいは肺性心臓病を合併しているときの喘咳発作期に常用される。現代薬理学と結び付ければ，麻黄の主要な成分であるエフェドリン(アルカロイド)は，患者に動悸・頻脈・心煩・めまいなどを引き起こす。私たちは仲景が小青竜湯を使用するとき，多くは麻黄を去っていたこと，またはもし用いる場合でも先に麻黄を煎じて，上沫を去っていたことの意味を再び学習すれば，よりいっそう認識を深めることができる。『金匱要略』痰飲咳嗽病脈証併治の中の桂苓五味甘草湯・苓甘五味姜辛湯・桂苓五味甘草去桂加乾姜細辛半夏湯・苓甘五味加姜辛半夏杏仁湯などから容易にわかることは，仲景が肺に寒飲がある咳嗽の治療に，たいてい「姜辛夏味」を「基礎方」として用いていることである。小青竜湯で治療できる咳喘もまた，寒飲が肺を侵すことによるので，方中にもやはり「姜辛夏味」が「基礎方」として含まれている。このように小青竜湯はまた，桂枝湯合「姜辛夏味」を「基礎方」として変化したものであるともいうことができる。

第16論
五苓散証には表邪がない場合もあるかどうかについて論じる

『内経』には,「それが皮にある場合,発汗によってこれを発する」とある。『傷寒論』の中でおよそ解表に属する方剤,例えば麻黄湯・桂枝湯・葛根湯・大青竜湯などには,その方後注にいずれも「少し発汗すると治癒する」と明言されている。また,すでに表証には属していないが表邪を兼ねているとき,その治療に用いる処方の後にも「少し発汗すると治癒する」といった注釈の文がある。例えば『傷寒論』第96条の小柴胡去人参加桂枝で,少陽病に「身体に微熱がある」という表証を兼ねているものを治療するとき,「少し発汗して治癒させること」を要求している(小柴胡湯の方後注にある加減法を参照)。このように,およそ方後注に「少し発汗すると治癒する」の語句がある場合,たいていは表証に属しているか,あるいは表証には属さないが表邪を兼ねている証であるといえる。五苓散の方後注には「温かい水を多く飲ませ,発汗すると治癒する」の語句がある。太陽蓄水証の第71・72・73・74条の原文には,いずれも太陽表邪が解さず,経をめぐって腑に入り,膀胱の気化に影響して水飲内停の太陽蓄水証が起こると論述されている。このことから,五苓散証は必ず表邪を兼ねるということが容易に認識できる。実際に仲景の書物を縦覧してみると,これを悟ることができる。太陽蓄水証に表邪を兼ねることは疑いがないのだが,ただし五苓散証は必ず表邪を兼ねるというのは適当ではない。なぜなら,太陽蓄水証は五苓散が治療する証の1つにすぎず,狭い意味でしかないからである。五苓散証は太陽蓄水証以外にもいくつかの証を包括し,五苓散証の意味はより幅広いのである。例えば『傷寒論』第156条に,「本これを下すをもって,ゆえに心下痞し,瀉心湯を与え,痞解せず,その人渇して口燥煩し,小便利せざるものは,五苓散これを主る」とある。また『金匱要略』痰飲咳嗽

95

病脈証併治には,「例えば痩人,臍下に悸あり,涎沫を吐して癲眩す,此れ水なり,五苓散これを主る」とある。上述の2種類の証はいずれも太陽蓄水証ではなく,「水痞」「水癲」「水眩」の類の患者には,絶対に表邪はないということができる。このように,太陽蓄水証は表邪がまだ解していないということができるが,五苓散証は必ず表邪を兼ねるとは断定できず,1つの処方が多くの病を治療できることがわかる。

　ただし,問題は完全には解決していない。仲景が五苓散を用いて太陽蓄水証を治療したり,あるいは五苓散を用いて表邪のない「水痞」「水癲」「水眩」の類を治療したりしている条文の方後注の中には,いずれも五苓散服用後,「多く暖水を飲み,汗出でれば癒ゆ」ことが求められている。太陽蓄水証には表邪がまだ解していない状況があるので,発汗させれば治癒することは理解できる。しかし表邪を兼ねていない「水癲」「水眩」「水痞」などの証に対して五苓散を用いて治療するときに,なぜ「多く暖水を飲み,汗出でれば癒ゆ」ことが求められるのであろうか。その意味を考察すると,ここでいっている「汗出でれば癒ゆ」とは,麻黄湯・桂枝湯などの処方で解表するときに「発汗すると治癒する」のとは,その意味が異なっている。表邪が発汗によって解すのではなく,「温かい水を多く飲ませた」後に発汗することから,患者に内停した水飲が,三焦膀胱の気化機能が回復したことによって解したものであると判断できる。言い換えれば,発汗は三焦と膀胱の気化機能の回復を示す徴候である。なぜなら「三焦膀胱は,腠理毫毛の応なり」(『内経』)だからである。三焦は決瀆の官であり,水道が出づる。膀胱は州都の官であり,津液を蔵する。1つは水道,1つは水腑であり,合わせて腠理・毫毛に対応する。ゆえに三焦と膀胱の気化機能が回復すると,内停した水飲が気化し,滲利できるようになる。三焦・膀胱の対応する腠理・毫毛を反映して,発汗がみられる。このような発汗は,気化機能が回復していることの外での表れであり,必ずしも「少し発汗させる」ことを要求しておらず,それは表邪を解するためではない。仲景はただ「多く暖水を飲み,汗出でれば癒ゆ」といっており,解表剤服用後に「微しく汗出づれば癒ゆ」のとは異なることに,私たちは注意する必要がある。服薬後の発汗は,三焦の通利・気化機能の回復を説明するもので,表邪が解したことではなく,このような状況は小柴胡湯証にもみられる。『傷寒論』

第230条では、「陽明病……小柴胡湯を与うべし、上焦通ずるを得、津液下るを得、胃気よりて和せば、身に濈然と汗出でて解す」とあることから明らかである。

こうしてみると、およそ表証あるいは表邪を兼ねている証は、必ず発汗を経て病が解する必要があり、その発汗は「微しく汗あるに似たるものますます佳なり、水の流漓するごとくせしむべからず、病必ず除かず」である。ただし、服薬後の発汗があって病が治癒しながら、表邪による症状がない場合には、一概に表証、あるいは表邪があるとはいえず、まさに具体的な状況により具体的に分析するべきである。

第17論
五苓散の臨床応用について論じる

　五苓散は『傷寒論』第71条にはじめてみられ，太陽表邪が解さず，経に随行して腑に入り，膀胱の気化機能を傷害して水飲内停を起こした太陽蓄水証を治療するのに用いる。五苓散のこのような化気利水に解表を兼ねる働きは，すでに世の中の人に普遍的に認識されている。しかし，実は五苓散にはそのほかに多くの働きがあるのにもかかわらず，医者が応用する際に重視していないことは，大きな損失である。ここで，仲景の五苓散の運用経験にもとづいて，この処方の臨床応用について述べてみたい。

1　五苓散は癲癇病を治療できる

　これは医聖・仲景の貴重な経験であり，『金匱要略』痰飲咳嗽病脈証併治にみられる。仲景は，「例えば痩人，臍下に悸あり，涎沫を吐して癲眩す，これ水なり，五苓散これを主る」といっている。その文意を究めると，少なくとも3つの意味を含むことは明らかである。1つ目は，仲景のいう「癲眩」とは2つの病のことを指し，「癲」は癲癇，「眩」はめまいのことである。2つ目は，癲癇病はただ痰あるい風だけを原因として発症するのではなく，水飲が内蓄して頭へ上擾し，癲癇を引き起こすということもあり（「水癲」と称することもある），五苓散はこの水癲を治療できる。3つ目は，水飲内蓄はめまいを引き起こし（またの名を「水眩」と称する），五苓散はまたこれも治療できる。仲景のこのような指導に従って，筆者は五苓散を用いて数人の癲癇の患者を治癒させた。例として，以下に症例をあげる。

症例1

　牛××，女性，46歳，河北省廊房在住。患者は半年間頭痛を患い，続い

て突然左目がかすむようになり，ここ1カ月余り左側の上下肢が不随意に震える。頭部は上を向くことはできるが下を向けない。北京のある2つの病院で脳波や頭部CTなどの多くの検査を受け，「前頭洞骨腫瘤」(1.5×1.5cm)を疑われた。病院は患者に手術による摘出を勧めた。患者は手術を恐れて，中医治療を求めた。ちょうどそのとき筆者は廊房に滞在し講演をしていた。診察すると，患者の意識は清明で，会話は正常であるが，左上下肢がときどき痙攣する。病状を尋ねると，それ以外に小便不利があって，口中の痰を頻回に吐く。舌は胖大で，色は淡白，舌苔は滑で舌質は潤，脈は沈弦であり，「水癲」と診断した。五苓散加味を与えた。

茯苓30g，猪苓15g，沢瀉25g，白朮10g，桂枝10g，半夏15g

以上を4剤投薬し，水で煎じて1日1剤服用させた。第2診のとき，患者は頭部を自由に動かせるようになり，左目もはっきり見えるようになり，頭痛も基本的に消失した。ただ左側の上下肢にはまだ痙攣があった。効果があったので処方を変えず，継続してさらに4剤を与えたところ，服薬後に病は治癒した。2年後，患者の娘が月経病の治療で来院したとき，病は治癒して再発していないことを知った。

五苓散はめまいを治療でき，これもまた仲景の経験である（前述）。五苓散の治療できるめまいは，水飲上溢によるものにすぎず，ゆえにまたの名を「水眩」と称する。私が1989年の冬に治療した，一酸化炭素中毒の女性患者の1例をあげる。

症例2

張××，59歳，北京前門大街在住。一酸化炭素中毒で1週間余り入院治療したが，退院後めまいを自覚して，起立することが難しく，歩行できなくなった。病院では中毒の後遺症と診断され，ただ回復を待つしかなく，回復しないかもしれないともいわれた。私が診察したところ，小便不利があり，舌苔は滑，脈は沈弦有力であり，五苓散で治療して沢瀉を多く用い，桂枝を少なめにした。

茯苓30g，猪苓15g，沢瀉30g，白朮10g，桂枝6g

連続7剤服用させるとめまいは消失したが，歩行は不安定であったので，つづいて7剤投与したところ病は治癒した。この例では一酸化炭素中毒後

遺症であることは明らかだが，ただし中医が診察すると「水眩」に属しているので，五苓散を投与して治癒した。その処方で沢瀉を多く用いたのは，仲景が沢瀉湯を用いて痰飲病による冒眩を治療した意を汲んでいる。

2 五苓散は下痢を治療できる

『傷寒論』第159条には，「傷寒，湯薬を服し，下利止まず，心下痞鞕す，瀉心湯を服しおわり，また他薬をもってこれを下し，利止まず，医は理中をもってこれに与え，利ますます甚だし，理中は中焦を理す，この利は下焦に在り，赤石脂禹余粮湯これを主る。また止まざるものは，まさにその小便を利すべし」とある。本条を学習すると，傷寒の誤治後に下痢が出現した場合や，医者が繰り返し誤治して下痢になった場合の治療と同時に，また仲景の下痢証に対する弁証論治を把握することができる。脾虚に寒熱が錯雑した心下痞を兼ねる下痢には，甘草瀉心湯を用いて治療する。中焦の脾陽虚寒による下痢に対しては，理中湯（丸）を用いて治療する。下焦の滑脱不固の下痢に対しては，赤石脂禹余粮湯を用いて治療する。熱でも寒でもなく，虚でも実でもなく，上述の方法で治癒させられない下痢に対しては，利小便の薬を用いて治療する。仲景はその方薬を述べてはいないが，筆者の経験では五苓散を用いることができる。言い換えると，ある下痢の患者に対して，和法で治らず，温法で止まらず，固渋薬でも治まらない場合，まさに水飲が胃腸を侵した下痢と考えて，「まさにその小便を利する」，つまり「小便を利することにより大便を実する」方法を考慮する。この下痢は主に水様便なので，またの名を水瀉といい，小便不利を兼ねるのが特徴である。仲景はただ小便を利するという方法について述べており，その方薬については明言していないが，そこには必ず意味がある。利小便の方法には寒熱の区別があり，熱に偏る場合は六一散で治療することができ，寒に偏る場合には真武湯を用いることができる。熱に偏り，陰虚水停の場合には猪苓湯を用いて治療でき，明らかな寒熱の区別ができず水飲が胃腸を侵した下痢に対しては，五苓散を用いて治療することができる。『傷寒論』弁霍乱病脈証併治には，「霍乱，嘔吐下痢し，熱多く水を飲まんと欲するものは，五苓散これを主る」とあり，五苓散が治療する水瀉の意味を

反映している。水分を膀胱から排泄することにより，大便を正常にすることが，水泄を治療するよい方法である。仲景は固定した方薬を示さず，その人の証に応じて利小便の方薬を変化させることを意図している。筆者が仲景のこの方法にもとづいて，五苓散で治癒させた下痢の患者は非常に多く，体得したことが5つある。①下痢は水様便を主とする。②尿量減少を伴う。③明らかな寒証や熱証がない。④食あたりの場合には五苓散に焦三仙（焦神曲・焦山楂・焦麦芽）を加える。⑤下痢の証は，現代医学の急性胃腸炎や急性腸炎の患者に多くみられる。上述の①②③に符合する場合に，五苓散を加減して治療すれば効果は確かであり，誤って温・清・補・渋などの方法を用いれば絶対に無効である。

3　五苓散は心下痞を治療できる

　心下痞とは患者が胃脘部が痞えて通らない感じを自覚するもので，満して痛まず，押えると柔軟である。この病証は現代医学の慢性胃炎の患者に現れることが多い。五苓散が治療できる心下痞は「水痞」であり，水飲内停により中焦の気機が痞塞して通じないことによる。ゆえにその証では必ず小便不利・舌苔滑で舌質が潤・脈弦などがみられる。『傷寒論』第156条に，「本これを下すをもって，ゆえに心下痞し，瀉心湯を与え，痞解せず，その人渇して口燥煩し，小便利せざるものは，五苓散これを主る」とあるのは，すなわちこの意味である。筆者はその意に学んで，五苓散をこの種の患者に対する治療に用いて，満足のいく効果を得ている。

4　五苓散は「水逆」を治療できる

　『傷寒論』第74条には，「中風発熱し，六七日……渇し水を飲まんと欲し，水入ればすなわち吐するものは，名付けて水逆という，五苓散これを主る」とある。これは水逆証があって，患者は口が渇いて飲みたがるが，飲水すると嘔吐するという，先渇後嘔があり，ただし飲食物は嘔吐しない。この証は，慢性胃炎の患者に多くみられる。以下に症例をあげる。

症例

何××，27歳，男性，北京のあるホテルの自動車運転手。臨床症状は，毎朝起床後に吐き気があって耐えがたい。ただし吐くものはなく，鼻水と涙が流れ落ち，普段から胃脘部の満悶感があって不快である。口渇があり，飲んだ後に嘔吐しやすい。食後胃脘部の不快感が増悪し，ある病院で内視鏡検査を受けたところ，慢性胃炎と診断された。西洋薬を服用したが無効で，中薬の香砂養胃丸，疏肝和胃丸に改めたが，いずれも効果がなかった。筆者が診察すると，小便不利があり，舌は淡で苔は滑，脈は沈弦で，吐物は水様である。五苓散加生姜・半夏を与えた。7剤ののち症状は消失し，10余剤で予後を治療したのち停薬した。

概して言えば，五苓散は『傷寒論』の中で5カ所にみられ，このことから仲景の応用が広範にわたることがわかる。その重要性を知るべきであり，太陽蓄水証のみを治療するのではない。五苓散には化気利水の働きがあって，およそ小便不利・水飲内停・寒熱の証が不明確な場合にはたいていこれを選んで用いることができる。例えば，水癲・水眩・水逆・水痞・水泄などの証において，上は頭に，中は胃に至ることができ，下では二便に及ぶ。水飲の疾患は変動しやすく，留まらないという特徴がある。その臨床における弁証の要点は，小便不利・舌苔滑で脈弦・寒証でも熱証でもなく，虚証でも実証でもない。まとめると，気化不利による水の停滞がその病機であるといえる。現時点で臨床において常用される有効な処方には，例えば春沢煎（五苓散加人参），桂苓甘露飲（五苓散加石膏・滑石・寒水石・甘草），および茵蔯五苓散・胃苓湯などの各方がある。いずれも五苓散を加減変化させた方剤であり，その用途は広く，蓄水証のみを治療するのではない。

第18論
白虎湯証の原文にある「裏に寒あり」について論じる

　白虎湯はもともと陽明気分の邪熱を清解する良い方剤であり，裏熱を清解する働きがあり，特に西方の金神（訳注：陰陽家のいう狂神の名）である「白虎」と，「虎が吠えると風が生じ，金の手裏剣で熱を退かせる」ことにちなんで，「白虎湯」と命名された。白虎湯といえば高熱が退かず，口渇がひどくて飲みたがり，汗が大量に出て，脈が洪大である（略して「四大症」と称する）というのが主な症状であることを知らない者はない。陽明気分の熱が中で盛んであり，表裏に充満して全身にびまんした表裏共熱の証であり，絶対にわずかな寒証もないということができる。ただし白虎湯は『傷寒論』第176条にはじめてみられ，その条には，「傷寒，脈浮滑，これもって表に熱あり，裏に寒あり，白虎湯これを主る」とある。原文からみて，「裏に寒あり」の「寒」の文字は，理論上・実践上を問わず，筋が通らない。歴代の傷寒論注釈家の間では，これに対する認識が一致しておらず，特に宋時代の林億らは，朝廷の命によって，『傷寒論』の歴史的に画期的な意味をもつ校定を行った。本条の注釈で，「これは脈浮滑といっているので，表に熱があり，裏に寒があるというのは，必ずや表裏の文字の誤りである」としている。宋の林億の注釈は，後世に対する影響がすこぶる大きく，数多くの注釈家が「表に熱があり，裏に寒がある」というのは，「表に寒があり，裏に熱がある」の誤りであると認識するようになった。中医学の教科書もまた，多くはこの説に従っており，あるいは原文を改めて，「表裏共熱」とした。表面的にみれば，このように改めると，白虎湯証の原文が臨床的には符合するが，これに対して私はまったく賛同できない。なぜなら中医の古籍に対して，特に『傷寒論』のような中医の重要な古典に対して，絶対に軽率な態度をとることはできないからである。そのなかの一部に原文の

理解が困難な部分があったり，あるいは医学的な意味のうえで論争があったりしても，私たちはこれに対して努めて科学的な態度で研究を重ねるべきで，十分な論証なしに，勝手に改ざんすることはできない。しばらくの間まだ理解できない部分があっても，少なくともそのまま疑問を残して検討すればよい。もし勝手に間違った改ざんをすれば，後世に対して弊害を残すことになる。

それでは，この白虎湯証の「表に熱があり，裏に寒がある」に対しては，どう考えればよいのであろうか。『傷寒論』において「寒」と「熱」の二文字は，異なった条文の中ではその意味も異なっている。多くの状況においては，「寒」と「熱」の二文字は本来の意味を指しており，「寒」は陰寒・寒冷を指し，「熱」は陽熱・発熱を指す。ただし，いくつかの特別な条文において，「寒」と「熱」は本来の意味ではない。「寒」は寒ではなく，「熱」も熱ではなく，それは「邪」気を代弁しており，はなはだしい場合は「熱」がかえって寒の意味であったり，「寒」がかえって熱の意味になったりすることもある。第163条には，「太陽病，外証いまだ除かずして，数これを下し，遂に協熱して利し，利下止まず，心下痞鞕し，表裏解せざるものは，桂枝人参湯これを主る」とある。この証は，明らかに外にある風寒がまだ解しておらず，裏に虚寒による下痢が出現しているので，原文に「表裏不解」とある。証の中には少しも熱証はなく，正確にいうと，これは表裏共寒の「協寒して下痢」である。しかし仲景はかえって「協熱して下痢」といっている。ここでの「熱」の字はけっして寒熱の熱ではなく，邪気の意味を代言している。また第166条には，「病は桂枝の証のごとく，頭痛まず，項強ばらず，寸脈微浮，胸中痞鞕し，気上り咽喉を衝き，息するを得ざるものは，これ胸に寒ありとなすなり，まさにこれを吐すべし，瓜蒂散に宜し」とある。薬によって証を測れば，条文の中の「胸に寒あり」は，「胸に痰あり」あるいは「胸に邪あり」の意味である。もし本当に胸に寒があるならば，苦寒で清熱利湿を兼ねる瓜蒂散によってこれを治療することはできない。『孟子』告子篇には，「私が退いて，寒の場合はやって来る」とあり，その「寒」は寒ではなく，これは「邪」の意味である。ゆえに「寒」は「邪」と解すべきで，確かにこれは寒の古い意味の1つである。白虎湯の原文の中で，「裏に寒あり」とあるのはこのような状況であって，まさに「裏に邪あり」として理解す

べきである。成無己は独特な慧眼を持っていて，はっきり以下のように述べている。「裏に寒ありとは，邪気が裏に伝わっていることである」。王三陽も「経の寒の文字は，まさに邪として解すべきで，また熱のことでもある」と述べている。

　このように「裏に寒あり」が裏に邪熱のあることであるならば，なぜ仲景は直接「これは表に熱あり，裏に熱あり」と言わないのであろうか。仲景は第168条の白虎加人参湯証で，「熱結し裏に在り，表裏ともに熱し」と明言しており，第350条で白虎湯証の熱厥を論じるときにも「裏に熱あり」といっている。ゆえに第176条ではもう，「表裏共熱」あるいは「裏に熱あり」とはいわないのである。いわゆる「これは表に熱があり，裏に寒がある」とは「表裏共熱」，あるいは「裏に熱がある」に比べていっそう深い状態である。それは白虎湯証の「表に熱あり」の源は裏，つまり「裏に寒あり」──「裏に邪あり」から来たものであり，表熱は裏の邪熱によるものであり，邪は裏にある。言外の意味としては，「表に熱あり」「裏に熱あり」「表裏共熱あり」といえども，表熱に着眼する必要はなく，裏に邪があること（すなわち「裏に寒あり」）に着眼する必要があるということである。ゆえに仲景のいう，「これもって表に熱あり，裏に寒あり」の「これもって」に特に注意する。まとめると，白虎湯証の中の「裏に寒あり」は，竹簡の脱落による誤りではなく，仲景の深い意味を示した一種の巧みな書き方であり，その弁証を強調するためのものである。これを自分の憶測で安易に改変するべきではなく，それでは原文で医聖・仲景が苦労して用いた意味が，大きく失われてしまうといえる。

第19論
脾約について論じる

　『傷寒論』第179条に「太陽陽明は，脾約これなり」とあり，第247条には「趺陽の脈浮にして濇，浮なればすなわち胃気強，濇なればすなわち小便数，浮濇相搏たば，大便すなわち鞕し，その脾は約をなす，麻子仁丸これを主る」とある。これら2つの条はいずれも「脾約」証のことをいっており，これらは同一の証に属すると認識している人もいる。例えば徐霊胎は「すなわち『傷寒論』の中で，太陽陽明とは，脾約のことである」と認識している。筆者はこれに盲従できない。そのうえ上述の2つの条はいずれも脾約証を論説しているが，その内容と脾約証を生じる原因についての論述はまったく異なっていると認識している。第179条の脾約証は，もともと傷寒から起こったものであり，第247条の脾約証は，内傷雑病に属する疾患である。2つの条の文意を混同してはならない。

　原文を分析すると，第179条では「病に太陽陽明あり，正陽陽明あり，少陽陽明あり，何の謂ぞや。答えて曰く，太陽陽明は，脾約これなり，正陽陽明は，胃家実これなり，少陽陽明は，汗を発し，小便を利しおわり，胃中燥煩実し，大便難きこれなり」とある。本条の全体的な考え方は，陽明病の成因を簡単に述べたもので，3種類の状況に帰納される。そのうちの1つとして，もともと太陽病を患って，ただし内に胃中の邪熱有余による脾陰不足の状況を有し，太陽の邪が内に伝わり，陽明に入って形成された陽明病を，太陽陽明病と称する。「太陽」とは，邪が侵入する通路を指し，「陽明」とは，邪の伝わるところを指し，「脾約」とは，太陽から陽明に伝入する条件を指す。いわゆる「太陽陽明は，脾約これなり」は，太陽病が解さずに邪が陽明に入ることを説明しており，ほかの経には伝わらず，患者の胃中の邪熱有余により，脾陰不足になる。ある程度において，傷寒から脾約になる可能性が含まれるということをいっているのであり，脾約の

証治を論じているのではない。

　第247条には「趺陽の脈浮にして濇，浮なればすなわち胃気強く，濇なればすなわち小便数，浮濇相搏たば，大便すなわち鞕し，その脾は約をなす，麻子仁丸これを主る」とある。これは純粋に脾約証の証治を論述したものである。『素問』太陰陽明論篇には，「脾と胃は膜を以て相連なるのみ。而して能くこれがためにその津液を行らしむるは何ぞや……足の太陰なるものは，三陰なり……臓腑は各々の経に因りて気を陽明に受く。ゆえに胃のためにその津液を行らしむ」とある。したがって，人体の津液は脾胃の運化の働きによるので，五臓六腑の濡養に頼っていることがわかる。津液の源は胃中の水穀から化生したもので，胃はもともと潤を喜び燥を嫌うので，乾燥すると胃気が不和になる。胃腸に必要な津液は，胃で産生される。ただし必ず脾の運化の働きによって胃腸に転輸される。すなわち胃腸の中を環流している。いま胃の中に邪熱有余があるため，脾の胃腸に津液を運ぶ機能が制約されて，津液が胃腸の中を環流できず，膀胱に偏って小便から排出される。ゆえに頻尿と便秘が起こり，仲景はこれを脾約証と名付け，麻子仁丸で治療した。第179条と比べると，その内容ははっきりと異なっている。これは脾約証の証治を論述したもので，太陽陽明病（すなわち太陽病が陽明に伝わる内在条件──内に脾約の機序を有する）の形成原因と，傷寒によって引き起こされる脾約証を論述した。臨床からみれば，第247条で論述されている脾約証の証治には，いわゆる習慣性便秘の患者の一部が含まれており，第179条の「太陽陽明は，脾約これなり」とは別の一種の状況である。以下に症例をあげて説明する。

症例

　呉××，男性，57歳，第7機部の幹部。ここ10数年来，いつも外感病にかかるとのちに咳嗽があり，咳嗽が治るとのちに大便が硬くなって出ない。短いときで3，4日に1回，長くなると10数日出ず，苦痛が著しい（自分で感冒→咳嗽→便秘を外感後の「3段階」と称している）。患者は自分で西洋薬のフェノールフタレイン錠などの通便瀉下薬を服用して緩解させていた。平素は大便正常で，口渇があって飲みたがり，体は痩せていて舌は紅，苔は薄黄で脈は弦細数である。筆者が診察して「太陽陽明病」と診断し，

麻子仁丸を与え，20日間服用するよう指示したところ，それ以降外感後に便秘が起こることはなくなった。

第20論
小柴胡湯証の治療について論じる

　小柴胡湯は『傷寒論』から出たものであり，最も世の中に知られた名方である。特に「経方派」の臨床家はよく使用している。小柴胡湯証の治療について論じるとき，傷寒学者，あるいは中医学者は通常，本方が少陽半表半裏の邪を和解し，少陽病を治療する主な処方であると認識している。方剤学では例外なしに和解剤の中に入っており，少陽を和解する代表処方として紹介され，小柴胡湯に対するこのような見方はすでに定着している。しかし，このように小柴胡湯の効能を論説することによって，実は仲景の原意が大いに狭められており，さらに小柴胡湯がほかの多くの効能を発揮することの妨げにさえなっている。

　もちろん小柴胡湯は少陽を和解する働きに優れていて，少陽病を治療する主な処方であり，その証では往来寒熱・胸脇苦満・口苦咽乾・目眩・脈弦などがみられる。ただしこれは小柴胡湯の効能の1つであって，そのすべてではない。仲景は『傷寒論』の中で，小柴胡湯証の治療を非常に広く論じており，それは少陽病の所だけではない。『傷寒論』の中で小柴胡湯の証治に関係する条文を詳しくみると19条ある。すなわち第37・96・97・98・99・100・101・103・104・144・148・149・229・230・231・265・266・379・394条である。これら19条の中で，たった2条だけが「少陽病篇」の中にあり，それ以外の17条はほかの篇の中に分散して述べられている。「太陽病篇」には最も多く，合計12条みられる。「陽明病篇」には3条，「厥陰病篇」には1条，「陰陽易差後労復病篇」には1条みられる。小柴胡湯の条文の分布からみれば，小柴胡湯の証治は非常に広範にみられ，少陽病に限ったものではないことが，すでに明らかである。仲景の学問を広め，小柴胡湯の応用を広げるために，ここで『傷寒論』原文を根拠として，小柴胡湯の証治に対して再認識を加える。

1 小柴胡湯は少陽を和解することができ，少陽病を主に治療する

　この第一の効用については，人々の共通の認識である。小柴胡湯で少陽病を治療する証の論文は，第37条にみられ，「太陽病，十日去つをもって，脈浮細にして嗜臥するものは，外すでに解すなり。設し胸満脇痛するものは，小柴胡湯を与う。脈ただ浮のものは，麻黄湯を与う」とある。これは太陽外感の邪が少陽に伝入して，少陽の経脈が不利となり，胸脇満痛を起こしたものである。この条と同じものが第266条にもみられ，「本太陽病解せず，転じ少陽に入るものは，脇下硬満し，乾嘔し食することあたわず，往来寒熱……小柴胡湯を与う」とあり，これは胸脇満痛と往来寒熱が少陽病の主な症状であることを説明している。第96条には，「傷寒五六日，中風，往来寒熱，胸脇苦満……小柴胡湯これを主る」とあり，小柴胡湯は主に少陽経脈の不利による胸脇満痛証と往来寒熱証を治療することは疑いがない。これらは現在にいたるまで中医の臨床において有益な指導理論である。筆者はかつて，康という姓の14歳の女児が外感で発熱後，胸悶と息切れ，頻回の溜息が出て，某病院の検査によって心筋炎と診断された例を，『傷寒論』第37条の「太陽病，十日去つをもって……胸満脇痛するものは，小柴胡湯を与う」の考え方を取り入れて，小柴胡湯を用いて治癒させたことがある。

　小柴胡湯は少陽病を治療できる。少陽病証は，往来寒熱・胸脇苦満の表現があるだけでなく，口苦・咽乾・目眩・脈弦細などがみられる。すなわち第263条に「少陽の病たる，口苦く，咽乾き，目眩くなり」とあり，第265条に「傷寒，脈弦細……少陽に属す」とあることからわかる。臨床において，弦脈に口苦を兼ね，あるいはめまい，あるいは胸脇悶痛，あるいは往来寒熱を兼ねる場合，たいてい少陽病証として論治し，小柴胡湯を与えると治癒する。少陽病証は太陽病の外感から伝変することもあるし，また内傷雑病から起こることもある。

2　小柴胡湯は疏肝・調脾・和胃することができ，肝気鬱結・肝脾不和・肝胃不和などの証の治療に用いられる

　このような効用に関しては，『傷寒論』の第96条にみられる。条文には，「傷寒五六日，中風，往来寒熱，胸脇苦満，嘿嘿として飲食を欲せず，心煩し喜嘔し，あるいは胸中煩して嘔せず，あるいは渇し，あるいは腹中痛み，あるいは脇下痞硬し，あるいは心下悸し，小便利せず，あるいは渇せず，身に微熱あり，あるいは咳するものは，小柴胡湯これを主る」とある。本条の証の状況を，ただ少陽病の証治であると考えるのは正確ではない。仔細に分析してみると，本証の中の「往来寒熱，胸脇苦満」は傷寒，あるいは中風後に邪が少陽に伝わった証の状態に属している。これは往来寒熱が少陽病に特有の熱型だからである（第266条の「転じ少陽に入るものは……往来寒熱」を参照。疾病に現れる熱型が病の診断と治療に対して重要な意義をもつことは，現代医学ですでに十分証明されており，軽視できない）。また，「胸脇苦満」は少陽経脈の不利によるもので，少陽経脈が胸を循って季肋を通過するために起こる。本条の症状の中でこれ以外の諸症状は，少陽病としてまとめることはできない。「嘿嘿として飲食を欲せず」は，肝気が鬱結して疏泄せず，木が鬱して土に乗じ，脾気が不振になった症候である。「心煩し喜嘔」は肝気が胃に横逆することによるもので，実は肝脾不和・肝胃不和の証に属し，これが本条の主な証である。ここで指摘すべきことは，「喜嘔」という症状について，通常は「嘔吐が多い」と理解されるが，これはまったく妥当ではない。仲景は「嘔多」という言葉を用いることがあるが，第204条の「傷寒嘔多きは，陽明証ありといえども，これを攻むるべからず」のように，「嘔多」を嘔吐が頻回であることを形容している。「喜嘔」はそうではなく，患者が嘔逆の感じをもつことであり，また嘔吐をしたがり，吐いた後楽になるということである。これは患者が自覚する症状で，嘔吐を通して肝胃不和による抑鬱の機序を徐々に緩和させることができる。仲景の学問は，必ず文字を細かく分析して，理解しなければならない。条文にはこの後に，「あるいは胸中煩して嘔せず，あるいは渇し，あるいは腹中痛み，あるいは脇下痞硬し，あるいは心下悸し，小便利せず，

あるいは渇せず，身に微熱あり，あるいは咳するもの」という7つのみられる可能性のある症状が述べられており，それぞれ肝胆気鬱による化熱，あるいは肝脾不和，あるいは水気凌心，あるいは肺への気の上逆などに分けられるが，それらは少陽病に関係するものではない。言い換えると，第96条の全文で述べられている病証は，純粋な少陽病ではなく，少陽の気鬱に肝気不疏泄・肝脾不和・三焦不暢を兼ねる1つの「総合症候群」である。ここでまさしく仲景が，なぜ小柴胡湯の証と治療を代表する本条を「少陽病篇」に入れず，条文の中で「少陽病」といわず，かえってわざわざ「太陽病中篇」の最後に書いているのかがわかる。それは傷寒後の変証として論述しているからである（傷寒後の変証は，すでに太陽病の範疇を脱しており，実際には雑病の範疇に入る）。本条の証において，邪が少陽に伝わり，肝・脾・胃の諸臓腑に及んでいるのは，木土が相関しているからである。仲景は後世の人が，その意味を理解できないことを恐れて，この条のすぐ後の第97条で，「臓腑は相連り，その痛み必ず下り，邪高く痛み下く，ゆえに嘔せしむるなり」の言葉を記している。これは画竜点睛で，本証はもともと肝胆脾胃諸臓の相互に影響した証候であり，少陽病証の1つではけっしてない。仲景の「小柴胡湯これを主る」は，小柴胡湯が和解少陽できるだけではなく，疏肝・調脾・和胃もできることを説明している。『傷寒論』の第100条で，「傷寒，陽脈濇，陰脈弦，法まさに腹中急痛すべし，まず小建中湯を与え，差えざるものは，小柴胡湯これを主る」とあり，小柴胡湯に疏肝調脾の働きがあることを再び述べている。弦は肝の脈で，脾は腹を主り，脈沈で弦に腹中の痙攣性の疼痛を兼ねるのは肝脾不和である。浮取で脈渋なのは，気血が虚弱なため脈道を充満できない証候である。具体的に説明すると，第100条で論述しているのは，土虚木旺・肝鬱脾虚による肝脾不和の証である。先に小建中湯を与え，のちに小柴胡湯を与える。「肝の病をみれば，それが脾に伝わることがわかるので，まさに先に脾を実する」という奥深い意味がある。小柴胡湯はもともと疏肝補脾の意味を有する。柴胡・黄芩は肝胆の鬱熱を疏解し，人参・大棗・甘草は，脾を補い，生姜・半夏は和胃する。私たちは臨床において，肝胆の疾病で鬱熱がある場合，たいていは小柴胡湯加減を選んでいる。結石がある場合，大量の金銭草・鶏内金を加える。脇痛がはなはだしい場合，延胡索・川楝子を加え

る。酸水が上がってくる場合，黄連・呉茱萸を加え，左金丸の意味をもたせる。筆者が以前に治療した，患者の例をあげる。

症例

白××，女性，49歳，錦西のコンクリート工場の労働者。いつも食後に息切れ，胸苦しさがあり，発作がひどく，正常に食事ができない。ただ食物を口に入れた後，数10回咀嚼を反復すると，自然に飲み下すことができる。そこで医者を訪ねて広州，上海，北京などの地で数カ月治療を受けたが治らず，苦痛は耐えがたかった。得られた診断は，「自律神経失調症」「神経性喘息」などさまざまである。筆者が診察すると，その病は悩みや怒りののちに発症しており，症状は胸苦しく不快で，よく溜息を吐き，脈は弦，苔は白で，毎食後に喘ぐような発作があり，そのほかに明らかな症状はない。筆者は『素問』陽明脈解篇にある「陽明厥すれば則ち喘」の言葉を思い出し，本証が肝鬱気滞であり，気鬱が肝にあり，気が胃に上逆して，気が肺を阻んでいると診断した。肝の経脈は胃を挟んでいるので，胃膈に上って，食後の息切れ・胸苦しさが起こるのである。治療は小柴胡湯加減を用いて疏肝和胃した。

柴胡10ｇ，黄芩10ｇ，半夏15ｇ，生姜６ｇ，党参６ｇ，杏仁10ｇ，枳実10ｇ，炙甘草６ｇ

以上を３剤服用させたが効果がなかった。筆者が再び診察したところ，弁証は変わらなかったため，原方の柴胡の量を25ｇに増量したところ，３剤服薬後に治癒した。２年後，患者の夫が北京へ出てきた際確認すると，妻の病は治癒して，再発していないとのことであった。

本症例を通じて，２つの点を説明することができる。①小柴胡湯には確かに疏肝和胃の良い働きがある。②小柴胡湯を使用して，方と病証が合っていても，もし薬量が適当でないか，あるいは柴胡の量が適切でなければ，奏効することは難しい。仲景が記載している小柴胡湯原方の用量は「半斤」（今日の24ｇ前後）であり，注意する必要がある。現在では「柴胡が陰を奪う」という説があり，一部の医者はこの傷陰の説を恐れて使うのを避けることが多く，あるいは用いても３ｇあるいは６ｇといったわずかな量しか用い

ていない。この量だと中気を昇挙する目的で、人参黄耆の働きを助けるために用いられるし、また当帰と芍薬を助けて疏肝柔肝にも用いられるが、肝胆の鬱熱を清解するために用いてもなかなか奏効しない。筆者は臨床で常に小柴胡湯加減を内科・婦人科・小児科に用いるが、その成人の用量は一般に10～12ｇ前後である。典型的な肝胆気鬱の疾患の場合、25ｇ前後まで常用しており、その効果は迅速で、傷陰の弊害はない。もし患者にもともと肝陰欠損があり、舌紅・脈細の場合は、まさに柴胡を慎重に用いるべきである。一般には香附子・川楝子など、理気疏肝の薬物を少量用いるのがよく、ただ柴胡だけを用いるわけではない。病状を根拠にして、肝鬱に加えて陰の不足がある場合、柴胡の量は少なくする必要があり、必ず鼈甲・白芍・当帰などの陰血を養う薬物を配合する。ただ疏肝のみを考えて、陰虚の場合に養陰することを知らず、それを無視して、ただ柴胡が陰を奪うことによるものとするのは、実は柴胡のことがよくわかっていない。およそ疏肝理気の薬物は、多くは陰血不足の人に単独では用いられず、養陰血の薬方を配合して応用する必要がある。

　ここで再び、第96条の小柴胡湯証の順序を分析してみたい。現れる症状は非常に多いが、ただし症状と症状の間には一定の順序があり、それには有機的な関係と医学理論があるので、けっして無秩序な配列ではない。「傷寒五六日、中風、往来寒熱、胸脇苦満、嘿嘿として飲食を欲せず、心煩し喜嘔し、あるいは胸中煩して嘔せず、あるいは渇し」とあるのは邪鬱少陽・肝脾不和など、気機鬱結の状況がある。その後の「あるいは腹中痛み、あるいは脇下痞硬し」は、血行不暢の症候である。脾は腹を主り、邪が脾経に入ると、脾の経脈気血が不和となり、腹痛が現れる。このような腹痛を治療するとき、仲景は小柴胡湯から黄芩を去り、芍薬を加えている。この場合の「腹中痛む」は、脾の経脈における気血の運行不暢によるので、経脈の気血の運行は「温を喜びて寒を悪む。寒なれば則ち泣りて流るること能わず」(『素問』調経論篇を参照)。ゆえに苦寒の黄芩を去り、血脈が順調にめぐるようにする。芍薬を加えるのは、芍薬で脾の経脈気血を通暢させ、通じれば痛まないので、陰結を破り、脾絡を通じさせるという意味がある。芍薬は血分薬で、「邪気による腹痛を主り、血痺を除き、堅積寒熱疝瘕を破り、痛みを止め、小便を利し、益気する」働きがある(『神農本草経』を

参照)。「太陽病篇」第279条にある「本太陽病，医反ってこれを下し，よりて腹満し時に痛むものは，太陰に属すなり，桂枝加芍薬湯これを主る，大実痛のものは，桂枝加大黄湯これを主る」は，腹満があり，ときに痛むか，あるいは激しい痛みのときに芍薬を用いる理由を説明しており，これと同じである。「脇下硬」は両側脇下の痞満脹悶不快感を指し，押えると硬いものに触れる（現代医学の肝脾腫を包括する）。その病にはまた有形の血があり，血行不暢による癥瘕の類に属する。前の「腹中痛む」症状に比較して，瘀結の勢いが著しいので，仲景は小柴胡湯から大棗を去り，牡蛎を加えて軟堅散結し化瘀消癥している（牡蛎が肝脾腫大を治すことは，すでに今日中西の臨床医家に認識されている）。その治療もまた血にある。続く脇下痞硬の後にある「心下悸，小便不利」は，水飲内停・水気凌心の証候である。仲景は小柴胡湯から黄芩を去り，茯苓を加えて淡滲利水し寧心している。ここまでの「胸脇苦満……あるいは心下悸，小便不利」の症状を縦横にみると，症状の間には以下のように１つの病理機転が存在する。気の鬱結が先にあり，続いて気鬱により血行不暢となり，最後に水飲内停となる。気鬱——血滞——水停，この気・血・水三者の間には，病理機転のうえで有機的関係がある。気は血の帥であり，気がめぐれば血もめぐり，気が鬱すれば血もまた滞り，血がめぐらなければ水の病気となる。仲景は『金匱要略』水気病脈証併治の中で，「病に血分と水分ある」「血不利となればすなわち水」といっており，これはすなわち血がめぐらないことで水の病気になる，という名言である。何夢瑶が『医碥』の中でいっている「気血水の三者は，病において常に相互いの原因となる」という説は，おそらくこれが源となっている。『傷寒論』第96条の小柴胡湯証の症状の順序は，胸脇苦満——腹中痛み，脇下痞硬する——小便不利であり，暗に気鬱——血瘀——水停のメカニズムを包括している。例えば，現代医学のウイルス性肝炎の進展過程との関係を，大胆に中医学の角度からみてみると，二者にはいずれも気鬱——血瘀——水停という病気の進展と程度の変化がある。小柴胡湯は明らかに胸脇苦満・腹中の痛み・脇下痞硬と，これらを基礎として出現する小便不利を治療できる。このことから，小柴胡湯は現代医学で日常みられる「肝炎（常に胸脇満を主とする）」「肝脾腫大（両側脇下の痞満脹痛がみられる）」「肝硬変による腹水（小便不利）」の治療に用いることが

できる。仲景は論中で，すでに人々に方法を示している。例えば脇下痞硬の場合，小柴胡湯加牡蛎で治療しており，今日「肝脾腫大」に軟堅散結法を用いる先駆けとなっている。脇下痞硬を来す癥瘕の類に対して，仲景は破血化瘀のみを追究しておらず，その精神は現代の臨床に対する啓迪（教え）となっている。その方法に学んで，私たちが脇下痞硬を来す癥瘕の類を治療するとき，さらに鱉甲などを加えて軟堅消癥の力を加えることができる。小便不利の場合，仲景は茯苓で治療しているが，これは良い方法の1つであり,肝脾鬱結による気血不和を基礎として出現する水停に対して，健脾利水がその治法となることを説明しているだけではなく，言外の意味として，むやみに甘遂・大戟・芫花・十棗湯などの峻下逐水法を用いてはいけないことを表している。なぜなら病は治っても患者が死亡したり，一時的に改善しても，服薬後に下痢が止まらず,「腸出血」を起こしたり,「肝性昏睡」にいたって危険になることも，この類の症例ではよくあるためであり，まさに戒めるべきである。

3 小柴胡湯は外感病を治療できる

　小柴胡湯が外感を治療する働きについて，人々はよく後世の人が小柴胡湯を自在に応用したものであると誤認しているが，実は小柴胡湯で外感病を治療することは，仲景から始まっている。第101条で，「傷寒中風，柴胡証あり，ただ一証を見ればすなわちこれ，必ずしも悉（ことごと）くを具えず」とあり，傷寒学者の多くはこの条の文意について，ただ少陽病の主症状の1つ（往来寒熱・胸脇苦満・心煩喜嘔・口苦咽乾・目眩・脈弦）があればよいと解釈している。小柴胡湯を用いた治療では，患者に少陽証の症状が全部そろってから治療する必要はなく，いわゆる「主証をつかむ」のだという。しかし，筆者はこのような認識に対して賛同できない。理由は以下のようなものである。①この「ただ一証を見ればすなわちこれ，必ずしも悉くを具えず」というのは主証をつかむことであると解釈できるが，すべての方証で主証をつかむのは当然のことであり，いずれも「ただ一証を見ればすなわちこれ，必ずしも悉くを具えず」であって，小柴胡湯に特有のものではない。例えば，麻黄湯証には頭痛・発熱・身体痛・腰痛・骨関節の疼痛・

悪寒・無汗・喘と脈浮緊（略して「麻黄八証」と称する）がある。私たちが麻黄湯を臨床応用するとき，まさに主証をつかむという考えにもとづき，患者に麻黄八証がすべて出現してから麻黄湯を与える必要はない。小柴胡湯にみられる症状も非常に多いけれども，これらの方剤と同様に主証をつかむことが重要である。「ただ一証を見ればすなわちこれ，必ずしも悉くを具えず」は小柴胡湯に対していったものではない。②仲景の文章を研究して読む際に，文章を分断して曲解してはいけない。原文に「傷寒中風，柴胡証あり，ただ一証を見ればすなわちこれ，必ずしも悉くを具えず。およそ柴胡湯の病証にしてこれを下し，もし柴胡証罷まざるものは，また柴胡湯を与う。必ず蒸蒸として振い，却ってまた発熱し汗出でて解す」とある。条文の冒頭の言葉で「風寒に傷られ」といい，最後のところで「発汗して解す」とある。仔細に原文を検討するとわかることは，仲景は1つの風邪，あるいは寒邪，あるいは風寒邪に外感した患者が，外感病の過程において（すなわち太陽表病の過程で）あわせて「柴胡証があり，ただし1つの症状がみられる」，例えば口苦・胸脇苦満・往来寒熱・心煩喜嘔などがある。この種の外感に対して小柴胡湯を用いて治療することができ，必ずしも小柴胡湯の症状が全部そろってから小柴胡湯を投与する必要はない。条文の主な点は，「傷寒，中風」の外感についていっていることで，「傷寒，中風，柴胡証あり……」の「有」の字が，傷寒あるいは中風の症状の中で「柴胡証がある」ことをまず最初にはっきりさせており，少陽病に対していっているのではない。「千古の絶唱」を讃えている陸淵雷の『傷寒論今釈』の中で，陸氏は本条を考察して，「いわゆる傷寒中風とは太陽病の傷寒中風のことをいっており……本節は柴胡一証であるということは，太陽病の上でこれを求めるのがよい」といっている。陸氏の言葉には独特の慧眼があり，真に卓見である。本条は，外感の過程においてみられる1つの小柴胡湯を主証とするものについて述べており，このような外感病（あるいはいくらかの少陽病を兼ねる）は，小柴胡湯を用いて治療することができる。この種の外感病は非常に多く，小柴胡湯を用いて治療すると効果は迅速に得られる。例として，症例をあげる。

症例1

　王××，女性，本院の学生。感冒にかかってから2週間余りで，全身不快感・頭痛・悪心嘔吐を訴え，中西の成薬を若干服用した。診察すると舌苔は薄白，脈は弦で，「傷寒中風，柴胡証あり」と診断し，小柴胡湯で治療したところ，1剤で病は癒えた。

症例2

　郝××，2歳男児（本院の老師の子供）。感冒で発熱，咳嗽がすでに3日続き，体温は39.5℃前後を上下している。筆者は銀翹散合桑菊飲で治療したが，無効であった。そこで患児は食欲がなく吐き気があることを知って，傷寒中風で柴胡証があると診断し，小柴胡湯加生石膏・杏仁・桔梗を与えた。はたして1剤で熱は退き，3剤で病は治癒した。

　このように外感病で「柴胡の証があるが，ただし1つの症状である」者（実際には六経病の角度からみて，太陽病に少しばかりの少陽病を兼ねる）は臨床においてよくみられるので，仲景は特にこの101条を加えて論じており，このことから仲景が小柴胡湯を自在に活用していたことがわかる。このように，外感病は小柴胡湯で治療できる証の1つであり，麻黄湯・桂枝湯・銀翹散・桑菊飲の及ばないところを補っている。小柴胡湯を運用して外感を治療するときには，仲景の方法を遵守して人参を去る。悪寒がある場合は桂枝を加え，熱がある場合は金銀花・連翹・桑葉・菊花の類を加える。裏熱がはなはだしく口渇がある場合，生石膏・芦根を加える。のどが痛む場合は，蟬退・薄荷・牛蒡子を加えるとよく，咳嗽がある場合は，杏仁を加える。仲景は第96条の小柴胡湯の方後注で，「もし渇せず，外に微熱あるものは，人参を去り，桂枝三両を加える」といっており，裏熱がなく，外に風寒がある場合に桂枝類を加えることができることを，法をもって示している。私たちはこの法に学んで，その寒熱によって上記のように加減する。なお指摘しておくべきこととしては，例えば1人の外感病の患者にすでに発熱悪寒など太陽表証があるか，または吐き気を兼ね，心下の不快感などの少陽証があり，太陽証と少陽証が各々半分ずつある場合，柴胡桂

枝湯を選んで治療するべきである。このような角度からみると,『傷寒論』第146条の柴胡桂枝湯証は,太陽少陽併病証の1つであり,小柴胡湯を用いて外感病を治療する1つの変方で,桂枝湯を合わせて出来たものだとわかる。この種の柴胡桂枝湯証で,太陽少陽併病の外感の人は,外感後数日で治癒しない場合に多くみられる。まとめると,小柴胡湯で太陽表病を治療する場合,1つには解表薬を加え,もう1つには証を根拠にして解表剤を合方する。指摘すべきことは,小柴胡湯原方に解表の働きがあるのは,小柴胡湯が少陽枢機を和解する優れた働きをもつことによる。少陽枢機を調和させることができると,外で太陽の開きを促す（内で陽明の合を得させる）ことができる。『傷寒論』第230条で小柴胡湯を服用したのち,「上焦通ずるを得,津液下るを得,胃気よりて和せば,身に濈然と汗出でて解す」とあり,これは仲景が小柴胡湯で解表できるだけではなく,和裏の働きもあることを述べており,認識しておく必要がある。

4 小柴胡湯は熱入血室証を治療し,その治療は血にある

広く推察すると,婦人の月経病の治療に用いられることは,小柴胡湯の証治の1つである。小柴胡湯は疏肝解鬱・和解少陽でき,また理血散結もできる。

『傷寒論』の第144条に「婦人中風,七八日,続いて寒熱を得,発作時にあり,経水　適(たまたま)　断つものは,これ熱血室に入るとなす,その血必ず結す,ゆえに瘧状のごとく発作時に有らしむ,小柴胡湯これを主る」とある。ある人は,この証は少陽証であるといっているが,これは妥当ではない。証は「続いて寒熱を得,発作時にあり」がみられ,往来寒熱に似てはいるが,けっして少陽病の往来寒熱ではない。少陽病の往来寒熱は,邪が少陽を侵して中に入ろうとしていて,正気は邪を拒んで外に出そうとしている。1つは中に入りたがり,1つは外へ出そうとし,ついに「正邪分争,往来寒熱」（第97条参照）が起こる。本証は続いて悪寒発熱が起こり,ときに発作がある。明らかにわかることは,その悪寒発熱が突然起こる原因は,月経が中断してめぐらず,その血が結することにあるということである。その病が血分にあるのは,仲景の自らの注釈によって非常にはっきりしており,無視す

ることはできない。柯韻伯は、「中風が七八日に至り、悪寒発熱がすでに過ぎて、再び悪寒発熱が起こる。発作には期間があり、前の往来寒熱に期間がないのとは異なる。これは気分にはなく、血分にある」といっている。仲景は「その血必ず結す、ゆえに瘧状のごとく発作時に有らしむ、小柴胡湯これを主る」と明言しており、後世の人々にはっきりと伝えている。小柴胡湯は理血散結することができ、月経が中断してめぐらない血結による悪寒発熱を治療できることに、私たちは注意を払うべきである。あるいは小柴胡湯の理血散結の働きは、どの薬の働きによるものか疑問に思うかもしれない。その答えとしては、まず柴胡の効能であるといえる。一般的に柴胡について述べるとき、往々にして和解少陽と疏肝解鬱の働きに注目されがちで、柴胡が理血散結できるという働きに対する認識は不足している。『医学読書記』には、「血結にはまた悪寒発熱があり、柴胡もまた悪寒発熱を去る、ただ和解するだけではない」とある。王好古は「柴胡は経にあっては気を主り、蔵にあっては血を主る」という。甄権は「柴胡は血気を宣暢できる」といい、李東垣はまた、「柴胡は諸経の血結気聚を散じることができる」ともいっている。李時珍は『本草綱目』の中で柴胡に関して、「『和剤局方』では上下のもろもろの血証を治するのに用いており……世の中でこのことを知っている人は少ない」と説明している。柴胡の理血散結の働きは、明代にはすでにほとんど言及されなくなっており、現在までその効能はほとんど埋没させられていることは理解できる。ただし、柴胡に調気作用と理血作用があることを、再度見直すことが必要である。小柴胡湯の中で柴胡は8両と多く用いられており、君薬である。すなわち仲景は、1つの薬で気血の両方を考慮しているのである。詳しく『金匱要略』瘧病脈証併治をみれば、「これ結びて癥瘕をなし、名付けて瘧母という」の治療に用いられる鼈甲煎丸の中に、柴胡6分、黄芩3分、半夏1分、人参1分がある。唐容川は『血証論』の中で、小柴胡湯の加減を48回も引用している。特に「瘀血」の章では、小柴胡湯加減を5回引用している。唐容川の指摘によると、「およそ外邪が血分を侵す場合、小柴胡湯でみな疏理して和解できる」「およそ血病の患者が表証を兼ねる場合、この処方を主とすることが最も妥当である」。筆者は臨床において、仲景の法により、常に小柴胡湯を婦人の月経中の外感・産後の外感、および婦人の月経病の治療に対

して，証に応じて加減して用いており，たいへん効果がある。特に熱入血室証に用いるのに最もよい。いわゆる熱入血室証とは『傷寒論』の角度からみれば，外邪が血室の空虚に乗じて，血室に内陥して血と相結し，あるいは月経の中断，あるいは月経が来るべきでないときに来る，はなはだしい場合には鬼のような精神異常，あるいは胸脇および腹の疼痛があって押えると嫌がるなどの症候がみられる。臨床においてはこのような状況のほかに，婦人がちょうど生理中，あるいはその前後に悩んだり怒ったり驚いたり，あるいは外感病にかかることにより，生理が来るべきときに来なかったり，来ないはずのときに来たりするような，月経と関係する病のとき，筆者は常に熱入血室証として論じている。いわゆる熱入血室とは邪が血室に入ることであるが，その邪は外感風寒の邪だけではない。筆者がかつて治療した症例をあげる。

―― 症例1 ――

銭××，13歳，女児。初潮の第2日目に，外が暗くなってから，猫が突然前を横切ったために驚いたのち，生理が止まって3日後に発熱・腹痛が起こった。数人の医師の診察を受けたが，中西薬では効果がみられなかった。筆者はすぐに熱入血室と考え，小柴胡湯加当帰・桃仁・赤芍・川芎を10余剤与えたところ，月経が来て熱が退き，落ち着いた。

―― 症例2 ――

李××，17歳，女子学生。生理中に父親の暴力を受けたのち，数カ月生理が来なくなった。ついに幻覚妄想が現れ，常に窓の上に骸骨が見えるため，電灯を消すことができず，常に母親が側にいる。そのため精神病院で半年余り治療したが，理想的な効果は得られず，手足の痙攣・記憶力の減退・歩行不安定・痴呆が出現し，中医の治療を希望した。筆者が診察すると，舌苔は黄膩，脈沈弦有力であり，診断は熱入血室で，その血は必ず結しているので，小柴胡湯加益母草・水蛭・土鱉虫（数カ月月経が止まっていることを考えると，小柴胡湯だけでは理血散結の力が及ばないため）で2カ月余り治療したところ，生理が来て病は治癒した。その後逍遙散で1カ月余り治療して，予後を改善させた。

5　小柴胡湯で陽微結証を治療する

『傷寒論』第148条で,「傷寒五六日，頭汗出で，微しく悪寒し，手足冷え，心下満し，口は食を欲せず，大便硬く，脈細のものは，これ陽微結となす，必ず表あり，また裏あるなり……これ半ば裏に在り半ば外に在りとなすなり……小柴胡湯を与うべし，設し了了ならざるものは，屎を得て解す」とある。本条は一般的には少陽の陽微結証を起こしたと考えられているが，筆者は納得できない。そう考えられている原因を探ってみると，第一に，たいてい本証は小柴胡湯を用いて治療されるが，小柴胡湯は少陽病の主な方剤であるので，本証を少陽に属させたため，少陽陽微結と名付けられた。また第二に，本証の条文の中にある「半ば裏に在り半ば外に在り」と「必ず表あり，また裏ある」の句が，半表半裏の意味と誤解されたため，少陽の陽微結証と称された。ここで必ず知っておかなければいけないことは，小柴胡湯は少陽病の主な方剤であるが，小柴胡湯で治療するすべての証を少陽病とみなしてはいけないということである。これはまるで，桂枝をみれば解表，大黄をみれば瀉下であると決めつける弊害と同じようなものである。1つの方剤は多くの病を治療することができ，1つの薬も多くの場面で用いられるのである。確かに本証の条文の中には「必ず表あり，また裏ある」と「半ば裏に在り半ば外に在り」の句がある。ただしこれは私たちが通常いっている少陽病の「半表半裏」とはまったく異なったものである。本条の「半ば外に在り」は，症状の中の「微悪寒」が太陽表証のことを指しており，すなわち病邪の半分は太陽にある。「半ば裏に在り」は，症状の中の「心下満し，口は食を欲せず，大便硬」が陽明裏熱の初期の症状であり，すなわち病邪の半分は陽明にある。太陽表証があり，陽明裏証もまたあるので，いわゆる「必ず表あり，また裏ある」となり，けっして少陽証の半表半裏の意味ではない。「陽微結」とは，「陽結」に対する言葉である。『傷寒論』弁脈法の第2条に,「脈に陽結陰結のものあり，何を以て之を別つかと。答えて曰く，その脈浮にして数，能く食い，大便せざるものは，これ実となし，名づけて陽結と曰うなり」とある。ここで陽結，陰結とは，脈を指し，また証を指しており，脈についていえば浮数はいずれも陽脈で，

浮数が合わさって陽結となる。証についていえば陽結の場合、病は陽明にあり、裏熱が結している。ゆえに「陽微結」とは、すでに一部分太陽表証があり、また一部分陽明裏熱証があって、その陽明裏熱と太陽にある表の邪が互結して鬱閉するという病機である。「頭汗出で」「手足冷え」の出現は、本証が一般の太陽陽明病とは異なることを現している。成無己の注釈では、「これは邪熱が裏に伝わっているが、外には表邪がまだ残っていて、熱結はまだ浅い。ゆえに「陽微結」となる」（『注解傷寒論』を参照）と述べられている。まさにこのような陽微結証がさらに一歩発展すると、表邪が完全に裏に入って陽明裏実証になる。仲景は条文の末尾で明らかに、「設し了了ならざるものは、屎を得て解す」と述べている。「陽微結」証には表証があり、また裏証もある。その表を解するにはまさに発汗すべきであるが、発汗させると陽明裏熱の結が悪化する。その裏を攻めるにはまさに下すべきであるが、太陽表証があるので、汗法や下法は適当でない。仲景は巧みに小柴胡湯を取り入れて、これを治療している。小柴胡湯の「上焦を通じさせる」ことで表を解し、「津液が下れば胃気が調和する」ことにより陽明裏を調和させる。ゆえに小柴胡湯で治療する陽微結証は、少陽証として誤認しない方がよい。

　臨床からいえば、陽微結証はそれほど珍しい怪病ではない。簡単にいうと「陽微結」証には、1つには太陽外感の表証があり、同時に陽明裏熱の初期の結証がある。これは裏熱の邪が、外に表邪を兼ねて鬱閉している病機による証候（症状として頭汗出がみられる）である。臨床で外感病が長引いて治らない場合に、しばしば本証がみられる。陸淵雷は「陽微結」証について、「傷寒病の経過において、往々にしてこの証候がある。偶然のものではない。仲景は特にこの条を出して、後世の人を啓発している」といっている。したがって、「陽微結」証の真の姿は理論上だけでなく、実践上のものであり、実際に意義がある。症例をあげる。

症例

　劉××は、感冒にかかって3週間治らなかった。全身の脱力があり、筋肉と関節がだるく不快で、頭頸部から発汗し、体には汗がなく、項背がこわばり、ときに悪風寒があり、口渇があって冷たいものを欲しがり、便秘

があって便は乾燥し，食後に胃脘部の脹満がある。診察すると脈数で有力，舌苔は白である。「陽微結」証と考えて，小柴胡湯加葛根・生石膏を与えたところ，2剤で病は治癒した。

6　小柴胡湯で黄疸を治療する

『傷寒論』を研究する者は，よく茵蔯蒿湯・麻黄連翹赤小豆湯・梔子柏皮湯を傷寒治黄三方と呼んでいる。小柴胡湯に対しては，黄疸を治療するという記載はほとんどなく，方剤学でもほとんど論じられていない。しかし『傷寒論』を仔細に読むと，仲景が小柴胡湯を応用して黄疸を治療したことが容易に見出され，これを無視してはならない。『傷寒論』第231条に，「陽明の中風，脈弦浮大にして，短気し，腹すべて満し，脇下および心痛み……嗜臥し，一身および目悉く黄，小便難く……小柴胡湯を与う」とある。これは肝胆湿熱と脾湿が合わさった，湿熱発黄の陽黄証の1つである。本証の臨床表現と現代医学の「ウイルス性肝炎」の臨床表現――黄疸・脱力があり横になりたがる・肝臓付近の脹るような痛み・腹部膨満・小便が濃黄色で少ない，などは基本的に一致している。本条の黄疸がウイルス性肝炎のことであると断定することはできないが，黄疸に対するほかの方剤の証と比べると，本証は「黄疸性肝炎」の証に最も近い。仲景は小柴胡湯でこれを治療し，小柴胡湯による陽黄証に対する治療の道を開いた。『金匱要略』黄疸病脈証併治は仲景が黄疸の治療をもっぱら論じたものであり，本証の末尾にまとめて，「諸黄，腹痛して嘔くものは，柴胡湯が宜し」と示している。これは仲景が，小柴胡湯で湿熱発黄の黄疸病を治療することに対し，はっきり肯定しているものであり，けっして無視してはいけない。『傷寒論』において，小柴胡湯を用いて黄疸を治療した第231条は重視されていないが，『金匱要略』黄疸病脈証併治には，十分に説得力がある。ただし，小柴胡湯で治療できる湿熱発黄は，湿熱が気機を閉阻することが主な病機であり，症状としては肝胆湿熱に脾湿を兼ねた，脇痛・腹脹痛・嘔吐・脱力して横になりたがるといったものがみられ，茵蔯蒿湯・麻黄連翹赤小豆湯・梔子柏皮湯などの証とは区別されることを指摘しなければならない。

また，必ず説明しておかなければいけないのは，小柴胡湯を用いて治療

する黄疸は湿熱蘊結の陽黄証であり，もし寒湿凝結の陰黄証に属する場合，小柴胡湯で治療することはできないということである。仲景は後世の人が誤用するのを恐れて，わざわざ『傷寒論』第98条で，「病を得て六七日，脈遅浮弱，悪風寒，手足温，医二三これを下し，食すること能わずして，脇下満痛し，面目および身は黄，頸項強ばり，小便難きものは，小柴胡湯を与えれば，後必ず下重す」と指摘しており，これは治療禁忌の角度から，小柴胡湯を寒湿発黄である陰黄証の治療に用いることができないことを説明している。その原因を求めると，小柴胡湯はもともと苦寒に偏る方剤であるからにほかならない。

7 小柴胡湯で少陽頭痛証を治療する

このような作用は，『傷寒論』第265条にみられる。その条には，「傷寒，脈弦細，頭痛発熱のものは，少陽に属す……」とある。仲景はここでまだ小柴胡湯を用いて治療するとはいっておらず，省略された書き方になっている。しかし少陽病全篇の中には，ただ小柴胡湯1方剤しかないため，少陽病には小柴胡湯を応用して治療すればよいと十分に考えられる。本条は少陽病の後にあるので，小柴胡湯で治療することは改めていうまでもない。少陽頭痛証の特徴は，多くは頭痛時に口苦・めまいを伴い，舌苔は白で脈弦である。あるいは片頭痛，あるいは両側の頭痛で，イライラして怒りっぽく，いつも感情の乱れによって悪化する。頭痛という症状は臨床においてよくみられ，発病しやすく，また常々連綿と続いて治りにくい。私たちが頭痛の患者を弁証論治する過程で，除湿法（羌活勝湿湯）・豁痰法（半夏白朮天麻湯）・補虚法（四物湯あるいは補中益気湯加減）・化瘀通竅法（通竅活血湯あるいは血府逐瘀湯）などの諸法を掌握するほかに，多くの場合この小柴胡湯による和解疏鬱という方法を加えると，より役立つであろう。小柴胡湯が少陽頭痛証を治療することは，もともとは前に論じた，「1．小柴胡湯は少陽を和解することができ，少陽病を主に治療する」（p.110）の中にまとめることができる。ただし小柴胡湯が少陽頭痛証を治療するという認識とあわせて，頭痛という症状は少陽病の主証の1つであるという認識を深めるために，特に単独で少陽頭痛証を示した。臨床において，少陽

病証の患者の多くに頭痛を伴うことは事実である。ここで1例をあげる。

症例

楊××，35歳，男性，河北省保定在住。左側の太陽穴の部位の疼痛が5年に及び，痛むときは非常に激しく，悪心嘔吐・両目の脹痛があり，ときに口が苦い。妻は現地の看護師で，頭痛が激しいときは，いつも妻に頼んで1日7，8回局所にブロック注射をしてもらっている。筆者が診ると脈弦・苔白であり，小柴胡湯加減を与えた。人参・大棗を去り，竹筎・枳実・川芎・茯苓を加えた。1剤で頭痛はすぐに軽減し，続いて原方を6剤服用したところ治癒した。1年後に，親友を北京で治療させるために連れて来た際，頭痛が再発していないことを告げられた。

8 小柴胡湯で肝熱犯胃の嘔吐証を治療する

　肝と胃の間には木土の相関があり，肝寒犯胃による嘔吐に対して呉茱萸湯で治療することは，早くから中医学界で重視されている。ただし，肝熱も同様に胃を犯して嘔吐する可能性があることは，人々にほとんど無視されている。肝熱犯胃の嘔吐に小柴胡湯を併用して治療することは知られていないが，これは仲景の貴重な経験であり，『傷寒論』第379条にみられる。
　原文には，「嘔して発熱するものは，小柴胡湯これを主る」とある。『傷寒論』の注釈家の多くは，この条を「厥陰病が少陽に転出した」証および治療として解釈しているが，これでは実際には理解しがたく，臨床においても経験しがたいものになっている。その説の由来を推察してみると，おそらく小柴胡湯が少陽病を主に治療し，本証も仲景が小柴胡湯で治療しているので，その解釈が「厥陰病が少陽に転出した」となったのであろう。成無己の注釈には，「嘔吐があり発熱する場合，柴胡湯証を具える」とあり，少陽証を具えるとはいっておらず，これは実に優れた見方である。少陽証はその意味が狭く，柴胡湯証（およそ小柴胡湯で治療する証を，まとめて柴胡湯証という）はその意味が広いからで，両者は同一の概念ではない。少陽証は，柴胡湯証の中のただ1つの証である。『傷寒論』第149条で，「傷寒五六日，嘔して発熱するものは，柴胡湯証具わる」（「少陽証具わる」と

いっていない）とあるのはその例である。本条の「嘔して発熱する場合，小柴胡湯これを主る」は柴胡湯証に属しているが，少陽証には属していない。なぜなら第一に往来寒熱がないこと，第二に胸脇苦満・口苦咽乾などの少陽病の主証がみられず，症状の表現は「嘔して発熱」だからである。再び条文の配列順序を分析すると，私たちはそのなかから啓発されることがある。本条の前の１条は第378条で，条文には「乾嘔し，涎沫を吐し，頭痛むものは，呉茱萸湯これを主る」とあり，肝寒犯胃の嘔吐を論じている。引き続いて第379条で，「嘔して発熱するものは，小柴胡湯これを主る」とあり，これは肝熱犯胃の嘔吐のことを論じている。前後２つの条の対応は，一寒一熱で，対比して明確化しており，目的は厥陰の嘔吐についての弁証論治である。陳修園は，「この章には４節（第376・377・378・379条を指す）があり，厥陰の嘔吐を論じていて，気血・寒熱・虚実の違いがある」と説いている。張隠庵の指摘によると，血をいっている節（376条），気をいっている節（377条），寒をいっている節（378条），熱をいっている節（すなわち「嘔して発熱するものは，小柴胡湯これを主る」を指す）である。陳，張両氏は確かに「嘔して発熱するものは，小柴胡湯これを主る」を厥陰の熱嘔と解釈している。小柴胡湯を用いて治療する理由について，厥陰から少陽に転出するといった比較的遠回りの説明よりはるかに明確に述べている。呉茱萸湯は，陽明虚寒の嘔吐証を治療できる（「陽明病篇」第243条の「食し嘔せんと欲するは，陽明に属すなり，呉茱萸湯これを主る」を参照）。ただし注釈家は第378条の「乾嘔し，涎沫を吐し，頭痛むものは，呉茱萸湯これを主る」が厥陰から陽明に転出したと解釈しておらず，１つの処方が多くの病を治療すると説明している。小柴胡湯が主に治すのは少陽病であることは事実であるが，小柴胡湯が厥陰熱嘔（肝熱犯胃の嘔吐）を主に治療することも事実である。私たちが「嘔して発熱するものは，小柴胡湯これを主る」の条を学習するとき，直接小柴胡湯が肝熱犯胃による嘔吐，あるいは厥陰熱嘔を治療すると，自信をもって言うことができる。もし厥陰から少陽に転出すると解釈するならば，仲景の意図するところではなく，同時に小柴胡湯が肝熱犯胃を治療するという働きを埋没させてしまう。厥陰肝に蘊熱があり，肝熱犯胃の嘔吐を来すことは，臨床上よくみられる。現代医学の「ウイルス性肝炎」の例では，患者の初期，あるいは黄

疸が出現する前に現れる最初の症状は，嘔吐と発熱であることが多い。特に病が夏に発症するとき，初期にはよく胃腸病と混同される。その例をあげると，筆者の大学の同級生の韓××は，発熱に嘔吐を伴い，最初の1週間は急性胃炎と誤診されて治療を受けた（夏の時期であった）。病状が改善せず，2週間前後に結膜の黄染が出現し，続いて顔面および全身の黄疸が出現し，血液検査で急性ウイルス性肝炎と診断された。当然仲景のいう「嘔して発熱するものは，小柴胡湯これを主る」は，必ずしも「肝炎」の患者とは限らないが，もし早く小柴胡湯加減を応用して肝熱犯胃の嘔吐（「肝炎」による嘔吐の患者を包括する）を治療していれば，きっと病状は速やかに好転したであろう。これはその例であり，「嘔吐して発熱する」が確かに厥陰肝熱犯胃による嘔吐の臨床表現であることを説明している。

9　小柴胡湯は発熱を治療する

　柴胡は熱を退かせることができ，現在すでに柴胡の注射液が用いられている。柴胡が君薬である小柴胡湯もまた，熱を退かせることができる。
　『傷寒論』の第394条には，「傷寒差えて以後，さらに発熱するは，小柴胡湯これを主る。脈浮のものは，汗をもってこれを解す。脈沈実のものは，下をもってこれを解す」とある。本証の唯一の臨床症状は発熱であり，ほかの症状は何もない。仲景が小柴胡湯で治療していることから，小柴胡湯が発熱を治療できることがわかる。ただしこのような発熱は，表熱か裏熱か，虚熱か実熱かについて，深く検討する必要がある。仲景は本条の前，すなわち第393条ですでに，「大病差えて後労復するものは，枳実梔子湯これを主る。大の宿食あるものは，搏棊子の大黄五六枚を加える」と明言している。第394条と第393条を合わせてみると，以下のように，傷寒治癒後の発熱には，4種類の可能性がある，という結論を導き出すことができる。①傷寒治癒後に外邪を感受して発熱する場合，その証はまさに脈浮・頭項強痛などであり，発汗によってこれを解す。②傷寒治癒後，患者が体を補うために，多くの飲食をして，胃腸に宿食と熱を生じた，いわゆる「食復」の場合，症状は便秘と黄舌であり，瀉下法によってこれを治す。③傷寒治癒後，すぐに労働したり，過労したために病が再発した場合（いわゆる「労

復」），枳実梔子湯で治療する。④傷寒治癒後に発熱し，食べすぎや生活の乱れによる外感がなく，「労復」の状態でもない。このような発熱で，脈と証候の表現が，表でも裏でもなく，寒でも熱でもなく，虚でも実でもなく，明らかな原因がないものに対して，仲景はまとめて小柴胡湯で治療している。これが小柴胡湯の証と，治療の主要な内容の1つである。近年の人々は，小柴胡湯を「原因検査中の発熱」や「病名のつけられない発熱」の治療に用いた臨床報告で，非常にすみやかな効果を認めている。その理法を求めると，仲景に源があり，現代の臨床応用によるものではない。仲景は『傷寒論』の中ですでに小柴胡湯を，外感ではなく，裏実でもなく，労復による障害もない，明らかな表裏・寒熱・虚実のない発熱の治療ができることを明確に示している。このような発熱は臨床において，ときにみられる。以下に症例をあげる。

症例

楼××，女性，21歳，北京在住。1987年12月2日初診。訴えによると，2年に及ぶ長期間微熱が続いており，月経前に微熱がある。体温は37.5℃前後で，多くの診察を受けたが，原因不明で，熱も退かない。筆者が診察すると，舌苔は白で，脈は弦細であり，まだ明らかな寒熱虚実の証はない。仲景の法を尊重して，小柴胡湯（柴胡の用量は25g）に生石膏30gを加えて与えた。4剤ののちに病は治癒した。1年後，1988年12月18日に再び発熱したので，また原方を与えたところ治癒した。

10　小柴胡湯は便秘を治す

大便が通じないか出にくい場合，たいていは以下のような原因である。すなわち陽明腑実証（承気湯類で治療する），陰虚で胃腸の津液不足による便秘（増液湯で治療する），血虚の便秘（済川煎で治療する），陰虚に裏熱を兼ねる実証（増液承気湯で治療する），脾約証（麻子仁丸で治療する），気虚による便秘（四君子湯で治療する）などである。ただし臨床において，上述のもろもろの状況のほかの便秘として，寒熱虚実が考えられない場合がある。肝胆気滞・胃腸の腑気不暢の便秘の場合，筆者は常に小柴胡湯で

治療して治癒させており，その法は仲景を尊重したものである。

小柴胡湯が便秘を治療できることは，『傷寒論』第230条にみられる。その条には「陽明病，脇下硬満し，大便せずして嘔し，舌上白苔のものは，小柴胡湯を与うべし，上焦通ずるを得，津液下るを得，胃気よりて和せば，身に濈然と汗出でて解す」とある。これは陽明病のことをいっているが，ただし舌苔が白でまだ黄色ではないことから，裏熱腑実にはなっていないことがわかる。また「大便せずして嘔し」とあるだけなので，ただ脇下の硬満のみがあり，腹満や腹脹痛がなく，肝胆の気滞があり，陽明胃腸の腑気が降りず，気逆して嘔吐と便秘が起こるのである。小柴胡湯を使ってこれを治療すると，気機を順調にめぐらせる。柴胡は「心腹腸胃の結気を主る」（『神農本草経』を参照）からである。『金匱要略』婦人産後病脈証治第1条には，「新産の婦人に三病あり。一は痙を病む，二は鬱冒を病む，三は大便難し」，また「産婦の鬱冒，その脈微弱，嘔して食する能わず，大便返って堅く，ただ頭のみ汗出ず……大便堅く，嘔して食する能わざるは，小柴胡湯これを主る」とある。それはすなわち『傷寒論』第230条で，小柴胡湯服用後「上焦通ずるを得，津液下るを得，胃気よりて和せば」の意味である。大便が秘結して出がたいものには，気虚により運化の力がない場合のみならず，陽明裏に実熱が結する場合，津液不足による便秘の場合，寒実積滞の場合（温脾湯証）というもろもろの状況があり，気鬱による便秘もある。臨床の経験ではこのような患者の多くは女性で，便秘は長期間にわたる。ただし，便は必ずしも硬くはない。常に自分で「習慣性便秘」と考え，麻仁潤腸丸などによる治療で治癒するが，停薬すると再発する。筆者はいつも小柴胡湯加減でこれを治療すると治癒する（その柴胡の用量は25g前後で，仲景の原方の量に相当する）。

上述のことをまとめると，小柴胡湯の証と治療は，上は頭目に及び，中は胸脇にみられ，下は血室に達することができる。また，外は太陽の表を解すことができ，内は陽明の裏を調和させることができる。小柴胡湯の応用はこのように広く，少陽を和解し，枢機を通利し，三焦を通暢させることができ，また疏肝解鬱と気機の調和，および理血散結することもできる。仲景は小柴胡湯の方後注で，7種類の加減変化の方法をあげている。例をあげて述べることで人々に法を示し，証に応じて小柴胡湯を加減できるこ

とを説明しているのである。『傷寒論』の中で小柴胡湯を底方として加減変化して出来たものに，柴胡加芒硝湯・柴胡加竜骨牡蛎湯・柴胡桂枝乾姜湯・柴胡桂枝湯・大柴胡湯などの諸方があり，これらは仲景が小柴胡湯を証に応じて加減変化させた運用の例である。特に柴胡桂枝湯の出現は，小柴胡湯とそのほかの方剤を合わせて用いたものであり，合方の先例を切り開いた。後世の柴胡陥胸湯・柴平湯・柴胡建中湯などの諸方は，すなわち仲景が柴胡桂枝湯で合方した方法を学んで出来たものである。一言でいうと，小柴胡湯の効用は数多く，証に応じた加減変化も限りがなく，表も裏も，気も血も治療できる。ゆえにあてはまる証と治療は非常に広く，言い尽すことは難しい。ここでは後世の人が常用している小柴胡湯の加減方の一部を付記した。同じ道を歩む者が，小柴胡湯を臨床においてさらに広範に応用し，証に応じて巧みに使いこなせるようになることを希望する。

（1）柴胡葛根湯（『傷寒六書』）

小柴胡湯去人参・大棗，加羌活・葛根・桔梗・芍薬・石膏・白芷からなる。主に三陽の合病で熱が寒より重い場合を治す。本方を筆者は流行性感冒が治らず長引く場合に常用している。

（2）柴胡建中湯（『傷寒蘊要』）

小柴胡湯去黄芩，加桂枝・芍薬からなる。腹痛悪寒・自汗悪風・腹痛発熱を治す。筆者は常にこの処方で，慢性肝炎で腹痛・脱力があり，やや虚弱な患者で，熱がひどくない場合を治している。また体が虚弱で，外感による発熱を兼ねる場合にも用いられる。

（3）柴平湯（『景岳全書』）

小柴胡湯加厚朴・蒼朮・陳皮である。もともと張氏は，湿瘧で，全身が非常に痛み，手足が沈むように重く，悪寒が発熱より長く，脈濡の場合に用いた。筆者は本方を，胸脇満痛に脘腹脹悶を兼ね，苔膩・脈弦などのみられる肝鬱脾湿の患者に常用している。

（4）柴胡陥胸湯（『重訂通俗傷寒論』）

小柴胡湯去人参・生姜・大棗・甘草，加枳実・栝楼仁・桔梗である。もともと少陽証があり，胸膈痞満，押えると疼痛がある場合を治す。筆者はこれを，冠動脈疾患で胸脇悶痛があり，胃脘の痞塞を兼ね，苔黄膩・脈沈弦の患者の治療に用いている。

（5）柴胡四物湯（『素問病機気宜保命集』）

小柴胡湯去生姜・大棗，加四物湯である。虚労が長引き，少し悪寒発熱があり，熱入血室で，脈沈数の患者を治す。筆者はこれを，婦人の月経病に用いて治療している。

（6）柴胡破瘀湯（『東医宝鑑』）

小柴胡湯去人参，加当帰・川芎・芍薬・桃仁・五霊脂である。産後に悪露が出尽さない，あるいは産後に悪露が出ない・熱入血室・譫言・発狂を治療する。筆者はこれで婦人の月経困難，あるいは生理痛で気滞がみられる場合を治し，脈弱の場合は人参を去らずに党参に代えている。

なお柴芩温胆湯・柴苓湯・柴胡枳桔湯などはいずれも臨床家が常用する方剤である。小柴胡湯の加減方は枚挙にいとまがなく，本方をもとに薬物を加減したものもあれば，原方とほかの方剤を合わせて1つの方剤としたものもある。ただし，証に応じて変化させることが求められる。

第21論
「少陽は半表半裏である」ことについて論じる

　「少陽は半表半裏である」「少陽は半表半裏を主る」というのは，中医学界，特に傷寒学者にとって一種の習慣的な言い方である。「半表半裏」は少陽に対する専用の名称である。これについて，筆者の見方を述べてみたい。

　日本の学者である生島忍先生が，筆者に「少陽が半表半裏であるという説は，誰が最初に出したものですか」と尋ねた。当時筆者はあまり深く考えずに，それは成無己であると答えたが，実はそうではない。確かに成無己は最初に『傷寒論』の注解をした人である。ただし成氏は「半表半裏」が少陽の専用の用語であるとはしていない。考察してみると，成氏の著書である『注解傷寒論』の中に，確かに「邪少陽にあり，半表半裏となす」という言い方がある（第264・265条の注解を参照）。しかし成氏は少陽を裏病として論説している。一方，第142条の成氏の注釈には，「頭項強痛するものは，太陽表病なり……結胸のごとく，心下痞硬するものは，少陽裏病なり。太陽少陽相あわせて病となし，純粋な表ではなく……また未だ完全には裏に入っておらず……この邪は半表半裏の間にあるなり」とある。ここでの「半表半裏」とは，1つの部位を指すのではなく，「半表」とは一部分太陽表証があることであり，「半裏」とは一部分少陽証があることを指している。このような見方は，成無己の第150条の注釈，すなわち「太陽少陽併病は，邪気半表半裏間にあり，返ってこれを下せば，二経の邪が虚に乗じて……」にもみられる。ここに書かれている「半表半裏」も同様に，太陽と少陽のことをいっている。このように成無己のいう「半表半裏」は異なる条文の中ではその意味も異なっており，もっぱら少陽に用いるのではない。

　また，仲景の著した『傷寒論』の現存する本（通常「趙本」といわれてい

る）は，全体で十巻二十二篇ある。それを考察してみると，論中で説明されている「表」と「裏」は，異なる条文では異なるものを指している。例えば，第49・91・92・139・285・317・372条などでは，その「表」は太陽を指し，「裏」は少陰を指す。第104条の「表」は少陽を指し，第56・169・176・208・217・252条などでいう「裏」は，下焦（膀胱）・少腹・血分の意味を代言している。さらに，「裏」の字が指すものが不定であり，表ではないものをすなわち裏であるとする条文には，例えば第151・152・153条などがある。仲景がいっている「表」と「裏」の意味は，証の状況に対して用いられるもので，固定した１つのものを指すのではない。全書を見渡すと，仲景に「少陽は半表半裏である」「少陽は半表半裏を主る」の言葉はみられず，かえって「半表半裏」に似た言い方として，第148条に，「傷寒五六日，頭汗出で，微しく悪寒し，手足冷え，心下満し，口は食を欲せず，大便硬く，脈細のものは，これ陽微結となす，必ず表あり，また裏あるなり，……これ半ば裏に在り半ば外に在りとなすなり……小柴胡湯を与えてよい」とある。この条でいう「必ず表あり，また裏あるなり」と「半ば裏に在り半ば外に在り」は陽微結証のことをいっており，陽微結証のうちのある部分は頭汗出で，微しく悪寒するという太陽表証を，またある部分は陽明裏実の微結証を指す。「半ば裏に在り」は陽明を指し，「半ば外に在り」は太陽を指しており，少陽のことではない。あるいは少陽でないのに，なぜ小柴胡湯で治療するのか疑問に思うかもしれない。実はここでは「半ば裏に在り半ば外に在り」「必ず表あり，また裏あるなり」という陽微結証であり，その証の状態は半分が太陽にあるので，下法を用いることはできず，別の半分は陽明にあるので発汗法もできず，発汗・瀉下の方法がいずれも適当ではない。仲景は柔軟に法を用いて，小柴胡湯が少陽枢機を和解する働きを借りて，枢機を一転させ，太陽が開き，陽明が調和することを望んでいる。すなわち第230条の「小柴胡湯を与うべし，上焦通ずるを得，津液下るを得，胃気よりて和す」の意味となる。ゆえに本証を治療するとき，仲景はただ「小柴胡湯を与えてよい」といっているだけで，「小柴胡湯これを主る」とはいっておらず，私たちが学ぶときにはその真意を理解する必要がある。小柴胡湯は少陽病の主方であるが，陽微結証の場合に小柴胡湯で治療しているからといって，陽微結証が少陽証であると判断してはいけない。あわせて

条文の中の「必ず表あり，また裏あるなり」と「半ば裏に在り半ば外に在り」を「半表半裏」と誤解してはいけない。

　あるいは，太陽の経脈が体の後ろを循って表を主り，陽明の経脈が体の前を循って裏を主り，少陽の経脈が体の両側を循って太陽と陽明の間に介在しているので，少陽は半表半裏を主るともいわれる。このような角度から，少陽が半表半裏となすという見方もできる。しかし太陽が表となし，少陽が半表半裏となし，陽明が表から内部に入った裏となすというように，浅から深に入るという角度から半表半裏を論ずるべきではない。もしこのように誤って考えると，六経病は，先に太陽病にあり，続いて少陽病になり，さらに続いて陽明病になるという配列順序になってしまう。ある医家がこのような説を出して，「少陽病篇」を「陽明病篇」の前に移すべきであると主張しているのは，たいていこのような誤解による。このことを明らかにすれば，六経病の配列順序に疑問が生じるはずがない。よって，もともと理解しにくい『傷寒論』に，「少陽は半表半裏となす」という曖昧な言い方を加えると，『傷寒論』の学習にとってきわめて不利である。仲景は太陽が表であり，陽明が裏であり，少陽が半表半裏であるとはいっていない。もし強く「少陽は半表半裏となす」という説を堅持するならば，私たちはただ太陽経脈が背中を循って表を主り，陽明の経脈が体の前を循って裏を主り，少陽の経脈が体の両側を循っているので，少陽は半表半裏を主るという立場から理解した方がよい。断じて表から裏に入るという角度から理解してはいけない。三陽が「表」を主り，三陰が「裏」を主り，少陽が三陽の終わり，三陰の前にあるから「半表半裏」にあるということはできる。あるいは開・合・枢の角度からみて，少陽は枢であり，枢機が利を得れば，外で開くことができ，内で合わさることもできる。開は表となし，合は裏となすので，少陽は半表半裏となすということも可能である。ただし，少陽を「表→半表半裏→裏」といった深浅の部位から「半表半裏」にあると理解してはならない。

第22論
「大柴胡湯の治療は主に陽明にある」ことについて論じる

　大柴胡湯が『傷寒論』から出たものであることは，歴代の医家が重視しているが，意見は一致していない。諸家の意見をまとめると，おおむね3種類に分けられる。①本方は少陽病に陽明裏実の証を兼ねるものに用いられ，和解の中に瀉下の意味を含んでいると考えるもので，明代の方有執はこのように認識している。②大柴胡湯は少陽陽明合病の証の治療に対する処方であると認識するもので，徐霊胎の考えがそれにあたる。③大柴胡湯は少陽陽明併病の治療に対する処方であると認識するもので，日本人の山田正珍の考えがそれにあたる。諸家の言い方はそれぞれであるが，大柴胡湯の使用原則は少陽から離れていない。あるいは大柴胡湯の治療は少陽に偏重している。傷寒の学者はこのような見方をしているが，方剤学の領域にもこれが反映されており，あるいは大柴胡湯を表裏双解剤に帰属させ（例えば汪昂ら），あるいは和解剤の中に入れている（例えば『方剤学』1979年版）。筆者の認識では，『傷寒論』の六経分証の角度からみると，大柴胡湯の治療は陽明に偏重しており，その方剤の効用を論じるなら，大柴胡湯には（少陽と陽明）鬱熱の清解に，陽明裏実の瀉下を兼ねた優れた効果がある。言い換えれば，大柴胡湯証は陽明が主であり，少陽が主ではないということである。

　遡ってその源を求めてみよう。『傷寒論』第103条の大柴胡湯証の最初の文に，大柴胡湯証の状態が比較的詳しく論述されている。それには，「太陽病，経を過ぐること十余日，反って二三これを下し，後四五日，柴胡湯証なお在るものは，まず小柴胡を与う，嘔止まず，心不急し，鬱鬱微煩のものは，いまだ解せずとなすなり，大柴胡湯を与え，これを下せばすなわち癒ゆ」とある。条文を分析すると，前医の行った「二三これを下す」治

療法は，言外の意味として証の状態にいくらかの陽明裏熱証があったということを表現している。「柴胡湯証がなお在るもの」の「なお」の字は，患者が陽明裏証だけでなく，同時に往来寒熱，あるいは胸脇苦満，あるいは黙々として飲食を欲せず，あるいは心煩喜嘔などの少陽証を伴っていることを示している。これは実は，少陽病に陽明裏実の証候を兼ねているということであるが，仲景は，大柴胡湯を使用してこれを治療するとはいっていない。ただ「外から内に入る場合，その外を先に治す」「外から内に入って内が盛んである場合，先にその外を治療し，後でその内を整える」(『素問』至真要大論篇)を基本として，少陽をとり，先に小柴胡湯でその「外」を治療している。小柴胡湯を服用したのち，2通りの可能性がある。1つ目は，もともと「柴胡湯証がなお在る」の邪がことごとく除かれ，枢機が利を得て，同時に陽明裏証もまたこれに伴って解し，すなわち第230条の中の小柴胡湯服用後に「津液下るを得，胃気よりて和す」の意味で，一挙両得の効果を収め，病は完全に治癒する。2つ目は，小柴胡湯服用後，柴胡証でみられる邪がことごとく除かれたが，患者に「嘔止まず，心不急し，鬱鬱微煩」が出現している。ゆえに「いまだ解せずとなすなり」は少陽証がまだ解していないことを指しているのではなく，これは病が解していないことである。このような症状は，少陽証の心煩喜嘔・胸脇苦満とはまったく異なる。2組の症状は軽重の程度の差だけでなく，病位のうえからもすでに違いがある。心煩喜嘔と胸脇苦満の病位は少陽にある。しかし，嘔吐不止と心下急の病位はすでに心下胃脘，すなわち陽明の境界にある。これは小柴胡湯服用前にすでに陽明裏証があり，小柴胡湯服用後に，裏証がまだ除かれず，さらに一歩発展したために起こる。つまりこれは病がすでに少陽から陽明に転属したということであって，ゆえに仲景は「大柴胡湯を与えこれを下せばすなわち癒ゆ」といっている。「これを下す」の字が，大柴胡湯の治療は陽明裏証に偏重しているという本質を示している。章虚谷は，「もし『嘔止まず，心不急し，鬱鬱微煩の場合』その陥入した陽明腑邪がまだ解していないことである。ゆえに人参・甘草の補中を用いず，柴胡・黄芩・半夏の昇降に芍薬の平肝，枳実・大黄の通利を併用して，鬱逆の邪を陽明から下す」といっている(『傷寒論本旨』)。成無己はこの条の注釈で，裏熱がすでに著しく，胃中に結するなり，大柴胡湯で下せば「裏熱

すなわち治癒する」といっている(『注解傷寒論』)。あわせて第156条で,「傷寒発熱し,汗出でて解せず,心中痞硬し,嘔吐して下利するものは,大柴胡湯これを主る」といっており,また注釈で「心下痞硬する場合,これは裏実なり,大柴胡湯を与えて裏実を下す」とある。ここから成氏が仲景の意を深く理解していることがわかり,大柴胡湯証が陽明の裏・熱・実証を主としていることがはっきりする。

『傷寒論』の中の大柴胡湯に関する条文を見渡してみると,「太陽病篇」には4条,「可下篇」には11条みられ,そのすべてが陽明を清し,腐熱を瀉す意味をもっている。特に「可下篇」には,大柴胡湯証が11条あり,そのなかの7条は大承気湯証と合わせて1つの条として論じられている。『金匱要略』腹満寒疝宿食病脈証治第十の中で,「これを按じて心下満痛する者は,此れ実となすなり,まさにこれを下すべし,大柴胡湯に宜し」とある。この条の前は厚朴三物湯証,後が大承気湯証で,その中間が大柴胡湯証である。3つの方剤の証は順に論じられており,『傷寒論』の可下篇の中で,大柴胡湯が大・小承気湯証と並べて論じられている状況と一致している。これが仲景の心中で,大柴胡湯と承気湯類が同じ下法に属する方剤であることを説明する理由であり,治療は陽明にある。黄竹齋は,「大承気湯が最も強く,小承気湯がその次で,調胃承気湯がその次で,大柴胡湯がその次である。仲景の治法は,熱積を盪淨する」といっている。劉渡舟老師は,大柴胡湯の瀉下の力について,「大承気湯と比較して瀉下の力は少し弱い,ただし薬力は相当ある」と説明している。柯韻伯は『傷寒来蘇集』の中で,「曰く下して治る場合,大柴胡湯は下剤であり,和剤ではない」といっている。陳修園は『長沙方歌括』の中で,「大柴胡湯は太陽病未解で陽明に伝入し,大便が通じず,あるいは寒熱往来があり,その脈沈実の場合を治療し,この方剤でこれを下す」といっている。沈氏は大柴胡湯が陽明に属する処方であることを肯定し,その方剤が陽明病に少陽証を兼ねる場合にも治療できることを指摘している。

大柴胡湯は鬱熱の清解に裏実の瀉下を兼ね,その鬱熱の状況は,少陽を兼ねる場合もあれば,ただ陽明のみの場合もある。方中の柴胡は,大柴胡湯の諸薬の最初にあり,用量は半斤と多く,あわせてその名称も用いられていて,君薬となっている。『本経』では柴胡について,「心腹腸胃の中の結

気，飲食積聚，寒熱邪気を主り，推陳致新の働きがある」といっている。すなわち，気鬱をめぐらせ，少陽枢機を和解し，また陽明を下すことで，古いものを押し出して新しくする働きがある。『神農本草経』のある部分で，「推陳致新（訳注：古きを退けて新しきに致る）の場合，ただ大黄・芒硝・柴胡の三味にその働きがある」といっていることに注意を払うべきである。人々は往々にして柴胡の和解の働きに注目する余り，陽明を清解する力に対する認識が不足している。1つの薬物には多くの効能があり，それはまさにその方薬における具体的な配合状況によって決まる。柴胡は少陽に作用し，表裏を透達させ，上下を通暁させる。上に向かって清陽を昇らせることもでき（補中益気湯のように，常に升麻を配合する），外に向かって透表退熱させることもでき（柴葛解肌湯と柴胡湯去人参加桂枝が微熱を治療できるように，常に葛根・桂枝を配合する），裏に向かって疏鬱散結でき（柴胡疏肝散のように，常に香附子を配合する），下に向かって推陳致新することもできる（大柴胡湯のように，常に大黄を配合する）。このように柴胡という薬物は，表も裏も上昇も下降もでき，柴胡の量が多ければ清熱や推陳致新でき，中等度なら疏肝解鬱清熱，少量なら陽気を昇挙でき，その配合によって決まる。大柴胡湯の中で，柴胡と大黄，枳実の配合の意味は，下すことにあり，互いに助け合っている。私たちは大柴胡湯の中で柴胡が君薬であり，和解少陽の薬物であるからといって，この方剤が少陽の和解剤であると断定してはいけない。もし，大柴胡湯の和解の意味を考えるならば，陽明を清下するなかに和解少陽の力を備えているといえる。程郊倩は，「大柴胡湯は攻剤に属している。然し……下焦を出口として，攻の中に和解の意味ももっている」（『傷寒論後条弁直解』）と述べている。

　大柴胡湯の治療は陽明に偏重しているが，少陽の状況（例えば往来寒熱，あるいは胸脇苦満を伴う）を兼ねている場合の治療にも用いることができる可能性を排除すべきでないという説を，筆者らは唱えている。『傷寒論』第104条には「傷寒十三日解せず，胸脇満して嘔し，日晡所潮熱を発し，おわりて微しく利す，これ本柴胡証，これを下しもって利を得ず，今反って利するは，医もって丸薬にてこれを下すを知る，これその治にあらざるなり。潮熱は，実なり，まず小柴胡湯を服しもって外を解すべし，後もって柴胡加芒硝湯これを主る」，第135条には「傷寒十余日，熱結し裏に在り，

また往来寒熱するものは，大柴胡湯を与う……」とあり，実は少陽兼陽明証に属する。仲景はいずれも大柴胡湯で治療しており，方剤の中に柴胡，黄芩の配合があるということが，私たちにとって啓迪（教え）となっている。大柴胡湯の治療には，2種類の証型がある。1つは熱が裏に結し，心下に陽明裏熱がある実証で，もう1つは陽明に少陽証を兼ねるか，少陽証に陽明裏実を兼ねているものである。大柴胡湯の治療は陽明裏熱実に偏重しているが，陽明裏実を治療する大，小，調胃承気湯証とは，どのように区別すればよいのだろうか。大柴胡湯証を病因病機のうえから論じると，邪が心下を阻み，気機鬱結が先にあり，気鬱により陽明腑気が通暢せず，熱が積もって実となる。章虚谷はこれを「鬱逆の邪」(『傷寒論本旨』)と称した。これは大柴胡湯で，柴胡が君薬である1つの重要な原因である。三承気湯証（大・小・調胃承気湯のこと）は，陽明の熱が盛んで傷津することによる燥が先にあり，続いて陽明裏実の証候を形成する。したがって病位からみると，大・小承気湯証の邪は腸に結しており，表現は腹部の痞満，あるいは堅実ともにある。大柴胡湯証の邪が結する部位は大・小承気湯証より高く，重点は心下にある。その証候の表現は，「心下急」だけでなく，「心下痞硬」「心下を按じて満痛」が主である。また常に「嘔止まず」を伴い，鬱逆の熱が上って心胸を擾すことにより，「鬱々微煩(みだ)」が出現する。調胃承気湯証の病位は大・小承気湯証の病位より上にあって，陽明腑実の初期に属している。ただし胃中の燥熱が主であり，ゆえに証候としては譫言・心煩・潮熱，あるいは蒸蒸と発熱する特徴があり，大柴胡湯証にある，嘔止まず，心下の疼痛があり押えるのを嫌がるなどの症状はない。

　上述のことをまとめると，仲景の用いた大柴胡湯の意味は「下す」ことにあり，「和す」ことではない。大柴胡湯の治療は陽明に偏重し，病位は心下，あるいは上腹部が主であり，嘔吐，疼痛があり押えるのを嫌がり，便秘・舌苔黄色であることが要点である。臨床上の経験から，大柴胡湯は急性腹症，特に上腹部の急性腹症に広く応用されている。例えば急性胆道感染・急性膵炎・胆石症（常に大金銭草・鶏内金などを加える）・急性虫垂炎などである（天津南開医院・錦州医学院付属医院・湖北中医学院付属医院・唐山開灤炭鉱医院・上海第二医学院瑞金医院などの報告がある）。河南医学院第一付属医院は大柴胡湯を消化性潰瘍の急性穿孔の第2期——穿孔消

炎期（熱証実証に属する場合），吉林医大第三臨床学院・沈医一院・旅大市三院外科などでは，いずれも清裏攻下に大柴胡湯加減を用いており，胃腸の減圧と補液などを組み合わせて胃および十二指腸潰瘍の急性穿孔を治療した結果，手術を免れ，比較的良い治療効果を収めた。これは客観的にみて，大柴胡湯による治療が陽明胃腸に偏っており，鬱熱を清解し，通腑泄便の効果があることをある程度証明している。ゆえに大柴胡湯の治療は陽明に偏重しており，心下および上腹部の「熱が裏に結する」嘔吐，および疼痛があり押えるのを嫌がるものを主とし（例えば胃・膵病変），このほか陽明に少陽を兼ねたり，少陽に陽明裏実を兼ねたりする証の治療にも用いることができる（例えば，胆道感染に往来寒熱や胸脇苦満を兼ねる場合）。この結果，大柴胡湯は少陽の和解に陽明裏実の治療を兼ねる。ただし足の少陽胆経の気血経脈は和解するが，手の少陽三焦は和解しない。これは小柴胡湯が少陽を和解するのとは異なっている。小柴胡湯の和解少陽の働きは，足の少陽胆と手の少陽三焦の２つの面を包括する。筆者が，このような大柴胡湯の治病が陽明に偏重するという考えを提示するのは，大柴胡湯の用い方をその臨床応用において，さらにはっきりさせるためにほかならない。

第23論
柴胡桂枝乾姜湯証は水飲内停ではないことについて論じる

　柴胡桂枝乾姜湯証は『傷寒論』第147条にみられ，その条には「傷寒五六日，すでに汗を発してまたこれを下し，胸脇満し微結し，小便利せず，渇して嘔せず，ただ頭汗出で，往来寒熱，心煩のものは，これいまだ解せずとなすなり，柴胡桂枝乾姜湯これを主る」とある。傷寒の5，6日目で発汗・下法などを経たのちに，邪が伝わることも，伝わらないこともあるが，まさにその脈と証をみると判断できる。ここでは患者に胸脇苦満・往来寒熱・心煩がみられるので，邪が少陽に及んでいることがわかる。ただ小便不利・口渇があるが嘔吐せず，頭から発汗するという症状を兼ねており，日本人の丹波元堅はこれについて「水飲内結を兼ねる」と述べている。近年，中国国内の教材もこの説を採用しているものがあるが，筆者はこれには盲従できない。本方の湯証が，少陽病証であることについては疑いがない。ただし「水飲内停を兼ねる」という論については，検討する必要がある。

　柴胡桂枝乾姜湯証に水飲内停を兼ねると論ずる場合，本証の小便不利・口渇があるが嘔吐しないのは，少陽の枢機が不利となり，三焦の決瀆が失調して，水飲内停・津液不化が起こることによる。あわせて柴胡桂枝乾姜湯は，「少陽を和解する中に，化飲解結を兼ねている」。唐容川の言葉を引用すると，「小便不利，水結により，津液が昇らず，ゆえに口渇がある。これは五苓散証と同一である」という証である。『傷寒論』と『金匱要略』をみると，およそ水飲内停による小便不利に対して，仲景はいずれも茯苓で治療しており，五苓散証・猪苓湯証・真武湯証などでは茯苓で淡滲利水している。また第40条の小青竜湯方後の加減法の中で，「小便利せず，少腹満するものは，麻黄を去り，茯苓四両を加う」ことによって治療するといっている。第96条の小柴胡湯方の後の加減の中には，「心下悸し，小

便利せざるものは，黄芩を去り，茯苓四両を加う」，第318条の四逆散証の方後注には「小便利せざるものは，茯苓五分を加う」とあり，いずれも明らかな例である。しかし，柴胡桂枝乾姜湯の中に茯苓は用いられておらず，このことから本証の小便不利が水飲内停によるものではなく，茯苓による利水が必要ないことがわかる。また仲景は，水飲内停による小便不利の治療に黄芩を用いておらず，小柴胡湯の加減法の中で，「あるいは心下悸，小便不利」の症状に対して，黄芩を去り，茯苓4両を加えて治療している。仲景の治水・治飲・治水気・治湿の諸方を詳しくみると，例えば十棗湯・大陥胸湯・小青竜湯・真武湯・五苓散・猪苓散・牡蠣沢瀉散・苓桂朮甘湯類，および『金匱要略』の「痙湿暍病篇」「痰飲病篇」「消渇小便不利病篇」「水気病篇」にある諸方は，いずれも黄芩を用いていない。仲景が水・飲・湿病証の治療に黄芩を用いないのは，経験的な規則である。柴胡桂枝乾姜湯の中には茯苓はなく，かえって黄芩があり，このことは証の状況に水飲内停がないという1つの傍証である。さらに「小便利せず」の後の「渇して嘔せず」の症状は，その「口渇」が，もし水飲内停によって津液の上昇しない状態でなければ，すなわちそれは津液損傷，あるいは邪熱による傷津によるものである。水飲内停の口渇に対し，仲景は渇を治せず飲を治し，飲が去るのを待てば，渇はおのずから止むとしている。しかし，熱灼津傷の口渇に対しては，仲景は天花粉で治療しており，小柴胡湯方の後の加減法の中で，口渇がある場合，栝楼根を加える方法で証明されている。柴胡桂枝乾姜湯の中の栝楼根は，口渇に対して用いられたものであり，もともと小柴胡湯の加減法から来たもので，生津止渇に用いる。成無己は柴胡桂枝乾姜湯証に対する注釈で，「小便利せず，口渇がある場合，発汗，下法の後に津液が失われ，内が乾燥している」といっており，章虚谷・汪苓友らは皆この説に賛同している。したがって，本証の小便不利は飲邪の停滞ではなく，津液の損傷によるものである。再び「渇して嘔せず」を分析してみると，小便不利のすぐ後に位置しており，これは簡単に症状を羅列したものではなく，前の小便不利に対する弁証論治の作用を果たしている。「嘔せず」は病証ではなく，患者に存在しない症状であり，患者に存在しない症状としては，例えば腰痛がない・頭痛がない・めまいがない・耳鳴りがしない・便秘がない・手足の厥冷がない……など数限りなくある。

それでは仲景はなぜ「渇して嘔せず」といい,「渇して譫言せず」あるいは「渇して遺尿せず」……といわないのだろうか。実はこれには意味があり,「渇して嘔せず」が指していることは,「渇して嘔吐する」に対していっているのである。これは『金匱要略』痰飲咳嗽病脈証併治の条文の最後にまとめとして,「まず渇して後に嘔するは,水心下に停(とどま)るとなす,これ飲家に属す」とある。また,『傷寒論』第74条の太陽蓄水による五苓散証では,「渇し水を飲まんと欲し,水入ればすなわち吐するものは,名付けて水逆という」とある。はっきりわかるのは,「渇して嘔吐する」は水飲内停の反映であり,反対に「渇して嘔せず」の場合には水飲不化の状態ではないことを説明しており,その口渇は水飲内停ではなく,津液損傷による。ゆえに処方中に茯苓は用いられず,天花粉を用いている。小便不利も同様に津液損傷による状況である。

柴胡桂枝乾姜湯証には,太陽表邪未解の状況がある。「傷寒五六日,すでに汗を発してまたこれを下し,胸脇満し微結し,小便利せず,渇して嘔せず,ただ頭汗出で,往来寒熱,心煩のものは,これいまだ解せずとなすなり,柴胡桂枝乾姜湯これを主る」。この原文を仔細に閲読してみると,後半の「これいまだ解せずとなすなり」は,冒頭の「傷寒」に対していっており,これは太陽表邪が発汗・下法ののち,ある部分でまだ解していない状況があるということである。小柴胡湯加減の中の「外に微熱あるものは,人参を去り,桂枝三両を加え,微しく汗すれば癒ゆ」の考えから,柴胡桂枝乾姜湯にも桂枝があって人参がない。柴胡桂枝乾姜湯の方後注に,「汗出づればすなわち癒ゆ」とあることからも,外に表邪があってまだ解していない状況が説明できる。その条文は太陽と少陽の併病である柴胡桂枝湯証のすぐ後にあって,太陽証に位置しており,また陽明証の陽微結証の前にあって,太陽病あるいは少陽病の「実ならば陽明,虚ならば太陰」の機序を表現している。

方剤の中の乾姜は,誤下により脾気を損傷しているために加えられており,仲景は乾姜で温中している。薬をもって証を測ると,本方の証は,すでに太陽未解の邪があって,また少陽鬱熱と太陰脾寒の機序もある。太陰脾寒の状態はまだはっきりとは現れていない。ただし,すでに誤下による損傷があるので,乾姜(桂枝と組み合わせる。『神農本草経』は桂枝が「補

中益気」するといっている）を用いて温中補虚している。これは，治療の中に予防があり，既病を治さず，未病を治すという意味である。

　方中の牡蛎は，小柴胡湯の加減変化の法である，「脇下痞硬がある場合，大棗を去り牡蛎を加える」から来たもので，本証には「胸脇満微結」があるので，牡蛎を加えて軟堅散結している。

　臨床での実践にもとづけば，本方は表邪があるときに用いるが，ないときにも用いられ，桂枝と乾姜の組み合わせは，温中補虚に用いられる。私たちの老師，劉渡舟教授は，柴胡桂枝乾姜湯について，「この方は大柴胡湯と対応していて，大柴胡湯が少陽に陽明裏実を兼ねる場合を治療するのに対し，これは少陽に太陰脾寒を兼ねる場合を治療できる。これは，少陽の病が脾胃に影響した場合に寒熱虚実の違いがあることを表している。筆者は臨床でこの方を慢性肝炎で腹脹・下痢があり，太陰病の陰寒の機序がある場合に用い，往々にして有効である」（『傷寒契要』）と述べている。筆者は導師の意を受けて，この方を口苦・心煩・腹脹・下痢・冷たい食べものを嫌がる・尿が濃黄色で，肝胆に鬱熱があり，脾胃の虚寒がある場合に用い，満足できる効果を得ている。以上のように，柴胡桂枝乾姜湯は一種の調和肝脾の法である。現在，この処方を加減して，肝硬変・糖尿病などに用いて一定の治療効果を収めている医家もおり，さらに一歩研究を進めて，広く応用する必要がある。

第24論
大黄黄連瀉心湯に黄芩が入っていないことについて論じる

『傷寒論』第154条の熱痞を治療する大黄黄連瀉心湯は，大黄2両，黄連1両の2味で構成されている。(趙開美本『傷寒論』参照)。宋代の林億らが『傷寒論』を校訂したとき，方後注に，「林億らが，大黄黄連瀉心湯を詳しくみたところ，ほかの本でも皆2味である。また附子瀉心湯には大黄・黄連・黄芩・附子が用いられており，おそらく前方にもまた黄芩があり，その後附子を加えている。ゆえに附子瀉心湯は，前方に附子を加えた，という名になっている」とある。ここから林億らは，大黄黄連瀉心湯には黄芩があったと認識していることがわかる。また，唐代の孫思邈らは『千金翼方』の中にある大黄黄連瀉心湯の注釈で，「この方にはもともと黄芩がある」といっている。このようにして大黄黄連瀉心湯の中に黄芩があるという説が形成されていった。『金匱要略』驚悸吐衄下血胸満瘀血病脈証併治第十六の中に，吐血衄血を治療する瀉心湯という1つの処方がある。これは大黄2両，黄連・黄芩各1両からなり（またの名を「三黄瀉心湯」と称する），この『金匱要略』の三黄「瀉心湯」と『傷寒論』の「大黄黄連瀉心湯」を混同している者もいる（例えば，『傷寒論方証薬研究』『経方臨証集要』『傷寒論方古今臨床』などの書物にみられる）。筆者の認識では大黄黄連瀉心湯の中に黄芩はなく，これと『金匱要略』の三黄「瀉心湯」とは別の処方であって，薬の組成からみても，服薬方法からみても，それぞれ違いがあるのである。その主治する症状はまったく異なっており，両者を混同して考えることはできない。

宋の林億らが校訂した『傷寒論』は，それまでの内容を集大成しており，非常に画期的であることは，肯定すべきである。ただし「書物に完璧なものはない」。林億らは，大黄黄連瀉心湯の注釈で，「林億らが大黄黄連瀉心

郵便はがき

272-8790

料金受取人払

市川局承認
104

差出有効期間
平成20年9月
20日まで
切手はいりません

（受取人）
千葉県
市川市宮久保三―一―五

東洋学術出版社 行

お名前		明 大 昭	年生れ

ご住所	〒□□□□□□□

電話　　（　　）　　　　FAX　　（　　）

E-mail

☐ ニュースメールの配信を希望します。

勤務先		ご職業 医師　薬剤師　鍼灸師　その他

読者カード	この読者カードにより,新刊書の案内等をさせていただきます。是非ご返送ください。 **フリーダイヤルFAX　0120-727-060** をご利用下さい。住所・電話番号をお忘れなく。

臨床力を磨く傷寒論の読み方50

◆本書の内容
　① わかりやすい　　② むずかしい　　③ やさしすぎる
　④ 大いに役に立つ　⑤ まあまあ
◆本書についてのご感想

◆これまでに読んで役に立った中医学の本
　①　　　　　　　　　②　　　　　　　　　③
◆当社の書籍でよかった本
　①　　　　　　　　　②　　　　　　　　　③
◆中医学についてどう思いますか？
　論理が　① わかりやすい　② わかりにくい
　臨床に　① 応用しやすい　② 応用しにくい
◆中医学を学んでから臨床力が　① ついた　② つかない
◆どんな本が欲しいですか？

当社刊行物のご注文にご利用下さい。

注文書	書　　　名	冊	数
			冊
			冊
			冊

※当社は皆様よりお寄せいただいた個人情報を厳重に管理し,お客様の承諾を得た場合を除き,第三者に提供・開示等は一切いたしません。

湯を詳しくみたところ，いずれももともと2味であった」といっている。林億らの事実を求める学風を賞賛できる。注釈からわかることは，仲景の『傷寒論』が宋代に至ったとき，すでに多くの異なった伝書があったということである。ただし注意しなければならないことは，多くの伝本の中で，大黄黄連瀉心湯はいずれも大黄と黄連の2味で組み立てられ，黄芩は入っていないということである。これは疑いのない客観的な事実であり，大黄黄連瀉心湯原方には黄芩がないことが証明されていて，誤って脱落したのではないというのが歴史的な結論である。そのすぐ後に，「また附子瀉心湯には，大黄・黄連・黄芩・附子が用いられており，おそらく前方の中にも黄芩があって，のちに附子を加えたために附子瀉心湯といい，前方に附子を加えた，という名になっている」とあるが，この注釈は十分に推敲されていない。遠慮せずにいうと，林億らの考察の推理は根拠が乏しい。もし林億らの推理に従って，附子瀉心湯が大黄・黄連・黄芩（以下略して「三黄」と称する）に附子を加えて出来上がっており，大黄黄連瀉心湯の中に「また黄芩がある」と断定するならば，以下のようなことがいえるだろう。半夏瀉心湯は瀉心湯（大黄・黄連・黄芩）加半夏からなり，当帰四逆湯は四逆湯（附子・乾姜・甘草）加当帰からなることになり，もちろんそれらは誤りである。ゆえに私たちは林億らの推理に賛同できない。林億らの「おそらく前方にもまた黄芩がある」という疑いの言葉は間違っている。

『傷寒論』の中の「大黄黄連瀉心湯」と『金匱要略』の中の「瀉心湯」には，方薬名・薬物組成・煎服方法・主治症候などの点ではっきりとした区別がある。大黄黄連瀉心湯は大黄と黄連の2味（宋代の『傷寒論』伝本はいずれも2味である）で構成されている。無形の邪熱による気が中に痞塞した心下熱痞証に用いられ，清熱消痞し，その治療は気にある。ゆえに煎服方法には特別な要求があり，水から煮るのではなく，「麻沸湯二升をもってこれを漬けること須臾，絞り滓を去り，分かち温め再服する」必要があり，その意味は味が薄いことにある。『素問』陰陽応象大論篇に，「味厚即ち泄，薄即ち通，気薄即ち発散，厚即ち発熱」の教えがある。麻沸湯にしてしばらく漬けて用いるということは，大黄と黄連の味を薄く取ることであり，清熱の中に散結消痞を兼ねるという利点がある。再び『金匱要略』の「三黄」瀉心湯をみると，大黄・黄連・黄芩の3味からなっている。「心気不足・吐

血・衄血」の治療に用いられ，その治療は血にあり，熱迫血行にある。ゆえに水から煮て，かつ1回で「頓服」する必要があり，その意味は気血の邪熱を清泄し，いわゆる清熱涼血止血の法で，その味が厚い（濃い）必要があり，「味厚即ち泄」である。上述のような分析を通じて，大黄黄連瀉心湯は大黄と黄連からなり，黄芩は入っていないことが肯定できる。ただし，私たちが臨床においてこの方を運用する場合には，ときに黄芩を加えるケースがあることを排除することはできない。

第25論
陽明三急下証と少陰三急下証について論じる

　陽明三急下証は,「陽明病篇」の中の第252・253・254条の3条の湯証を指す。その内容は,「傷寒六七日,目中了了ならず,睛和せず,表裏の証なく,大便難く,身微熱のものは,これ実たるなり,急ぎこれを下せ,大承気湯に宜し」「陽明病,発熱し,汗多きものは,急ぎこれを下せ,大承気湯に宜し」「汗を発して解せず,腹満し痛むものは,急ぎこれを下せ,大承気湯に宜し」である。しかしその内容をよくみると,これら3条の急下証の中には,2種類の異なる証の状態があることがわかる。第253条と第254条は,邪熱が陽明において盛んである。邪熱による損傷は陽明にあって,胃(腸)の燥熱が津液を損傷して陽明腑実証を形成している。その証候の特徴は,外では発熱・発汗が多く,内では腹満・疼痛があり押えるのを嫌がり,便が出ないことである。もう1つの証の状態は第252条で,証は陽明に属しているものの,陽明の邪熱は胃腸の津液を耗傷せず,かえって少陰の真陰を消耗するのが主となっている。ゆえに症候の表現としては外では明らかな発熱発汗はなく,内でもまた明らかな腹満・疼痛・押えるのを嫌がる・便が出ないなどの「痞・満・堅・実」の陽明腑実の証候(仲景はこれを「表裏の証なく」と称した)はなく,ただ「大便難く,身微熱」という表現だけで,あわせて,「目中了了ならず,睛和せず」が主証である。これは陽明腑実の邪熱が,内で少陰腎水を消耗し,真陰が枯渇しそうになって,目が養われなくなったものである。ここから得られる結論は,陽明腑実の邪熱には,病理機序のうえで2つの異なった状況が存在するということである。1つの状況としては,陽明邪熱が胃腸の津液を損傷し,「水がないと舟が動かない」といった状態である。もう1つの状況は,陽明邪熱が内で少陰の真陰を枯渇させるというものである。温病学家の葉天士は,これに対してはっ

きりと,「熱邪が胃津を消耗しないと,必ず腎液が消耗される」と指摘している。陽明腑実の邪熱が,胃腸の津液を灼傷すると,大便が通じなくなり,腹部が痞満し堅実となる大承気湯証が起こる。その腑実証の表現は比較的にはっきりしており,診断・治療上の困難は少ない。しかし陽明腑実で,少陰真陰が内で消耗する大承気湯証は,その臨床表現に明らかな陽明腑実の「表裏証」がないので発見しにくく,診断・治療が非常に困難である。ゆえに仲景はこのような陽明実熱が少陰腎水を消耗する第252条の急下証を,陽明三急下証の冒頭に論述して,これにはその害がはなはだしいことを説明している。特に注意して,誤診・誤治を避けねばならない。同時に陽明腑実の邪熱と,少陰腎水の間に存在する特有の病理機序を示しており,これが少陰三急下証を論述する伏線となっている。

　少陰三急下証は第320条の「少陰病,これを得て二三日,口燥き咽乾くものは,急ぎこれを下すべし,大承気湯に宜し」,第320条の「少陰病,清水を自利し,色は純青,心下必ず痛む,口乾燥のものは,これを下すべし,大承気湯に宜し」,第322条の「少陰病,六七日,腹脹り,大便せざるものは,急ぎこれを下せ,大承気湯に宜し」である。これらの少陰三急下証に対して,『傷寒論』の注釈家の見方は一致していない。あるいは大実に羸状あり,真実仮虚であると考え,あるいは実(邪)により虚になったと考え,あるいは臓の邪が腑に伝わったと考え,虚が転じて実になったとする説もあり,結局のところ理解しにくい。知っておかなければならないのは,少陰三急下証はいずれも大承気湯で治療するが,その病因病機を求めると,実は少陰腎の陰虚が先にある(陰虚はすなわち内熱を生じる)ということである。腎陰が虚すると,胃腸の津液が不足し,水のないところで舟が立ち往生するような状況になる。乾燥が進んで熱となり,ついに少陰陰虚と陽明腑実の燥熱が同時に存在し,また互いに因果関係をもつ状態となる。このとき,正気から論じれば,これは少陰病である。なぜなら少陰の陰虚が先に存在するためであり,邪気の角度からいえば陽明病であるともいえるが,陽明腑実の燥熱は後から起こるので,仲景はこれを「少陰病」と称している。正気は本であり,邪気が標であり,先病が本であり,後病が標である。急なればすなわち標を治すべきなので,ゆえに大承気湯で急いで陽明の実熱を下し,それによって少陰の枯渇せんとしている真陰を留める

ということが，いわゆる「急下存陰」の意味である。

　少陰三急下証は陰虚となったのちの陽明腑実であり，陽明三急下証は陽明腑実があり，少陰真陰を内部で消耗している。病理機序のうえで，少陰の腎と陽明の胃腸の間に，密接な関係があることを反映している。『傷寒論』の六経病証の中のそれぞれの病証は，各々対応する臓腑の機能と無関係ではない。陽明病を論じるなら，陽明が胃腸を主り，その気は下行が順で通を以て用となすことをいっている。太陰病を論じるなら，腹満があり，ときに痛む・嘔吐・下痢・食欲不振を特徴としており，これは脾が腹を主り，運化を主るからである。少陰病を論じるとき，往々にして心腎陽虚により邪が寒化し，あるいは心腎陰虚の邪が熱化するというところから論じられるが，かえって腎が二便を主り，腎が胃の関となるという重要な内容が無視されている。少陰腎のこのような働きは，ただ腎陽の面で関連しているのではなく，腎陰・腎陽の2つの面の共同作用によって決定されるものである。したがって，少陰陽虚と陰虚はいずれも二便の失調を引き起こし，少陰病証においては，手足の厥冷という主要な表現のほかにも，あるいは大便不利・血便，あるいは小便不利がみられる。「少陰病篇」をみると，少陰陽虚による下痢は，四逆湯・白通湯・通脈四逆湯・桃花湯の諸証，小便不利は真武湯証になり，少陰陰虚による大便不利は少陰三急下の大承気湯証，小便不利は猪苓湯証になる。

　筆者の経験した治療例を示す。

症例

　裴××，67歳の老婦人，北京の前門大街の人である。1985年12月6日初診で，半月前に発熱があり，夜間ベッドから下に落ちた。すぐに近くの大柵欄医院を受診し，4日間入院して治療を受けたが，体温は38.5〜39℃の間を上下し，頭痛・めまいを伴ったので，自ら退院して，中医の診察を求めてきた。診察すると，顔面は紅潮し，舌苔は黄燥で厚く，舌質は絳紅で，脈は沈数有力である。尋ねると，もともと手足の心熱があり，排尿時の灼熱感がある。大便はすでに10日余り出ていないが，腹部膨満や腹痛はなく，陽明裏実証と診断した。高齢で体が痩せていることを考慮して，調胃承気湯を2剤与えたところ，体温は38℃前後に下降した。ただし，煩躁があり，

両目とも物がはっきり見えず，複視・羞明があり，光を嫌がる。筆者は突然，これはまさに仲景のいう「目中了了ならず，睛和せず，表裏の証なく，大便難く，身微熱のものは，これ実たるなり，急ぎこれを下せ，大承気湯に宜し」であると悟って，大承気湯を与えたところ，1剤で羊の糞のような便が数個出て，2剤で大便が希薄になり，1日2～3回出て，熱は退き，意識ははっきりして安定した。舌の黄色はすでにないが，脈はまだ数であった。患者はなお両目に羞明があり，はっきりとは見えない。増液湯加生石膏・竹葉・太子参に改めて治療したところ，10余剤服用して，病が治ったと告げられた。考察すると，この例は傷寒学からいえば，太陽病が長引いて，陽明に伝入して起こったものに似ており，この角度からみれば，一種の陽明病証である。ただこの患者において，外感後になぜほかの経に伝わらず，陽明に伝わったかといえば，おそらく素体が少陰陰虚で熱があり，胃腸の津液が欠乏していたことと関係しているのだろう。

第26論
真武湯証の発熱について論じる

　『傷寒論』第82条に,「太陽病汗を発し,汗出でて解せず,その人なお発熱し,心下悸し,頭眩し,身は瞤動し,振振と地に擗れんと欲するものは,真武湯これを主る」とある。本証には発熱の症状があり,注釈家の多くは,これを発汗後の亡陽で,虚陽が外に浮いていることによるとしている。ここで知っておくべきことは,陽虚による発熱の多くは,四逆湯証・通脈四逆湯証類のように内に真寒があり,外に仮熱がある証であって,必ずその陽は虚してすでに中に潜在する力がなくなっており,陰盛によって外に陽が格まれている。このような虚陽外浮の熱を治療するためには,まさに救急回陽に努める必要があり,生附子・乾姜で組成される四逆湯類の方剤であってもおそらく及ばないであろう。それなのに,本証にはかえって温陽化気利水の真武湯を用いて治療しており,生附子どころか乾姜さえなく,かえって茯苓・芍薬・姜・朮がある。何をもって回陽救脱し,どうやって虚陽外浮による発熱を治療できるというのだろうか。臨床実践においては,真武湯を用いて虚陽外越の発熱を治療することは滅多にない。ここでは薬をもって証を測り,方をもって証を測り,臨床での実践から証を測ると,真武湯証の発熱はおそらく虚陽外浮によるものではないといえる。

　真武湯の働きは,温陽化気して水をめぐらすことである。ゆえにその主る証は,少陽の陽虚による水泛である。私たちが真武湯証の発熱の症状を理解するとき,陽虚による水泛という原因から離れることはできない。『傷寒論』第28条に「桂枝湯を服し,あるいはこれを下し,なお頭項強痛し,翕翕と発熱し,汗なく,心下満し微しく痛み,小便利せざるものは,桂枝去桂加茯苓白朮湯これを主る」とある。この証にある「翕翕と発熱」は,水飲内停によって上焦のめぐりが悪く,営衛の気が不利になるものに属する。その熱は水飲に関係しているので,このような発熱を水気発熱とも称

する（水気発熱の理論は，「第27論．桂枝去桂加茯苓白朮湯証について論じる」を参照）。『金匱要略』水気病脈証併治第十四には，「黄汗はその脈沈遅，身発熱し……」「寸口脈沈滑なるは，中に水気あり，面目腫大し，熱あり名づけて風水という……」とあり，２つの証の発熱は，いずれも水湿が肌膚に滞留することによる。よって水湿の気が肌膚に溢れて発熱が起こることがわかる。真武湯証の発熱の原因は，少陰の陽虚があり，水気が肌膚に溢れることによるもので，ゆえにその発熱を水気発熱と称するのである。このような発熱においては，熱を治療すべきではなく，温陽化気利水の真武湯を用いて治療する。陽気が回復し気化が充足するのを待てば，飲は去り熱も除かれる。

第27論
桂枝去桂加茯苓白朮湯証について論じる

　桂枝去桂加茯苓白朮湯証は,『傷寒論』の第28条にみられる。その条には「桂枝湯を服し,あるいはこれを下して,なお頭項強痛し,翕翕と発熱し,汗なく,心下満し微しく痛み,小便利せざるものは,桂枝去桂加茯苓白朮湯これを主る」とある。注釈家たちは本条の証と治療について論争しており,その意見はまとまっていない。証に関しては表邪の有無について争い,治療に関しては桂枝去桂加茯苓白朮湯なのか桂枝去芍加茯苓白朮湯なのかについて争っている。これは文字の遊びではなく,この方剤の臨床応用と方薬組成に直接関係する問題である。これについて筆者の意見を述べてみたい。

　この証についていえば,本方の証には表邪があるのか,それともないのだろうか。『傷寒論』注釈の第一人者である成無己によれば,本証には表邪がある。成氏によれば,「頭項強痛し,翕翕と発熱するのは,発汗法や下法の後に邪気がなお表にある……いま外邪が去っていないので……桂枝湯を与えて外を解し,茯苓白朮を加えて小便を利し留飲をめぐらせる」(『注解傷寒論』)。本証に表邪があると考える者は,おおよそこの意見からはずれていない。そこで問うが,第一に本証に表邪があるのならば,なぜ桂枝湯を服用して解さないのだろうか。第二にもし本証がまさに表邪未解であるならば,仲景が用いた桂枝去桂加茯苓白朮湯(芍薬・甘草・生姜・茯苓・白朮・大棗)の中で,どの薬が解表の働きをしているのだろうか。第三におよそ表邪の証をあげると,あるいは雑病の中に表邪を兼ねるものもあるが,仲景は治療方薬と方後注にいずれもそのことを具体的に表しており,その方後注の多くには,「発汗して治癒する」と説明されている。麻黄湯,桂枝湯およびその加減方(表邪を兼ねる場合),小柴胡湯証に表邪を兼ねる場合の加減法,桂枝人参湯などの方後注は,いずれもその実例である。

しかし桂枝去桂加茯苓白朮湯の方後注には,「発汗して治癒する」という言葉は1つもない。第四に,かえって本方の方後注には確かに,「小便が利して治癒する」の文字がある。仲景の方後注には「下して治癒する」,あるいは「発汗して治癒する」,あるいは「小便が利して治癒する」などの言葉があり,証の状態の中に,下してよい実邪(あるいは水,飲,燥屎,瘀血),あるいは発汗すべき表邪,あるいは利すべき水飲があるのを区別して述べている。桂枝去桂加茯苓白朮湯の「小便が利して治癒する」は,本証に水邪内停の害があることをわざわざ示している。以上の分析にもとづくと,桂枝去桂加茯苓白朮湯証の状態には,表邪がないといえる。あるいは,表邪がないならば,患者になぜ「頭項強痛し,翕翕と発熱する」という症状があるのか疑問に思う人がいるかもしれない。もともと中焦は脾虚により運化が及ばず,水飲が中に内停し,上焦にめぐらなくなって営衛が不利となり,頭項強痛し,翕翕と発熱するのである。下焦が通暢しないので小便不利となり,心下満して少し痛むのである。『素問』調経論篇にある「穀気不盛ならば,上焦不行,下脘不通(王冰注:下脘は下焦のこと)」とは,このことを述べている。ゆえに仲景は桂枝去桂(表邪がないため)加茯苓白朮という健脾行水の方法でこれを治療し,諸証がみな除かれたのである。陳修園の説は,「桂枝去桂加茯苓白朮湯の場合,脾の転輸を助け,小便が利すれば,諸病が突然治る」というものである。ゆえに仲景は「小便利すればすなわち癒ゆ」と述べている。葉天士は「通陽の場合は温だけでなく,利小便にある」とし,すなわち飲が去れば気化が回復することを概括している。もし胃が虚して水が停滞すれば,心下悸・手足の厥冷がみられるので,茯苓甘草湯で治療する。もし下に水停があれば,五苓散加減で治療し,化気利水する。脾虚による水停が,上下二焦の気化運行を阻む場合は,健脾行水すべきであり,桂枝去桂加茯苓白朮湯を用いて治療する。

あるいは水飲内停の証であるのに,なぜ治療方薬の中に芍薬を用いるのだろうか,むしろ「桂枝去芍加茯苓白朮湯」であるべきで,「桂枝去桂加茯苓白朮湯」ではないのではないかとの疑問があがるかもしれない。『医宗金鑑』の中で呉謙は「去桂」は「去芍」の誤りであると指摘している。しかし意外にも,仲景が水飲の患者を治療するとき,芍薬を避けてはおらず(これは呉謙らが理解していないところである),なぜならそれは芍薬にもと

もと利小便の働きがあるからである。『神農本草経』では，芍薬について,「邪気腹痛を主り，血痺を除き，堅積寒熱・疝瘕を破り，止痛・利小便・益気に働く」と述べている。これは少陰の陽虚水泛を治す真武湯証の中で，仲景が芍薬を用いていることの，明らかな証拠である。

『医宗金鑑』にみられるように，呉謙らが桂枝去桂加茯苓白朮湯は「去芍」であるべきで「去桂」ではないと認識する理由は，以下の通りである。①『傷寒論』を歴代の医家が整理する過程で,「去桂」を「去芍」と誤った可能性がある。②「頭項強痛し，翕翕と発熱する」がみられるため，本証には表邪があると認識しており，本方で唯一解表作用のある桂枝を去るのは適当ではない。③本証には水飲の邪があるので，芍薬を用いるべきではなく,「去桂」は「去芍」の誤りである。一方，私たちの説では，桂枝去桂加茯苓白朮湯が「去桂」であり,「去芍」ではないと認識する理由は3つある。①本証には「無汗」があり,仲景の用薬法則では無汗の場合桂枝を用いないので「去桂」である。②本証には表邪がないので，解表により発汗させて治す必要がなく，健脾利水が必要で,「小便が利して治癒する」(方後注の言葉) ために「去桂」である。③桂枝去桂加茯苓白朮湯の方後注に「本にいう，桂枝湯，いま桂枝を去り茯苓白朮を加う」とあり，これも「去桂」であり,「去芍」ではないことの傍証である。

しかしながら仲景の書の中で，茯苓と桂枝を併用して水気・水飲の類を治療するものがしばしばあり，例えば茯苓桂枝白朮甘草湯・茯苓甘草湯・五苓散・茯苓桂枝大棗甘草湯などがあげられる。すでに傷寒の大家である陳慎吾，および傷寒の名家である劉渡舟教授は，この方剤について，臨床上で「去桂」せず (桂枝去桂加茯苓白朮湯を指す)，茯苓と桂枝を併用しても化気行水に対して有益無害であると論じている。筆者は臨床において本方を使用するとき，この意味に倣って，熱証がある場合に「去桂」し，熱証がない場合には「去桂」しない。以下に1つの症例を示す。

症例

黒××，女性，66歳，北京前門大街の住民である。1985年7月6日初診。訴えによると，1人の養子を受け入れたが，大人になってから親孝行をしない。夏の暑い日に，養子が西瓜を数個抱えて母の家の門前を通り過ぎた

ため，怒って自分で西瓜を買って食べた。数時間後に胃脘部の悶疼不快感が起こり，押えると堅く，頭痛発熱を伴ったので，自分で木香順気丸および中西薬を数日間服用したが治らず，ついに診察を求めてきた。診察すると脈は弦，舌は白で苔は潤，小便が少ないことがわかった。筆者は肝気犯脾・脾失転輸・上焦不行と下脘不通の桂枝去桂加茯苓白朮湯証と診断し，3剤与えたところ病は治癒した。肝気の鬱滞があってので，本方を用いるときには「去桂」せず，桂枝を肝気を舒すために用い，さらに茯苓と配合して水気内停の害を治療した。

第28論
「黄疸は必ず血を傷害し，黄疸の治療には活血が必要である」ことについて論じる

　『傷寒論』の中の黄疸の証は，病因によって分けると，おおよそ4種類にまとめられる。すなわち湿熱発黄・火逆発黄・瘀血発黄・寒湿発黄である。これら4種類の発黄の中で，寒湿発黄以外は瘀熱が裏にあり，邪熱が血を傷害するという特徴がある。

　まず湿熱発黄から論じると，茵蔯蒿湯証がその代表である。原文の第236条では，「陽明病，発熱し，汗出づるものは，これ熱越となす，黄を発することあたわざるなり，ただ頭汗出で，身に汗なく，頸を剤りて還り，小便利せず，渇して水漿を引くものは，これ瘀熱裏に在りとなす，身必ず黄を発す，茵蔯蒿湯これを主る」とあり，また第260条では，「傷寒七八日，身黄なること橘子色のごとく，小便利せず，腹微しく満するものは，茵蔯蒿湯これを主る」とある。前者は，湿が排泄できず，熱が発越できず，瘀熱が裏にあるという病機を，重点的に述べている。後者は，黄疸は鮮明で，小便不利・腹部微満があるという症状を，主に述べている。なぜ「瘀熱が裏にある」のだろうか。第124条に「太陽病，六七日……その人狂を発するは，熱下焦に在るをもって，少腹まさに硬満すべし，小便自利のものは，血を下せばすなわち癒ゆ。然るゆえんは，太陽は経に随うをもって，瘀熱裏に在るがゆえなり，抵当湯これを主る」とはっきり述べられている。「血を下せばすなわち癒ゆ」は，「瘀熱が裏にある」の言葉の中に，邪熱が血分に瘀結するという意味を含んでいることを説明している。同時に湿熱の邪が表へ解さずに内蘊し，瘀熱が血にあるという病理機序を形成している。仲景は1つの「瘀」の文字を用いているが，実は画竜点睛の妙であり，「瘀」は『説文』でいう「積血也」なのである。人によっては「瘀熱が裏にある」の「瘀」の字は「鬱」の字と同音仮借の文字であるとしたり，さらには「瘀熱が裏

にある」は「湿熱が裏にある」のことだと誤って解釈したりしている場合もある。こうなると，仲景が原本で後世の人に掲示した，湿熱発黄による損傷が血分に及んだ「瘀熱が裏にある」の意味が，完全に抹殺されてしまう。『傷寒論』では，非常に多くの部分で「鬱」の字が用いられている。例えば第366条の「必ず鬱冒し汗出でて解す」，第103条の「鬱鬱微煩」，第48条の「陽気は怫鬱と表に在り」，『金匱要略』の「病鬱冒」「産後鬱冒」などで，これらの部分では「瘀」ではなく「鬱」を用いている。しかし黄疸，特に湿熱発黄を論じるとき，仲景は「鬱」ではなく「瘀」を用いている。仲景は，「瘀」と「鬱」の二字を使用するときにはっきり区別して用いており，けっして仮借してはいない。仲景の書の中で，「瘀熱が裏にある」を用いているのは4カ所ある。1つ目は抵当湯証，2つ目は茵蔯蒿湯証，3つ目は麻黄連軺赤小豆湯証，4つ目は『金匱要略』黄疸病脈証併治の最初の条にみられる。このように，「瘀熱が裏にある」と記された4カ所はいずれも黄疸と関係があり，仲景が黄疸と邪熱による血の損傷の密接な関係を論じていることを説明している。特に指摘すべきことは，『金匱要略』黄疸病脈証併治は仲景が黄疸病を論治した専門の著作であり，黄疸病を論治した最古の専門書である。該当篇の最初の条には，「寸口脈浮にして緩，浮はすなわち風となし，緩はすなわち痺となす。脾は中風にあらず，四肢苦煩し，脾色必ず黄，瘀熱行るを以てなり」とある。仲景が黄疸を論じるときは最初から明確に，湿熱が脾胃に瘀鬱するという機序があり，邪熱が血に「瘀」結して，湿熱により発黄するという道理を説明している。唐容川の説では，「瘀という字を見れば，黄疸はみな血分に発することがわかる。およそ気分の熱は瘀と称することはできない……脾は太陰湿土となし，統血を主り，熱が血分に陥入すると，脾湿が鬱して発黄する……ゆえに必ず血分の湿熱は発黄するなり」[1]これが湿熱発黄の病機であり，ただ湿熱の邪が脾胃に蘊結し，湿熱が燻蒸されることによると理解するのは，認識が浅く正確ではない。温病学の中の湿熱病は，脾胃の病変が中心であり，特に中焦の湿熱病は，湿熱の邪が脾胃に蘊結するのを主な証候としており，かえって黄疸が出現することはほとんどない。薛生白の『湿熱条弁』は湿熱病の専門書で，全部で64節あるが，黄疸の発症については言及していない。湿熱の邪気がただ気分に鬱阻するだけでは，血分には邪がなく，その影響は受けない。すなわちただ一般の

第28論

湿熱病を発症する場合には，黄疸は起こらない。しかし湿熱の邪が気機を鬱阻するだけでなく，同時にまさに血分に障害が及ぶ条件があるときには黄疸を発症する（このような条件とは，血分にもともと蘊熱があるか，あるいは邪の侵入を受けやすい内因があるか，湿熱の邪気がきわめて盛んである場合を指す）。湿熱発黄は邪熱が血分を傷害するが，その機序には次の3通りがある。①気は血の帥であるため，気がめぐれば血もめぐり，気が鬱すれば血も滞り，気血の間には相互に影響がある。そのため患者の血分に邪が侵入して内因としてあるか，またはもともと湿熱の邪気がきわめて盛んであると，気病が血に及ぶという関係を通じて，湿熱が脾胃の気機を鬱阻すると同時に，邪熱が血分に瘀結する。②肝は蔵血を主り，脾は統血を主り，肝は疏泄を主り，脾は運化を主る。肝の病は脾に伝わり，脾の病も肝に影響し，肝脾の間には密接な関係がある。木が鬱すると土が壅塞し，土が壅塞すると木が鬱する。いま湿熱が脾胃に蘊結すると，運化の機序が阻まれ，肝胆の疏泄機能が失調し，気が鬱し不暢になると，血行不利となり，邪熱が血分に瘀結して黄疸を発症する。③湿邪の性質は粘膩で，ひどくこびり付いて除きがたく，多くは連綿と長引き，なかなか治癒しない。さらに湿熱相搏により，熱が湿の中に潜んでおり，邪は必ずすみやかには解さず，深く侵入し，長引くと絡に入り血を障害する。すなわち『内経』のいう「病久しくして入ること深く，栄衛の行渋り，経絡ときに疏となる」という状態になる。まさに葉天士が述べるように，「湿熱が滞り，かえって経絡に壅滞して解さず，湿が停滞して陽が癒し，煩渇が加わるとその発黄は必発である」[2]。張璐は，「諸々の黄疸病は湿熱によるものが多く，経脈に長く病があるので，瘀血の阻滞がないものはない」[3]と述べている。これらはみな湿熱の邪が長くこもって解さず，邪熱が血分に瘀して黄疸を発症するという優れた見識である。湿熱発黄の機序は，「瘀熱が裏にある」状態であり，仲景は湿熱発黄の治療方薬にいずれも活血散結の効能を兼ねている。茵蔯蒿湯はその代表方で，茵蔯・山梔子・大黄の3薬から組成されている。茵蔯蒿は『本経』で，「風寒湿熱の邪気，熱結黄疸を主る」とある。『本草綱目』が引用した『別録』には，いわゆる「伏瘕を去る」とあり，また『大明本草』を引用して，その治療は「婦人の癥瘕とあわせて打撲による出血を治療する」と述べていることから，茵蔯蒿湯は清熱利湿に散結

除瘀の働きを兼ねることがわかる。山梔子は、「三焦の火を瀉すことができ、胃熱による流行性の黄疸病を除き、小便を通じさせ、消渇、心煩懊憹、鬱熱結気を解し、さらに血分に入る」[4]。李時珍は「吐衄、血瘀下血、血淋、損傷による瘀血」を治すと述べている[5]。現在の臨床報告によると、山梔子の外用は四肢の外傷を治療できる[6]。生山梔子の粉は、急性軟部組織挫傷を治療することができる[7]。これらは山梔子の理論と関係し、山梔子が心胃の火を清して除煩し、あわせて血分に入って血熱を清し、瘀血を散ずることを説明している（このため梔子柏皮湯は涼血散結の効能を有する）。大黄は『本経』で、「瘀血、血閉寒熱を下し、癥瘕積聚、留飲宿食を破り、腸胃を蕩浄し、推陳致新し、水穀を通利させ、中焦を整えて消化を助け、五臓を安和にさせる」とある。『本草述』には、「『本経』の冒頭に瘀血血閉を下すが、その働きはもっぱら血分にある。陽邪が陰中に伏し、留まって去らない、これは血分の結熱であり、ただこれで放逐できる」とある。茵蔯蒿湯の中の大黄は、気分の邪熱を清解するとともに、血中の瘀熱を散ずる優れた効能があり、瀉下のために用いるのではない。この説の根拠は、①茵蔯蒿湯の方後注に明確に、服薬後「小便が利し、尿は皂莢汁のようで、色はまさに赤く、一晩で腹満は改善し、黄疸は小便から去る」とあり、一言も大便のことは述べておらず、大黄を瀉下に用いてはいない。仲景は後世の人が大黄をみればすなわち、大便を瀉下するのに用いるものと考えることを恐れ、このような注釈を付けた。②第260条に「傷寒七八日、身黄なること橘子色のごとく、小便利せず、腹微しく満するものは、茵蔯蒿湯これを主る」とある。「腹微しく満する」症状は小便不利の後に引き続いてあり、水湿の邪が中に滞って起こったものである。ゆえに小便が通利すれば一晩で腹満は減るのであり、これはけっして陽明裏実の腹満ではなく、仲景は大黄の意味を瀉下においてはいない。呉儀洛は『傷寒分経』の中で、「小便不利、腹微満は湿病にもともとある症状であり、傷寒の裏証を指しているのではない。処方の中で大黄を用いているのは、茵蔯、山梔子の助けを借りて、駆湿除熱の働きによって小便を利するのであって、下すために用いるのではない」と述べている。呉氏の言っていることはかなり的を射ている。『金匱要略』黄疸病脈証併治に、「黄疸、腹満し、小便利せずして赤く……これ表和し裏実すとなす。まさにこれを下すべし。大黄硝石湯に

宜し」の１条があり（ここで注意してほしいことは，本証の主症状は腹満であり，大黄の用量は４両である），茵蔯蒿湯と対比して分析してみると，大黄硝石湯で用いている大黄の意味は瀉下除満にあり，茵蔯蒿湯では大黄を用いて利小便除満をしているという意味がさらに明確になる。③黄疸の病因は湿によるものが多く，黄疸を治療するときは，邪の出口である小便の通利に常に注意する必要がある。仲景は「諸病の黄家，ただその小便を利せ」と説明しているが，言外に軽々しい考えで大便を瀉下させてはいけないという意味を含んでいる。茵蔯蒿湯証はもともと湿熱の疾患に属しており，一般には下すことは禁忌であり，下せば傷脾によって湿邪を生み，下痢を起こしてしまう。呉鞠通は三仁湯証の禁忌を３つあげており，禁汗・禁潤・禁下（下とはすなわち下痢のことである）とはこの意味を表している[8]。なおかつ『傷寒論』に終始みられるのは「胃気を保つ」という精神であり，すなわち下してよい証の場合でも，下法を運用する際には，用心のうえにも用心を重ねて行う。これは湿熱の疾患であるので，仲景は大黄を用いてそれを瀉下するようなことはしない。④仲景が大黄を用いた経験から分析すると，瀉下の働きを採用するときの用量は比較的多く，例えば調胃承気湯・小承気湯・大承気湯・厚朴三物湯・大黄硝石湯などの方では，大黄を４両用いている。大陥胸湯・厚朴大黄湯の中で，大黄は六両用いられている。このような方剤の多くでは，芒硝・枳実・厚朴などの行気消満の薬物を配合して，その方後注の中に，「下を得れば，余は服すなかれ」，あるいは「快利を得れば，すなわち後服用を止む」などの言葉がある。茵蔯蒿湯の中の大黄の量はわずかに２両用いられているのみで，行気消満の薬物の配合はなく，方後注に「下を得る」，あるいは「快利を得る」という言葉はない。大黄の用量・配合，および茵蔯蒿湯証の方後注などから論じると，大黄のこの方の中における効能は瀉下ではないとする根拠がある。⑤仲景の『傷寒論』と『金匱要略』の２つの書物の中で，活血化瘀の方剤は約11種あり（桃核承気湯・抵当湯・抵当丸・大黄䗪虫丸・鼈甲煎丸・下瘀血湯・大黄甘遂湯・大黄牡丹皮湯・赤小豆当帰散・桂枝茯苓丸・温経湯），そのなかの８種は大黄を用いており，少なくともそのなかの７種において大黄を用いる意味は瀉下通便にはない。その意味は大黄が血に入って活血化瘀・破瘀散結することにある。茵蔯蒿湯の中で大黄を用いる意味もこれ

と同じであり，それはけっして偶然ではない。葉天士は邪が深いところに結したものに対して，諸薬によって不治の場合，いつも少量の大黄を加えて通絡化瘀させており，これは仲景が大黄を用いた妙を深く体得しているものといえる。上述のように，仲景が湿熱発黄に対して茵蔯蒿湯を用いて治療したことを見出すのは難しくなく，気分の湿熱を清利する一大方法の前提のもとで，血中の瘀熱を散ずる意味を考慮している。

　『傷寒論』を研究するとき，特に条文の配列順序と，前後の間の有機的関係に注意する必要があり，そのことは原文を正確に理解するための助けになる。これが前人，および現代の『傷寒論』の大家である劉渡舟教授の主な研究方法の１つである。茵蔯蒿湯証の研究も例外ではない。第236条の茵蔯蒿湯証の条文をその位置から分析すると，湿熱発黄は気分病に傷血の証候を兼ねていることを反映している。この条の前の第234条と第235条では，邪がはじめ陽明に入り，陽明経の表の軽く浅い気分証で，仲景は麻黄・桂枝の両方で治療するのが「宜」としている（『素問』熱論の中でいう「三陽の経絡はいずれも病を受けて，まだ臓腑に入っていない場合なので，発汗させればよい」という意味である）。この条の後の第237条には，「陽明証，その人喜忘るるものは，必ず蓄血あり，……本久しく瘀血あり」の抵当湯証がある。第236条の茵蔯蒿湯証は，麻・桂証と抵当湯証の間にあって，邪気が軽くて浅い気分証から瘀血の重い証へ向かう，過渡的な段階の瘀熱傷血の証候で，邪が気分から血分へ深く入っていくなかでの１つの証候である。ゆえに「瘀熱裏に在りとなす,身必ず黄を発す,茵蔯蒿湯これを主る」となっている。『傷寒論』で湿熱発黄を治療するものには２つの方剤があり，すなわち梔子柏皮湯と麻黄連軺赤小豆湯である。梔子柏皮湯の中の山梔子は，涼血散瘀の働きがあり，前にすでに述べた通りである。ここでは麻黄連軺赤小豆湯について論じる。麻黄は『本経』に，「中風傷寒を治し，……癥堅積聚を破る」とある。李時珍は，「赤目腫痛，水腫，風腫，産後の血滞を散じる」[5]，張錫純は麻黄を「発汗の主薬であり，全身の臓腑経絡で到達しないところはない」，『本経』では「癥堅積聚を破る場合，その働きは皮膚毛孔の外へ透達し，また積痰凝血の中へ深く入り，消堅化瘀の薬を配合すると奏効する」[9]と述べており，麻黄についての優れた見地を論じている。これらの状況にもとづいて,麻黄が活血できるとは断言できないが,

ただしその辛酸温通透達の力は，血瘀の消散にとって有利であることは間違いない。ゆえに整形外科医は，これを接骨消腫薬として配合して用いている。連軺とはすなわち連翹のことであり，『本経』では，「寒熱鼠瘻，瘰癧癰腫，悪瘡癭瘤，結熱蠱毒を治す」と述べている。李杲はその働きについて，「諸経の血結気聚を散じ，腫れを消す」[5)]と言っている。このことから連翹は清熱解毒できるだけでなく，経絡を疎通させ，気血の結聚を消散させることもできる。また赤小豆は『本経』に，「下水（訳注：利小便のこと）を主り，癰腫膿瘍を排泄させる」とある。仲景は赤小豆を当帰散の中で用いており，腸風による下血と，狐惑病による蝕肛で膿を形成したものを治療している。上述の2つの証はいずれも湿熱傷血の疾患であり，仲景はいずれも赤小豆を用いて治療していることから，赤小豆は湿熱に傷血を兼ねる証候に対する良い薬であることがわかる。このように赤小豆には清熱利湿と行血散瘀の働きがあり，仲景は湿熱発黄を治療する麻黄連軺赤小豆湯の中でこれを用いることで，まさにこの働きを採用している。仲景の赤小豆に対する使用原則からみると，おおよそ湿熱発黄と腸風下血，狐惑病による蝕肛で膿を形成する証であり，これらは等しく湿熱傷血の機序を備えている。柯韻伯は赤小豆のことを「もっぱら血分を走って経絡を通じさせ，津液をめぐらせて膀胱を利する」[10)]と述べ，呉鞠通は「赤小豆は血分の湿熱を清する」[8)]，唐容川は，「麻黄，杏仁は皮毛から発散させることによって水を外へ散じ，梓白皮は内で利水する。この3味は水分の瘀熱を散ずる。連翹は血分の熱を散じ，赤小豆は血分の結を疏泄し，この2味は血分の熱を去らせる」と述べている[11)]。李中梓の説は，「熱が去らない場合，瘀血が裏にあって黄疸があり，小便はわずかに利し，麻黄連軺赤小豆湯を用いる」[12)]である。ここから茵蔯蒿湯証，梔子柏皮湯証，麻黄連軺赤小豆湯証を比べると，邪が表にあるか裏にあるか，湿熱が軽いか重いかの違いはあるが，邪熱が血分に結するという病機のうえでの共通点があり，治療法からみて涼血散結するという原則で一致している。また湿熱の邪から説明すると，黄芩と黄連の清熱燥湿の力は山梔子・大黄・茵蔯蒿・連翹などに勝っている。ただし仲景は湿熱発黄の治療にはあえて黄連を用いず，山梔子・大黄・茵蔯蒿・連翹などをよく用いている。その理由は二者を比較してみるとわかる。黄芩・黄連は気分に偏り，薬性は守って走らず，邪熱が血分に瘀結するとい

う機序に対しては適当ではない。山梔子・大黄・茵蔯蒿・連翹などはいずれも気分だけでなく血分をもめぐり,清熱利湿の中に散結の力があり,走って守らず,邪熱が血分に瘀結するという機序に適合している。仲景の黄疸治療の用薬におけるこの貴重な経験を,私たちは臨床において参考にする価値がある。およそ湿熱発黄の治療においては宣・散・化・利の薬物を処方の中で用いるのがふさわしく,斂・収・固・渋の薬物は適当ではない。

　火逆発黄は,火逆の証候の1つである。火逆の証候には耗陰傷血が多い。『傷寒論』の第116条には,「微数の脈は,慎んで灸するべからず,火は邪となるにより,すなわち煩逆をなし,追いて虚し遂に実し,血と脈中に散じ,火気は微なるといえども,内攻は力あり,骨を焦し筋を傷り,血は復し難きなり」とある。第114条には,「太陽病,火をもってこれを燻じ,汗を得ず,その人必ず躁し,経に到り解せず,必ず血を清す,名づけて火邪となす」とある。第115条には,「脈浮,熱甚だしくして,反ってこれを灸し……火によりて動き,必ず咽燥き血を吐す」とある。火逆証とは,陽熱の邪があるか,あるいは陰虚有熱の体に誤って火で治療したために,邪が外で解さず,かえって内で鬱し,裏に瘀熱が起こり,陰血を耗傷した証候であると説明できる。葉天士は,「血に入って耗血動血するのを恐れて,直ちに涼血散血すべきである」と述べており,温熱の邪が血に入るのと火逆の邪が傷血するのとは,言い方は違うが意味は同じである。火逆発黄もまた例外ではなく,瘀熱が裏にあり,陰血を耗傷するという病機がある。『傷寒論』第6条に,「太陽病,発熱して渇し,悪寒せざるものは,温病となす……もし火を被るものは,微しく黄色を発し,劇しければすなわち驚癇のごとく,ときに瘈瘲し……」とある。このような火逆発黄の病機は,第111条の「邪風は火熱を被り,血気は流溢し,その常度を失し,両陽相い燻灼す,その身は黄を発す」から明白で,火逆発黄では瘀熱が裏にあり,陰血を耗傷していることは疑いがない。まさに李梴の説のように,「傷寒発黄は1つではない。いずれも内熱があるのに温薬を誤用したり,火で攻めるのが行きすぎたり,あるいは発汗・下法・利水の誤治で陽明経の血熱が肌膚に溢れると,瘀熱発黄となる」[13]である。火療の方法は現在ではほとんど用いられないので,純粋な火逆発黄の証はみられない。ただし熱毒が盛んで邪熱が裏に鬱閉し,陰液を消耗すると,営血を侵し,邪が心包に入る急性

の黄疸や疫黄の類の証候がよくみられる。その証では発病は急で重症となり，高熱煩渇があり，全身に黄疸が出て，胸満腹脹・鼻出血・血便，あるいは発疹があり，煩躁して落ち着かず，はなはだしいと意識障害や譫言がみられる。火逆の所見である「発熱して渇」「微しく黄色を発す」「劇しければすなわち驚癇のごとく，ときに瘈瘲」「腹満」「譫語」「その人必ず燥き」「必ず血を清す」「必ず咽燥き血を吐す」「陽が盛んなれば衄」「必ず驚狂」などの諸症状と，急性黄疸病の症状はおおよそ同じで，現代医学の急性黄色肝萎縮と非常に類似している。このように火逆発黄は，病機のうえで瘀熱が裏にあって耗陰傷血するという特徴があることを理解すると，実熱に対して温補の薬物を誤用した場合や，あるいは邪熱が盛んである熱極発黄の治療にとっておおいに参考になる。清熱解毒・養陰涼血散血の方法を運用した急性黄疸の論治が，急性（あるいは亜急性）黄色肝萎縮などに対して，現実的な意義がある。

　瘀血発黄は純粋な血分瘀熱証に属する。『傷寒論』第125条に，「太陽病，身は黄，脈沈結，少腹硬く……小便自利し，その人狂のごときは，血証諦かなり，抵当湯これを主る」とある。黄疸が血証であることは明らかである。さらに第124条に，「太陽病，六七日……脈微にして沈……その人狂を発するは，熱下焦に在るをもって，少腹まさに硬満すべし，小便自利のものは，血を下せばすなわち癒ゆ。然るゆえんは，太陽は経に随うをもって，瘀熱裏に在るがゆえなり，抵当湯これを主る」とある。2つの条を互いに参照すると，このような発黄は，表邪が裏に入り，気が血に入り，最後に熱が血に瘀することによって起こり，これは瘀熱傷血の最も重症の場合である。仲景は，「血証が確実である」ので，涼血散血・逐瘀破血の「抵当湯これを主る」「血を下せばすなわち癒ゆ」と説明している。

　さらに寒湿発黄は，第259・187・278条にみられる。仲景は論中でその傷血のことを述べておらず，方薬も示さずに，「寒湿の中にこれを求める」としている。ただし寒湿発黄は絶対に傷血ではない，あるいは活血化瘀の方法が寒湿発黄に用いられないということは意味しない。寒湿が脾胃に浸積し，その損傷がもし血分に及んでおらず，中焦の寒湿証に属するにすぎなければ，発黄はみられない。ただ寒湿の邪が脾胃に浸積するだけでなく，気機を阻んで同時に血分を傷害すると発黄する。『素問』調経論篇には，「血

気なるものは，温を喜びて寒を悪む。寒なれば則ち泣（渋）りて流るることあたわず」「寒湿の人に中るや，皮膚収せず肌肉堅緊し，栄血渋る」とある。『霊枢』論疾診尺篇には，「体が痛み，色は微黄，歯垢も黄色，爪甲上も黄色，黄疸なり。安臥，小便黄赤，脈小で渋の場合，食を嗜まず」とある。張景岳はこれを陰疸の証候と説明している。「脈が小で渋」は，病がすでに血脈の運行に影響していることを説明しており，これは寒湿発黄の障害が血に及んでいることを示す，1つの典型的な脈証である。まるで後世の『瀕湖脈学』にある「寒湿が営に入ると血瘀となす」という渋脈の証候のようである。『金匱要略』で硝石礬石散を用いて女労疸に瘀血があるのを治療する場合があり，陰黄における活血化瘀の必要性を反映している。ゆえに寒湿発黄と血が無関係，あるいは陰黄に活血化瘀の方法を用いることができないと認識してはならない。まさに「その脈証を観，何の逆を犯せしかを知り，証に随いこれを治す」という弁証論治を原則として，その証があれば，この方法を用いる。活血化瘀の薬にはまた，寒熱温涼の違いがあり，活血化瘀の方法もまた涼血活血と温経活血の区別がある。寒湿発黄証の治療は，温化寒湿と同時に温経活血の治療を兼ねることが妥当である。

　仲景が論治した黄疸病の理論と経験，および黄疸と血分との関係を全面的に検討するために，ここで『金匱要略』黄疸病脈証併治と結び付けて分析してみたい。まず先に『傷寒論』の発黄と，『金匱要略』の黄疸病をあわせて論じることができるかどうかをはっきりさせる必要がある。筆者個人の認識では，理・法・方・薬などの面を問わず，『傷寒論』の発黄と『金匱要略』の黄疸病には有機的な関係があり，ともに仲景の黄疸に関する弁証論治の経験を反映していると考える。両者の間には本質的な区別はない。『傷寒論』では，外感後の誤治，あるいは誤治によって引き起こされた黄疸の機序について論述している。『金匱』では内傷雑病による各種の黄疸を重点にしていて，相互の間には軽重の変化の関係があり，あわせて専門の篇で集中的に検討を加えている。葉天士の説によると，『傷寒』の発黄，『金匱』の黄疸は，考え方は異なるが，治療法には共通する部分が多い」[14]という。陳無擇は，「黄疸と発黄は実際には1つの病である」[15]と述べ，成無己の注解では，「疸は黄也」[16]と説明されている。このように傷寒の発黄と『金匱』の黄疸を完全に分けることは妥当ではなく，互いの文章を参照

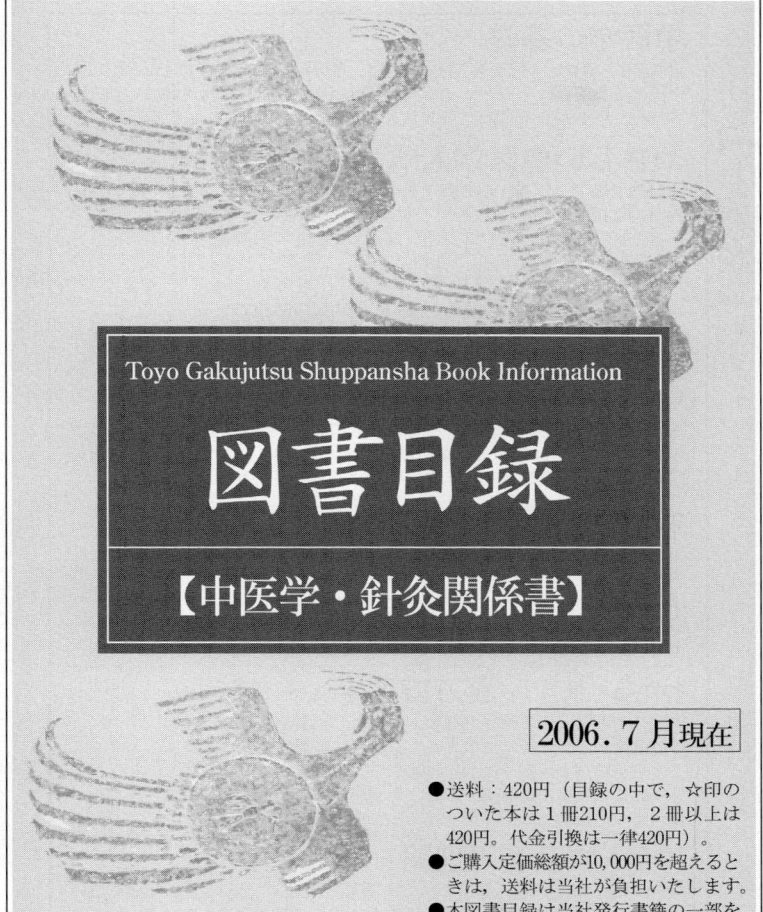

Toyo Gakujutsu Shuppansha Book Information

図書目録

【中医学・針灸関係書】

2006.7月現在

- 送料：420円（目録の中で，☆印のついた本は1冊210円，2冊以上は420円。代金引換は一律420円）。
- ご購入定価総額が10,000円を超えるときは，送料は当社が負担いたします。
- 本図書目録は当社発行書籍の一部を掲載しています。

出版物の詳しい説明は当社ホームページをご覧ください。

東洋学術出版社

〒272-0822 千葉県市川市宮久保 3-1-5
電話 047-371-8337　フリーダイヤル FAX 0120-727-060
E-mail : hanbai@chuui.co.jp

http://www.chuui.co.jp/
http://www.chuui.com/

図書目録【中医学】

中医学の基礎
平馬直樹・兵頭明・路京華・劉公望監修　Ｂ５判上製／340頁／定価6,300円
中国の第5版教材をもとに、日本人が学びやすいように徹底的に吟味推敲された「中医学基礎理論」の決定版。『針灸学』［基礎篇］の中医版テキスト。

やさしい中医学入門
関口善太著　　　Ａ５判並製／204頁／定価2,730円☆
入門時に誰もが戸惑う中医学の特異な発想法を、爽やかで楽しいイラストと豊富な図表で解説。3日間で読める中医学の入門書。

中医診断学ノート
内山恵子著　　　Ｂ５判並製／184頁／定価3,360円☆
チャート式図形化で、視覚的に中医学を理解させる画期的なノート。中医学全体の流れを俯瞰的に理解できるレイアウト。増刷を重ねる好評の書。

中薬の配合
丁光迪編著　小金井信宏訳　　Ａ５判並製／576頁／定価5,670円
中医学では中薬はどのような法則で配合されているのか、配合法則を徹底的に解説。中薬理論と臨床を有機的に結びつけた見事な解説書。

わかる・使える 漢方方剤学 ［時方篇］
小金井信宏著　　Ｂ５判並製／352頁／定価4,410円
今までにない面白さで読ませる方剤学の決定版。経方（傷寒・金匱）以降に開発された中国歴代の名方の宝庫を徹底的に解説。六味地黄丸・杞菊地黄丸・二陳湯・温胆湯・四物湯・四君子湯・補中益気湯・帰脾湯・血府逐瘀湯・補陽還五湯・竜胆瀉肝湯・黄連解毒湯など、計20処方を解説。

わかる・使える 漢方方剤学 ［経方篇１］
小金井信宏著　　Ｂ５判並製／340頁／定価4,410円
各方剤を図解・表解・比較方式で系統的に解説。これほど興味を引き立てる方剤解説はそう多くはない。北京中医薬大学大学院を日本人として初めて卒業した英才による処方解説。半夏瀉心湯・四逆散・麻黄湯・麻黄附子細辛湯・白虎加人参湯・小青竜湯・苓桂朮甘湯・五苓散など、11処方を解説。

［詳解］中医基礎理論
劉燕池・宋天彬・張瑞馥・董連栄著　浅川要監訳　Ｂ５判並製／368頁／定価4,725円
Ｑ＆Ａ方式で質問に答える奥行きのある中医学基礎理論の解説書。212設問。中医学基礎理論をもう一歩深めたい人のための充実した解説書。

中医病因病機学
宋鷺冰著　柴﨑瑛子訳　　Ａ５判並製／608頁／定価5,880円
病因病機は中医学の核心中の核心。患者の証候を分析し、病因と病態メカニズムを明らかにすることによって、治療方針を立てるのが中医学の最大の特徴。

症例から学ぶ中医婦人科──名医・朱小南の経験
朱小南著　柴﨑瑛子訳　　Ａ５判並製／312頁／定価3,990円☆
20世紀前半に上海で活躍した中医婦人科の筆頭名医・朱小南の経験を医論と医案に分けて整理。今日の婦人科診療に役立つヒントが盛りだくさん。

図書目録【中医学】

名医の経方応用
——傷寒金匱方の解説と応用
姜春華・戴克敏著　藤原了信監訳　藤原道明・劉桂平訳
Ａ５判並製／592頁／定価5,670円
上海の名老中医・姜春華教授の講義を整理・加筆。『傷寒・金匱』収載の約160方剤について、構成生薬・適応証・方解・歴代名医の研究・応用を解説、エキス剤にも応用可能。

定性・定位から学ぶ中医症例集
叢法滋著　相場美紀子訳　　　Ｂ５判並製／120頁／定価2,940円☆
中国では、名医や先輩たちの無数の医案・症例を読んで臨床力をつける。「定性・定位」の視点から弁証を学ぶシンプルな方法論を提唱。

中医弁証学
柯雪帆著　兵頭明訳　　　　Ａ５判並製／544頁／定価5,355円
基礎理論と臨床をつなぐキーポイント——それが弁証。本書は弁証を専門に解説した名著の１つ。証を立体的・動態的に捉えた画期的な解説書。

症例から学ぶ中医弁証論治
焦樹徳著　生島忍訳　　　　Ａ５判並製／272頁／定価3,675円☆
「弁証論治」は中医学の核心であり、根本精神。名老中医・焦樹徳教授が、弁証論治の考え方と方法を、症例を中心に嚙み砕いて解説した名著。

いかに弁証論治するか
——「疾患別」漢方エキス製剤の運用
菅沼伸監修　菅沼栄著　　Ｂ５判並製／296頁／定価3,885円
疾患別に病因病機と弁証論治、方剤選択を簡潔・明解に解説。日本の漢方エキス製剤を中医学的に運用するためのわかりやすい説明。教科書スタイルでない興味溢れる解説。

中医対薬——施今墨の二味配合法
呂景山著　江崎宣久・鈴木元子・福田裕子訳
Ａ５判並製／402頁／定価4,410円☆
中医処方学の核心は二味の配合にある。二味配合により「薬力を強める」「副作用を抑える」「長所を高める」「特殊な効能を生み出す」などの新しい効果がみられる。290対の「対薬」。

漢方方剤ハンドブック
菅沼伸・菅沼栄著　　　　Ｂ５判並製／312頁／定価4,200円
日本の漢方エキス製剤と市販中成薬136方剤を解説。方剤の構成と適応する病理機序・適応症状の関係を図解し、臨床応用のヒントを提示する。

中医食療方——病気に効く薬膳
瀬尾港二・宗形明子・稲田恵子著
Ａ５判並製／356頁／定価2,940円☆
「薬食同源」は中医学の基本。薬効のある食べ物と、おいしく食べられる生薬をじょうずに組み合わせて、はじめて治療効果が高まる。病名ごとに証分けをし、薬膳レシピを紹介。

図書目録【中医学】

経方医学シリーズ

まったく新しい『傷寒論』の解釈で、話題のシリーズ。『傷寒論』の生理から病理・処方・薬物まで、全体系を驚くほど緻密な論理で解明。『傷寒・金匱』の条文から、体内を流れる気血の方向性、強弱を把握して病理を考察、各生薬の効能と各処方に独自の評価を与える。

■ **経方医学 1** ──『傷寒・金匱』の理論と処方解説

江部洋一郎・横田静夫著
Ａ５判並製／244頁／定価4,200円☆

■ **経方医学 2**
江部洋一郎・横田静夫著
Ａ５判並製／180頁／定価3,360円☆

■ **経方医学 3**
江部洋一郎・和泉正一郎著
Ａ５判並製／224頁／定価3,570円☆

■ **経方医学 4**
江部洋一郎・和泉正一郎著
Ａ５判並製／264頁／定価4,200円☆

■ **経方薬論** 江部洋一郎・和泉正一郎・内田隆一著
Ａ５判並製 132頁 定価2,100円☆

『経方医学』の処方の働きを理解するには各生薬が担う役割を理解する必要がある。各生薬のベクトル性を強調する本薬論は、『経方医学』を読むための不可欠の知識。

中国医学の歴史

傅維康著 川井正久編訳
Ａ５判上製／752頁／定価6,615円
通史であり、各家学説史でもある。歴代各家の臨床経験を土台にした重要学説を体系的に解説。汲みつくせない豊富な臨床ヒントを提供。

[中医臨床小説] 老中医の診察室

柯雪帆著 石川鶴矢子訳　　　Ａ５判並製／328頁／定価3,150円☆
小説という形をとったカルテであり、医案集。全30篇の1篇ごとに難病患者が登場、中医師と病とのドラマチックな闘いが現出される。

アトピー性皮膚炎の漢方治療

総論：伊藤良・江部洋一郎・平馬直樹
症例：小髙修司・田川和光・江部康二・岡部俊一・竹原直秀ほか
全24篇　55症例　カラー写真多数　Ｂ５判並製／216頁／定価3,570円☆
複雑なアトピー性皮膚炎に対して、画一的な「病名漢方」は通用しない。本書は、アトピーの病因と病理機序を体系化し、病態パターンにもとづいた方剤選択のノウハウを紹介。

中国気功学

馬済人著　浅川要監訳　津村喬解題　植地博子・加藤恒夫・塩原智恵子訳
Ａ５判並製／536頁／図版写真140点／定価5,040円
奥深い気功学の屈指の名著。①「学」としての気功学、②気功の発展史、医学・哲学・芸術・宗教の原基、③古典気功から実践気功に及ぶ。

図書目録【針灸】

〈李世珍先生の本〉

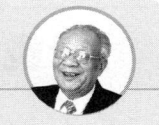

■臨床経穴学
李世珍著　兵頭明訳　B5判並製／824頁／定価10,080円
李家4代100年の家伝の集大成。鍼灸の弁証論治という一大体系を形成した画期的な書。臨床的に目を見張る効果を生み出す点で、日本鍼灸界に大衝撃を与えている。

■中医鍼灸臨床発揮
李世珍・李伝岐・李宛亮著　兵頭明訳　B5判並製／762頁／定価7,980円
厳密な弁証のうえで、3～4穴の少数穴へ4分から10分という長い時間をかけた手技を行う。中医病名ごとにいかに弁証をし、選穴すべきかを綿密に説く。『臨床経穴学』の姉妹篇。

■李世珍の針──弁証の針，効かせる技 (ムック)
附録：CD-ROM　B5判並製／206頁／定価2,940円☆
「李世珍の針」の一大総合特集。痛みが少なく、心地よい針は、日本の臨床現場で不可欠な要素。附録CD-ROMで手技を修得できる。追試報告や座談会からこの針法の臨床的効果と威力を学べる。

写真でみる脳血管障害の針灸治療
──「醒脳開竅法」の理論と実際
石学敏著　兵頭明監訳　学校法人後藤学園中医学研究室訳
B5判並製／128頁／写真163枚／定価3,990円☆
医療の最前線に登場したハリとして注目される、話題の「醒脳開竅法」。その運用ノウハウを連続写真で紹介。脳血管障害に対するファーストチョイスの治療法。

針灸経穴辞典
山西医学院李丁・天津中医学院編　浅川要・塩原智恵子・木田洋・横山瑞生訳
A5判上製／函入／524頁／図206点／定価7,035円
経穴361穴，経外奇穴61穴に〔穴名の由来〕〔出典〕〔別名〕〔位置〕〔解剖〕〔作用〕〔主治〕〔操作〕〔針感〕〔配穴〕〔備考〕を示し、ツボに関する必要知識を網羅。好評の経穴辞典。

針灸二穴の効能 ［増訂版］
呂景山著　渡邊賢一訳　A5判並製／340頁／定価4,200円☆
二穴の配合は、針灸処方の原点。二穴配合で相乗効果により効力を高め、新たな効能を生み出し、単穴とは異なる独特の治療効果を出す。223対。

中医針灸学の治法と処方
邱茂良著　浅川要・加藤恒夫訳　A5判並製／464頁／定価4,830円☆
針灸の治療法則を体系的に解説。中医針灸学の骨幹をなす「理・法・方・穴・術」の「法」と「方」に重点を置き、理論と臨床をみごとに結合させた。

図書目録【針灸】

『針灸学』シリーズ4部作

シリーズ1～3　天津中医学院＋学校法人後藤学園編
シリーズ4　鄭魁山（甘粛中医学院教授）著
兵頭明監訳　学校法人後藤学園中医学研究室訳

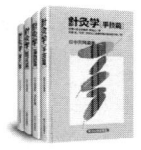

シリーズ1　針灸学[基礎篇]　(改訂版)

Ｂ5判上製／368頁／定価6,300円
日中の共有財産である伝統医学を，現代日本の針灸臨床に活用するために整理しなおし，平易に解説した好評の教科書。

シリーズ2　針灸学[臨床篇]

Ｂ5判上製／548頁／定価7,875円
日常よく見られる92症候の治療方法を「病因病機―証分類―治療」の構成で詳しく解説。各症候に対する古今の有効処方を紹介。

シリーズ3　針灸学[経穴篇]

Ｂ5判並製／508頁／定価6,300円
全409穴に出典・由来・要穴・定位・取穴法・主治・作用機序・刺法・灸法・配穴例・局部解剖を解説。豊富な図版全183点，日中経穴部位対照表。

シリーズ4　針灸学[手技篇]

Ｂ5判並製／180頁／定価4,410円
著者は，中国の最も代表的な針灸名医。針灸手技全般の知識を，豊富な写真（203枚）と刺入後の皮膚内をイラスト化して丁寧に解説。
＊旧版『写真でみる針灸補瀉手技』の書名を改め，『針灸学』シリーズ4部作に編入しました。内容は旧版と変わりません。ご注意ください。

[症例から学ぶ] 中医針灸治療

邵湘寧主編　名越礼子訳　　　Ａ5判並製／320頁／定価3,990円☆
入門者のための症例集。症例学習は，臨床における弁証能力を培う有力な手段。中医弁証の思考過程をていねいに説明する。

[図でわかる] 中医針灸治療のプロセス

朱江・劉雲提・宋琦編　篠原昭二監訳　和辻直・斉藤宗則訳
Ｂ5判並製／160頁／定価2,940円☆
複雑な弁証論治の過程を図表化する。一目で中医学の基本的な考え方が理解できる。中医学の思考方法を学びたい入門者にとって絶好の書。

図書目録【古典】

現代語訳●黄帝内経素問 全3巻

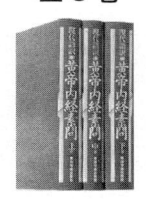

監訳／石田秀実（九州国際大学教授）

［原文・和訓・注釈・現代語訳・解説］の構成。「運気七篇」「遺篇」を含む全巻81篇。
Ａ５判上製／函入／縦書。原文(大文字)と和訓は上下２段組。
　［上巻］512頁　定価 10,500 円
　［中巻］458頁　定価　9,975 円
　［下巻］634頁　定価 12,600 円
【全巻揃】定価 33,075 円

現代語訳●黄帝内経霊枢 上下2巻

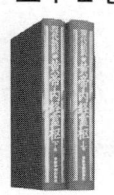

監訳／石田秀実（九州国際大学教授）・
　　　白杉悦雄（東北芸術工科大学助教授）

［原文・和訓・注釈・現代語訳・解説］の構成。中国で定評のある最もポピュラーなテキスト。
Ａ５判上製／函入／縦書。原文(大文字)と和訓は上下２段組。
　［上巻］568頁　定価 11,550 円
　［下巻］552頁　定価 11,550 円
【上・下巻揃】　定価 23,100 円

現代語訳●宋本傷寒論

劉渡舟・姜元安・生島忍編著　Ａ５判並製　834頁／定価9,030円
原文と和訓の上下２段組。北京図書館所蔵の宋本傷寒論の全条文に［原文・和訓・注釈・現代語訳・解説］を付した総合的な傷寒論解説。

中国傷寒論解説

劉渡舟（北京中医学院教授）著　勝田正泰・川島繁男・菅沼伸・兵頭明訳
Ａ５判並製／264頁／定価3,570円☆
中国『傷寒論』研究の第一人者による名解説。逐条解説でなく、『傷寒論』の精神を深く把握しながら、条文の意味を理解させる。

難経解説

南京中医学院編　戸川芳郎（東大教授）監訳　浅川要・井垣清明・石田秀実・勝田正泰・砂岡和子・兵頭明訳　　Ａ５判並製／448頁／定価4,830円
中国で最もポピュラーな難経解説書。［原文・和訓・語釈・現代語訳・解説・各難のポイント］の構成。入門書として最適。

医古文の基礎

劉振民・周篤文・銭超塵・周貽謀・盛亦如・段逸山・趙輝賢編著
荒川緑・宮川浩也訳　　　Ｂ５判並製／340頁／定価4,410円
中国伝統医学の学習には、古典を読むことが必須。本書は、工具書、句読、語法、文、訓詁学、古韻、目録学、版本と校勘、漢字まで、古典を読むために必要な基礎知識を網羅。

図書目録【辞典】

中医学の基本用語約 *3,500* 語を収載。

中医基本用語辞典

監修／高金亮　主編／劉桂平・孟静岩
翻訳／中医基本用語辞典翻訳委員会

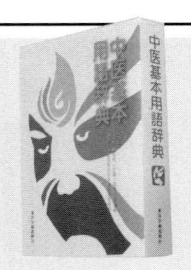

Ａ５判　872頁 ピニールクロス装・函入　定価 8,400円（送料420円）

●中医学のハードルを超える！
難解な中医学用語への戸惑いを解消するために，日本の学習者のために編纂された辞典。初学者から臨床家まで，中医学を学ぶ人なら必ず手元に置きたい必携参考書。

●平易な説明文を読みながら学べる！
とっつきにくく難解な中医学の専門用語を，平易な説明文で解説。はじめて中医学を学ぶ人も，中医学の基礎がしっかり身に付く。

●抜群の引きやすさで，関連用語も調べやすい！
用語を探しやすい五十音順の配列を基本にしながら，親見出し語の下に子見出し語・孫見出し語を配列，関連用語もすぐに調べられる。

●臨床応用にも役立つ情報が満載！
中医病名を引くと，その中の代表的な弁証分型も子見出し語として収載されており，弁証に応じた治法・方剤名・配穴など，臨床においても参考になる情報がすぐに得られる。

【中医臨床】

新しいイメージの中医学学習雑誌

［季刊］中医臨床

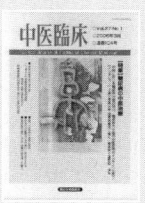

- ●定価 1,650 円
  （税込・送料 210 円）
- ●年間予約 6,600 円
  （４冊分・税込・送料共）
- ●３年予約18,000円
  （12冊分・税込・送料共）

して意味を理解するべきである。『金匱要略』黄疸病脈証併治の最後の部分で、「諸黄、猪膏髪煎これを主る」「諸黄、腹痛して嘔くものは、柴胡湯が宜し」と指摘している。筆者の認識では、これが仲景の黄疸病に対する治療のうえでの総括である。猪膏には潤燥作用があるため、この処方は黄疸のために設けられたものではなく、胃腸に燥結がある黄疸のために作られたものであると認識している人もいる。猪膏髪煎には潤燥作用があり、この説は検討する価値がある。しかし確かに猪膏には潤燥作用があるが、仲景は本方において、猪膏をただ１つの作用だけのために用いているのではない。原方の後にある注釈で仲景は、「右の二味を、膏中に和してこれを煎じ、髪消えれば薬成る。分けて再服す、病小便より出ず」と明言している。これは猪膏煎の中に乱髪（毛髪）が溶けていて、毛髪が消えると薬ができ、血に入って瘀を消し、小便を通利させると考えられる。仲景は後世の人がこの意味を認識できず、誤って猪膏を潤便と考えるのを恐れて、わざわざ方後注で「病小便より出ず」と明言しており、大便のことにはまったく触れていない。本条の前の第８条では、「黄家の得る所は湿よりこれを得」と述べており、さらに第16条では「諸病の黄家、ただその小便を利せ」とある。これは利湿が、黄疸を治療するために常用される方法であることを説明している。湿邪による疾患は最も滋潤を嫌がり、「潤すと病が深まって解さない」[8]。仲景はその持論から反することなく、誤って滋潤の方法を用いて黄疸を治療することもない。「髪」は血の余であり、乱髪が血に入ると瘀を消す。このことは、『金匱』雑療方第二十三における落馬した場合の治療で、すべての筋骨の損傷に対する方剤の中に乱髪が入っていることからも明らかである。尤在涇は、「『神農本草経』では、猪膏は血脈を利し、風熱を解し、乱髪は瘀を消す」[17]とし、猪膏髪煎について、張璐は「硝石散と比較して、軽重の違いはあるが、瘀を散ずるという意味においては同じである」[3]と述べ、沈明宗は「これは黄疸が血分にあるのを治療する方剤である」[18]と述べており、よって猪膏髪煎が理血消瘀の働きをもつことには疑いがない。仲景は「諸黄、猪膏髪煎これを主る」と言っており、その治療が血分にあるという意味がはっきりする。ここで再び小柴胡湯をみてみると、仲景は『傷寒論』第231条に、「陽明の中風、脈弦浮大にして、短気し、腹すべて満し、脇下および心痛み、久しくこれを按じ気通ぜず、鼻乾き、

汗を得ず，嗜臥し，一身および目悉く黄，小便難く，潮熱あり，時時に噦し，耳の前後腫る。これを刺せば小しく差え，外は解せず，病十日を過ぎ，脈続き浮のものは，小柴胡湯を与う」とある。ここから小柴胡湯で湿熱発黄（気機鬱閉が比較的重い場合）を治療した仲景の経験がわかる。医聖・仲景は後世の人がその意味を理解できないのを恐れて，特に『金匱要略』黄疸病脈証併治の中で重点的にその意味を述べており，「諸黄，腹痛して嘔くものは，柴胡湯に宜し」としている。柴胡は『本経』で，「心腹腸胃の血気，飲食による積聚，寒熱邪気を主り，推陳致新する」とされている。甄権は『薬性論』で，「気血を宣暢する」と述べ，李杲は柴胡が諸経の血結気聚を散じると認識し，王好古は柴胡が経にあっては気を主り，臓にあっては血を主ると論じている。李時珍は，『本草綱目』で柴胡を「和剤局方では上下諸血証の治療に用い……世の中でこのことを知っている人は少ない」と説明している。仲景は「婦人の中風……月経が中断すると，その熱は血室に入り，その血は必ず結する，小柴胡湯これを主る」と，小柴胡湯に確かに理血散血の優れた働きがあることを説明している。仲景の小柴胡湯の加減法について考察すると，「諸黄，腹痛して嘔くものは，柴胡湯に宜し」とあり，まさに小柴胡湯去黄芩加芍薬を用いている。芍薬は，『本経』に「邪気による腹痛を主り，血痺を除き，堅積寒熱疝瘕を破る」とあり，小柴胡湯に芍薬を加えると，理血散結の力が増加する。猪膏髪煎と小柴胡湯にはいずれも活血散瘀の働きがある。仲景がもろもろの黄疸の治療にこれを用いる際には，言うまでもなく活血散瘀が，黄疸を治療する各法の中の1つの常用方法になっている。その意味は黄疸病はいずれも傷血しており，黄疸の治療には活血が必要ということである。近代の医家たちは，仲景の治黄の方法とその方剤の活用方法に学んで，活血化瘀の働きをもつ硝石礬石散で，「内傷による諸々の黄疸」を治療した[19]。張錫純は「私の臨床経験から，女労疸に用いる硝石礬石散は，たんに女労疸に用いて非常に効果があるのみならず，各種の内傷による黄疸に用いてもいずれもかなり手応えを感じる」と述べている。臨床上の経験から，黄疸はいずれも血を傷害し，黄疸の治療には活血が必要であるという認識の正確性がわかり，仲景が黄疸を論じる際の「瘀熱が裏にある」ということの理解が深められる。現代医学では，多くの疾患が黄疸を引き起こすことが認識されており，これらは溶血性黄

疸・肝細胞性黄疸・閉塞性黄疸・ビリルビン代謝欠陥性黄疸（体質性黄疸）の４種類にまとめられる。いずれの黄疸も血中のビリルビン濃度が増加することによって起こり，このことは黄疸の発生に血が関与することを十分肯定している。中医学の発展は漢時代にまで遡り，仲景はすでに医学実践を通じて黄疸と血の関係を認識していて，それは実に貴重なものである。周学海は，「黄疸の色は，血と水が混じり合ったものである」[3]と述べている。喩嘉言は『寓意草』の中で，「胆の熱汁が外に溢出して，徐々に滲み出して絡に入ると，体と目が黄色になる」と述べている。陸淵雷の「黄疸の成因は必ず胆汁が血液循環に混入することによる」[20]という説明は，さらに現代医学に接近したものである。北京の著名な中医で，肝臓病の専門家である関幼波教授は，長年の臨床経験にもとづいて，「黄疸の治療にとって活血が必要で，活血されると黄疸は自然に改善する」「黄疸は１つの病であり，病は百脈に存在する」という点を強調している。

　筆者個人の経験からいえば，黄疸病は必ず血を損傷し，黄疸の治療に対しては活血が必要である。これは中医学の領域の中で，特に理論上でより深く検討すべき問題であり，広範な重視と研究を行うことを喚起したい。

　湿熱発黄・火逆発黄・瘀血発黄は熱証・実証に属する。弁証論治の原則のもとで，仲景は病機における邪熱傷血の機序をつかんで，治療の中で活血散結を兼ねている。これに啓発され，私たちが黄疸病を治療する際，特に陽黄の治療において，正確な弁証論治を進めることを前提として適切な活血化瘀の方法を兼ねることは，理論的にも実践的にも根拠のあることである。現在の臨床におけるこの指導的意義を，おおむね以下の４点にまとめることができる。①活血化瘀は駆邪と退黄に対して有利である。中医学の経験では，「風を治する場合先に活血する，血がめぐれば風はおのずから滅する」と認識されている。『内経』には，「風は百病の長である」とあり，その「風」は常に湿・寒・熱・温などの邪による害を兼ねていて，化瘀により血の流れが阻まれなければ，もろもろの邪は容易に除かれる。このため活血化瘀は瘀熱・湿熱などの病邪を除き，退黄を加速させるのに有利である。治肝の大家である関幼波教授は，長年の臨床経験にもとづいて，はっきりと「黄疸の治療には活血が必要で，活血すれば黄疸は容易に改善する」との考えを示しており，実践上，活血化瘀法の黄疸病治療に対する重要性

を認めている。②黄疸病の原因は湿であることが多いため，治湿が黄疸を治療する重要な手段となる。「湿は利小便しないと治療できない」ので，通利小便が常用される治療法である。仲景が，「諸々の病で黄疸がある場合，ただその小便を利する」と述べているのはこの意味である。したがって「血利せざれば則ち水となる」(『金匱要略』水気病脈証併治)とあるように，血行がスムーズであれば水湿の邪の排除にとって有利であり，ゆえに活血化瘀は小便の通利にとって有利である。現代医学による証明で，尿量の多少は直接腎の血流量の影響を受けている。活血化瘀は相対的な腎の血流量増加をもたらすことができ，腎の排尿機能を助け，小便を通利させ，湿邪を容易に除く。臨床上常に，たんに淡滲利尿薬だけを用いても無効で，活血薬を加えた後に小便が通利するというような場合，その原因を探るとたいていこのことに関係がある。③黄疸病は熱証・実証に属する陽黄であることが多く，邪熱が血分に瘀滞することと関係があり，「悪血は必ず肝に帰する」[17]といわれる。中薬の帰経理論からみて，活血化瘀薬はいずれも肝経に入る。黄疸病は肝と関係があることが多いので，黄疸の治療に活血化瘀薬を用いると肝への引経薬となり，薬を病のある所へ届かせるという効果がある。④現在，肝臓病によって黄疸が引き起こされることが臨床上最も多く，この種の黄疸を治療するとき，活血化瘀の方法を応用することが最も適切である。これは気血の流れを助け，肝内の血液循環を改善させ，肝細胞の再生を促進し，肝機能の回復を加速させるので，肝臓病の治療に対しておおいに有益である。同時に肝臓病の多くは脾に影響し，肝脾腫大を引き起こす。肝臓病はまた，腎の排尿機能と腎実質の改変に影響し，いわゆる肝腎総合症となる。このような肝臓病による黄疸の治療に，正しく活血化瘀の方法を用いることは，肝脾腫大や肝腎総合症に対してある程度の予防と治療の効果といった良い作用がある。各地においてこの分野の研究報告は非常に多く，例えば北京第一伝染病病院の報告では，清熱活血化瘀に用いられる大黄を，5％の大黄注射液に調製して，ブドウ糖と合わせてウイルス性肝炎の亜急性肝壊死（本症は重症の黄疸が出現し，中医では黄疸病のうちの陽黄証に属する）に対して点滴治療したところ，患者を救うことができ，死亡率を下げる一定の効果が認められた[6]。これは肝臓病の黄疸に対する活血化瘀法の優位性を反映したものである。

ここで以下に，1つの臨床例を示す。

症例

祁××，54歳，男性，医師。肝臓病を長年患っていて，1977年6月からチチハル市のある軍の病院で療養中に，突然大量に吐血してショック状態になり，肝硬変による吐血と診断された。内科の保存的療法では出血が止まらず，急いで外科手術が行われた。手術中に明らかな出血部位はなく，術後大量の腹水が生じたため，中西薬を用いたが，いずれも無効であった。腹水は日増しに増え，傷口は開き，腹水と腸管の一部が外に出たので，2回目の縫合を行い，腹帯を巻いた。1カ月余り経過したが，病状は日毎に重くなり，臥床したまま起きられず，全身は黄染し，目と尿も黄色で，微熱を伴っていた。医療チームは何度も回診したが，ついに良い治療法はなくなった。1977年7月に元の病院で入院治療を行った。Hb7.5g/dl，肝機能は各項目とも異常値を示し，総蛋白は低下し，A/G比は逆転，黄疸指数は120であった。患者は疲労困憊し，発語は低く弱々しい。皮膚の色は黄色で，腹部は著しく膨満し振水音がある。小便は赤色で少なく，大便は1日1～2回，舌苔は黄膩で滑，舌色は絳紅，舌の底部には瘀絡があり，その色は紫黒色で，脈は沈弦である。中医の診断は臌脹病兼黄疸で，原因は湿熱久蘊・正気耗傷・気血瘀滞・肝胆失阻による。元の西洋薬による治療を続けながら，清熱利湿・扶正祛邪の中薬に，活血化瘀の方法を配合して用いた。党参12g，茯苓30g，陳皮10g，大腹皮15g，茵蔯蒿30g，山梔子10g，沢蘭15g，丹参15g，鬱金10g，鼈甲20g（先煎），生牡蛎20g（先煎），滑石30g，茜草10g，海螵蛸15g（先煎）を水で煎じて1日1剤服用させる。患者は長く治療しても治らず苦しんでおり，自らの病状が危険であることをわかっていた。また，処方の中の丹参・沢蘭・茜草以外のものは，すでに多くを服用したが効果がなく，特に活血化瘀薬で再度吐血が起こることを恐れて相当心配していたのを，何回も説明してようやく服用させた。上方を5剤服用すると尿量は徐々に増加し，腹部の膨満は減少し，下肢の浮腫もまた消失した。患者は非常に喜んで原方を10余剤服用し，水紅花子10gを加えたところ，腹部膨満は3分の1程度に改善した。皮膚の黄染は明らかに減退し，副作用はなかった。効果があったので処方は変え

ず，20余剤連用したところ，目の黄染は消え，腹水は半減した。血液検査でHb 9 g／dl，黄疸指数40，肝機能の各項目はそれぞれ改善した。食欲も回復し，西洋薬も中止して，毎日ビタミンCと少量の50％ブドウ糖のみを点滴した。中薬は原方にもとづいて加減したが，活血化瘀薬は変更しなかった。1カ月余り治療して，患者の体力は回復した。ベッドを離れて活動を始め，上下の階を歩き，徐々に自宅まで外出できるようになった。血液検査でHb11 g／dl，黄疸指数正常，肝機能も明らかに好転し，総蛋白とA／G比も正常に近づいた。西洋薬を停止し，原方を基本にして，証に応じて少し加減した，中薬での治療を継続したところ，3カ月後には患者の飲食と大・小便はいずれも正常になり，なお少量の腹水はあるが，身体がすでに吐血する前の状態まで回復したのを自覚し，自力で生活できるようになった。最終的に1977年11月に退院して帰宅し，自宅療養となった。

　本症例の治療過程を考察すると，活血化瘀によって通利小便が促進され，退黄の加速・腹水の消退・肝機能の回復などの面で，積極的な治療効果が認められたといえる。

参考文献
1）唐容川著『金匱要略浅注補正』
2）秦伯未著『清代名医医案精華・葉天士医案』
3）張璐著『張氏医通』
4）銭潢著『傷寒溯源集』
5）李時珍著『本草綱目』
6）『中医雑誌』1964年12期
7）『新医学』1973年7期
8）呉鞠通著『温病条弁』
9）張錫純著『医学衷中参西録』
10）柯韻伯著『傷寒来蘇集』
11）黄竹齋著『傷寒論集注』
12）李中梓著『医家必読』
13）李梴著『医学入門』
14）葉天士著『臨証指南医案』
15）陳無擇著『三因極一病証方論』
16）成無己著『注解傷寒論』

17) 尤在涇著『金匱要略心典』
18) 沈明宗著『金匱要略編注』
19) 中医学院試用教材『金匱要略講義』湖北中医学院主編
20) 陸淵雷著『金匱要略今釈』

第29論
「調胃承気湯は先に胃を調整する」という意味があることについて論じる

　人は常々調胃承気湯と大承気湯，小承気湯を合わせて「三承気湯」と称し，瀉下剤の中に入れている。三承気湯の瀉下の力は軽いものも重いものも，緩やかなものも急激なものもあるので，これらを分けて調胃承気湯は緩下剤，小承気湯は軽下剤，大承気湯は峻下剤とも称する。このようなことから調胃承気湯は瀉下通便の専門の処方であると考えられ，俗にいう瀉下剤として認識されるようになった。しかし，『傷寒論』の中の調胃承気湯証に関する原文を仔細に検討するとはっきりわかることは，仲景が調胃承気湯を用いた元来の意味は瀉下通便ではなく，「胃気を調和させる」ことにあり，瀉下剤としての認識は後世の人の見方であるということである。確かに調胃承気湯は胃中の燥熱を調和するのを主とし，瀉下通便を兼ねている。

　『傷寒論』の中で調胃承気湯証の原文に関するものは計7条（第29・70・105・123・207・248・249条）あり，いずれも大便秘結の状態はみられず，かえって大便は下痢または泥状である。例えば第105条に，「傷寒十三日，経を過ぎ譫語するものは，熱あるをもってなり……大便まさに硬なるべくして，反って下利し……調胃承気湯これを主る」とある。第123条には，「太陽病，経を過ぎ十余日，心下温温とし吐さんと欲して……大便反って塘……調胃承気湯を与う」とある。証の状況にすでに大便下痢，あるいは大便泥状があるのに，仲景は調胃承気湯これを主ると述べており，このことから本方の意味は瀉下通便ではないことが説明できる。それならば仲景は調胃承気湯をどのように用いているのだろうか。調胃承気湯証の原文は，第29条にはじめてみられる。その条には，「胃気和せず，譫語するものは，少しく調胃承気湯を与う」とあり，調胃承気湯を胃気不和に対して用いている。このような胃気不和は胃腸の燥熱が主であり，これを用いる意味は

胃中の燥熱の邪を調和させて譫語を除くことにあるので，本条のような状況では服薬方法のうえで，方後注で明らかなように「少少これを温服す」る必要がある。それでは，調胃承気湯はただ「少少これを温服す」という状況下でのみ胃気を調和することができると説明しているのだろうか。いや，それは違うであろう。第207条に「陽明病，吐さず，下さず，心煩のものは，調胃承気湯を与うべし」とあり，その方後注には，「温めこれを頓服し，もって胃気を調う」とある。ここから調胃承気湯を「頓服」したときにも，仲景はその瀉下通便ではなく，調和胃気を旨としていることがわかる。すなわち胃中の燥熱の邪を調和することを通じて，胃腸の気を上から下まで順調に通じさせるのである。『傷寒論』と『金匱要略』の両書の中で，およそ下剤に属するもの，例えば大承気湯・小承気湯・厚朴三物湯・十棗湯・大陥胸湯・大黄甘遂湯・抵当湯・下瘀血湯・桃核承気湯などでは，その方後注に「下を得れば，余は服すなかれ」「快利を得る」「湯を服すと便所へ行く」「利を以て度となす」「下らざれば，さらに服す」「血下り……」などの言葉がある。このような注釈の言葉は，その方剤を服用したのちの反応を説明しており，同時にその方剤の作用が「下す」ことにあることを反映している。しかし調胃承気湯の「温めこれを頓服する」状況においては，方後注に「もって胃気を調う」とあることから，仲景が用いた調胃承気湯の意味は胃気の調和が主であり，元来の意味は瀉下通便ではないことが証明でき，大（小）承気湯などもろもろの下剤（あるいは便を下し，水を下し，血を下す）とは異なることがわかる。

また調胃承気湯証の原文をまとめると，調胃承気湯証の症状をはっきりさせることができる。すなわち，悪寒はないが発熱があり，あるいは蒸蒸と発熱があり，譫語（あるいは下痢を兼ねる），あるいは心煩，あるいは心下温温とし吐さんと欲して，胸中痛み，大便かえって塘，鬱鬱微煩し，腹微しく満し，あるいは腹脹満する。これらからわかるのは，調胃承気湯証の病位は主に胃にあって腸ではなく，大・小承気湯証の，腹部が大いに満して通じず，臍周囲痛・腹部満などのように病位が腸にあるのとは区別される。その証の状況には腹部の症状はなく，あるいはあったとしても「腹少しく満し」，あるいは「腹脹満し」というだけで疼痛はない。まさにこのために方剤を命名する際，「調胃」の二字を前に付け，「承気」をその後に続

けて, 名を「調胃承気湯」としたのである。名称の意味を考えてみると,「調胃」がその主な役割であり, あわせて胃腸の気機を順調にさせることができる。

再び調胃承気湯の方薬組成を分析してみると, この方剤は胃腸の燥熱の気を調和することが主であり, 方中で多く用いられている芒硝に意味がある。調胃承気湯の原方は, 芒硝・大黄・甘草から組成されている。そのなかで芒硝の用量は半升であり（5合に相当する）, この用量は大承気湯の中の芒硝の容量より2合多い（大承気湯の中の芒硝の量は3合である）。ご存じのように, 芒硝には実熱堅積を瀉し, 軟堅散結する働きがあるのみならず, 同時に鹹寒の性質をもち, 甘寒は生津, 鹹寒は増液の作用をもつので, 増液潤燥の働きがある。調胃承気湯の中では, 5合の芒硝が用いられているが, これは軟堅燥屎の用途ではない。調胃承気湯証に燥屎はないので, 芒硝の鹹寒増液の働きにより, 胃中の燥熱の邪を調和させる目的であり, ゆえに炙甘草を配合している。仲景は芒硝を用いて胃中の燥熱を除いており, 瀉便の用法ではないことは, 第104条にもみられる。その条には,「傷寒十三日解せず, 胸脇満して嘔し, 日晡所潮熱を発し, おわりて微しく利す, これ本柴胡証, これを下しもって利を得ず, いま反って利するは……まず小柴胡湯を服しもって外を解すべし, 後もって柴胡加芒硝湯これを主る」とある。証の状況から, すでに大便の下痢があるが, かえってなお潮熱が存在する。これは有形の腑実はすでにないが, 胃に無形の燥熱があることを説明している。ゆえに軟堅瀉下は必要なく, その燥熱を徹底的に除く必要があり, 芒硝の働きを用いている。この証で用いている芒硝の意味と, 調胃承気湯の中の芒硝の意味は同じである。そこでもし調胃承気湯の中の芒硝を軟堅瀉下燥屎と解釈するなら, 調胃承気湯の中の芒硝の用量が, 大承気湯の中の芒硝の容量より多いことについて説明するのが難しい。さらに大黄について分析すると, 仲景は大黄を3種類の意味に用いている。1つ目は瘀血を除くことである。桃仁・水蛭・虻虫などの活血化瘀薬を配合して, 抵当湯・桃核承気湯・下瘀血湯・大黄䗪虫丸などを組成する。2つ目は飲邪を蕩滌することである。甘遂・葶藶子などの逐飲薬を配合して, 大陥胸湯（丸）・大黄甘遂湯などを組成する。3つ目は腸胃を蕩浄し, 瀉腑通便することである。芒硝・厚朴・枳実など, 下気消満・潤燥軟堅の薬物を配合して, 大

承気湯・小承気湯・厚朴大黄湯・厚朴三物湯などを組成する。また仲景方では，大黄を生で用いる場合と，蒸す場合，酒で製する場合の3種類の状況がある。生で用いる場合には，大柴胡湯・大黄黄連瀉心湯・梔子大黄湯・大黄附子湯・大黄甘遂湯・厚朴七物湯・厚朴三物湯・下瘀血湯・桂枝加大黄湯・大黄硝石湯などの方剤がある。酒で炮製する場合には，大承気湯・小承気湯・抵当湯の諸方剤があり，仲景はいずれも大黄を「酒洗」後に薬に入れている。蒸す場合は，『金匱』の大黄䗪虫丸にみられる。これは仲景が大黄を用いる際に，証が気にあるか，血にあるか，水にあるかに応じてさまざまな配合をしているということであり，それぞれに瘀血を破り，飲邪を除き，熱実を排泄させることに対応している。なおかつ用薬のうえで生と熟の区別があることを私たちはよく知っておくべきである。現在臨床で常用される生大黄・酒大黄・製大黄（熟大黄）に関連している。調胃承気湯の中の大黄は，もともと「皮を去り，清酒で洗う」とあり，大黄にこのような処理をすると，今日私たちが用いている酒大黄（生大黄に酒をかけ，乾かして刻んで薬に入れる）に近いものとなる。このため「酒洗」大黄の瀉下の力は減弱している。さらに方中に佐薬として温中和胃・補虚の炙甘草を入れており，酒洗大黄と炙甘草を後下ではなく，同煎しており，芒硝と合わせて胃中の燥熱の邪を除き，胃気を整える効果を発揮する。調胃承気湯の中に芒硝・大黄は配合されているが，枳実と厚朴は配合されておらず，かえって佐薬に炙甘草があるので，調胃承気湯の瀉下の力はかなり減っていて，代わりに胃中の燥熱の邪を調和させるのが主な働きとなる。柯韻伯は『傷寒来蘇集』の中で調胃承気湯について，「熱がすでに胃に入り，その胃を調和する。調胃の名はここから来ている」と指摘している。また，「甘草を用いているが，これは和胃の意味である。ここから調胃承気湯は和剤であって下剤ではない」と述べている。呉儀洛は『傷寒分経』の中で，調胃承気湯のことを「その津液を和して止める」「これは和法であり下法ではない」と述べている。

　ただし指摘しておかなければならないこととして，現在調胃承気湯を用いる場合，常に生大黄を入れており，その瀉下の力は「酒洗」大黄よりかなり強く，調胃の働きから瀉下の働きに変わっている。これが調胃承気湯を瀉下剤としてみる1つの原因である。筆者の認識では，調胃承気湯は胃

中の燥熱の邪を調和することを主とする。ただし，ある程度通便の効果を兼ねることは否定できない。もし清熱潤燥和胃を望む場合には，仲景の方法を尊重して，酒大黄を入れて同煎する。もし緩下通便を望む場合には，大黄の量を増やすか，あるいは生大黄を用いる。臨床において，歯齦の腫痛・口舌のびらん・口臭・熱気を帯びた息・めまい・耳鳴り・吐血・鼻出血・イライラ・不眠・煩躁・譫語・発熱発汗・黄色尿と熱痛・脈滑数有力・舌苔黄などがあり，胃中の燥熱有余に属する場合，いずれも調胃承気湯を選んで用いると早く治る。

第30論
太陰の腹満腹痛証について論じる

　『傷寒論』太陰病篇は，主に太陰脾病のことを論じている。脾は腹を主り，運化を主るので，「太陰病篇」の主な内容は，太陰の腹満腹痛証である。この問題をはっきりさせれば，「太陰病篇」の問題は基本的に解決できる。

　「太陰病篇」の中で，太陰の腹満腹痛証はあわせて3条あり，すなわち第273・279・280条である。これら3条の証の状況はいずれも太陰の腹満腹痛証に属しているが，ただし病が気にあるか，血にあるか，気血を兼ねているかの違いがあり，以下に分けて述べる。

1　第273条「太陰の病たる，腹満して吐し，食下らず，自利し益甚だしく，ときに腹自ら痛む，もしこれを下せば，必ず胸下結硬す」

　この条は，太陰病の提綱証を示したものであると通常解釈されている。証の状況としては脾陽虚があり，寒湿が運化できないことによる太陰の腹満腹痛証に属している。後世の人は，これに対し理中湯を用いて治療すると主張している。気血の角度から弁証すると，本証の病は気分にある。条文の中で「自利益甚」の四字は本証の画竜点睛の表現である。ここで示されている「腹満して吐し，食下らず」「ときに腹自ら痛む」などの症状は，下痢によって緩和されることがなく，かえって下痢によって悪化している。本証の腹満腹痛は，まさに温め押えることを喜び，下痢便は水様であり，虚と寒に属するものである。治療において，仲景はまだ処方をあげてはいないが，治療の方法は示している。例えば，「もし下せば，必ず胸下が結硬する」という誤治の状況は，本証の治療はまさに温補が正治の方法であるということを示している。仲景は後世の人がその意味を理解できないの

を恐れて，第277条でもまた，「自利し，渇せざるものは，太陰に属す，それ臓に寒あるをもってのゆえなり，まさにこれを温むべし，四逆輩を服すに宜し」と強調している。これは第273条の証の状況において，「自利益甚」の症状に口渇がないのを補っている。同時に太陰脾の虚寒による腹痛下痢の治療原則はまさに温中補脾にあり，あわせて腎陽損傷の大法を述べていて，太陰病の提綱証を完備している。

「自利し，渇せざるものは，太陰に属す」の言葉は「厥陰病篇」の中の「下利し水を飲まんと欲するものは，熱あり」の言葉と対照的に分析される。下痢があって口渇を伴う場合，これは熱痢である。明らかにわかることは，下痢があって口渇がない場合，これは虚寒だということである。これを臨床上，下痢（腸炎・痢疾・消化不良などの病）の弁証論治を行う際に用いると，きわめて重要な実用的価値があり，簡単に判別できる。

太陰脾陽虚による寒湿内盛の腹痛に対して，仲景の治療法は「四逆輩に宜し」としており，理中湯を用いるとは述べていない。理中湯は「太陰病篇」にはみられず，「霍乱病篇」にみられる。ただし注釈家は，理中湯を用いて太陰虚寒による腹痛証を治療すると主張しており，これにもかなり道理がある。「四逆輩に宜し」とは四逆湯類のことである。理中湯方の後の加減法の中に，「腹満のものは，朮を去り，附子一枚を加う」とあり，理中湯の経過においてこのような加減変化を経ると，人参・乾姜・附子・炙甘草の組成になって，四逆湯と類似したものになる。ゆえに仲景は「四逆輩に宜し」といっているが，実際には附子理中湯のこのような変化の状況を含んでいる。太陰虚寒証の治療には，理中湯加減を用いて，第159条の「理中とは，中焦を整える」を旨として，中焦の治療を行い，下焦の予防と治療を行う。これは治療の中に予防を含み，未病を治するという意味をおおいに含んでいる。

2　第279条「本太陽病，医反ってこれを下し，よりて腹満しときに痛むものは，太陰に属すなり，桂枝加芍薬湯これを主る，大実痛のものは，桂枝加大黄湯これを主る」

　本条の証の状況は，太陰脾の気血不和により腹痛証が現れるものである。

それが軽症の場合には，脾の経脈気血の運行が不調で，腹満があってときに痛む，桂枝加芍薬湯証が出現する。それが重症の場合には，脾の経脈気血が瘀滞し，「大実痛」のある，桂枝加大黄湯証が出現する。軽重を問わず，いずれも病は経脈の血分にあり，陽虚の気分ではない。ゆえに症状に腹満・腹痛があるが，嘔吐下痢はない。

　ただし一部の医家は，本証には「大実痛」の症状があり，治療に大黄を用いることからも，まさに「大実痛」を太陰病から陽明に移行して陽明腑実による腹痛証であるとして，大黄を用いる意味は裏実を下すことにあると解釈している。この解釈には，検討する余地がある。①本条の始めには「本太陽病」とあり，本証はもともと太陽表証で裏証がないことから，「医者がかえってこれを下し」と言っている。すなわち表証があって下すべき裏証がないのに，医者がかえってこれを下したからといって，どうして陽明腑実積滞の大実痛が出現する可能性があろうか。②仮に「大実痛」という症状が本当に陽明腑実によるものであるとすると，このような陽明腑実は一般の陽明腑実とは比べられない。なぜなら陽明腑実の最も重症である大承気湯証に対して，仲景は「大実痛」という言葉を用いていない。もし「大実痛」が陽明腑実によるものであるならば，このような「大実痛」の治療に対して，大承気湯を用いて治療しても間に合わないのに，本証の「大実痛」に対して，かえって桂枝加大黄湯で治療している。この方剤の中にはたった2両の大黄しかなく，瀉下の可能性はあっても，そのほかは温補あるいは和胃調中の薬物であり，ほとんど役に立たないことになる。桂枝加大黄湯を分析してみると，方中の大黄だけに通腑泄便の働きがあるが，この1味の大黄は瀉下通便のために用いられているのだろうか。『傷寒論』と『金匱要略』の中で大黄が用いられている諸方剤をみるとはっきりわかることは，仲景が大黄を瀉下通便に用いる際，1つ目は用量のうえで，少ない場合は4両，多い場合は6両用いていること，2つ目は下気消満の枳実・厚朴・あるいは芒硝といった薬物を配合して，陽明腑実を攻下するという働きをさせている（大承気湯・小承気湯・調胃承気湯・厚朴大黄湯・厚朴三物湯の諸方剤）。しかし桂枝加大黄湯の中の大黄の用量はわずか2両であり，枳実・厚朴・芒硝などの薬物の配合もなく，かえって一群の酸斂陰柔・温補守中の芍薬・桂枝・炙甘草・大棗などを組み合わせている。その意味は断じて

瀉下ではなく，陽明腑実の「大実痛」を解除する力もない。その理・法・方・薬が一致しないことから本証の「大実痛」は陽明腑実によるものではないということが肯定できる。仲景は，後世の人がただ証の状況として「大実痛」があり，方薬の中に大黄が用いられているので，本証を陽明腑実であると誤解することを心配して，わざわざ文中で「太陰に属す」と述べている。言外の意味として，本証が太陰にあり，陽明ではなく，太陰による腹痛の「大実痛」であることを示しているのである。

　「大実痛」が陽明腑実ではなく，病が太陰にあるとしたら，太陰の腹痛がなぜ「大実痛」になるのだろうか。大黄を用いてそれを治療するとき，その意味が瀉下ではないとすれば何かと質問する人がいるかもしれない。私たちは『内経』の中にそれに対して満足できる答えを得ることができる。『素問』挙痛論篇には，「願わくは人の五臓の卒に痛むは，何の気の然らしむかを聞かん。岐伯対えて曰く，経脈 流行して止まず，環周して休まず。寒気 経に入れば，稽遅し，渋りて行らず。脈外に客すれば，則ち血少なく，脈中に客すれば，則ち気通ぜず。ゆえに卒然として痛むなり。帝曰く，その痛みて卒然として止む者あり。痛みて甚だしく休まざるものあり。痛みて甚だしくして按ずるべからざるものあり……痛みて閉し通ぜざる者あり……寒気 脈外に客すれば則ち脈寒え，脈寒ゆれば則ち縮蜷し，縮蜷すれば則ち外に小絡を引く。ゆえに卒然として痛む……寒気 経脈の中に客し，炅気と相い薄れば則ち脈満ち，満つれば則ち痛みて按ずるべからざるなり。寒気 稽留し，炅気従いて上れば，則ち脈 充大にして血気乱る。ゆえに痛み甚だしくして按ずるべからざるなり」とある。本段の文章では五臓が突然痛む道理，および五臓の疼痛の異なる状況を詳しく述べている。五臓の疼痛の表現は，「痛みて甚だしくして按ずるべからざる」「痛みて閉し通ぜざる者」「その痛みて卒然として止む者」などとなっている。桂枝加芍薬湯証の「腹満しときに痛む」と桂枝加芍薬大黄湯証の「大実痛」は，誤って用いられた瀉下の薬で太陰脾の経脈気血が損傷され，邪気が内陥して，気血不暢となることによって，腹満がありときに痛み，また重症者では気血が瘀滞し通じないことで「大実痛」が現れるのである。すなわち『内経』でいう「痛みて甚だしくして按ずるべからざる」「痛みて閉し通ぜざる者」の意味である。その「大実痛」は病が血脈にあって瘀滞することにより，気分

にはなく，陽明胃腸に及んでいない。そこで「腹満しときに痛む」こともあるし，「大実痛」のこともあるし，いずれも嘔吐あるいは下痢を伴わず，あるいは食事が食べられず，自利がますますはなはだしいなどの症状がある。これが本条の腹痛の特徴であり，太陰の陽虚で寒湿内盛である第273条の太陰病の提綱証と区別するポイントである。病は血分にあるので，治療はまさに血分から着手する。ゆえに軽症で「腹満しときに痛む」場合には，桂枝加芍薬湯を用いてこれを主る。芍薬は陰結を破り，脾絡を通じさせ，血瘀を除くのに用いられ，桂枝湯を基本方として誤下による損傷を補い，さらに営衛気血を調和させる作用がある。『神農本草経』は芍薬について，「邪気による腹痛を主り，血瘀を除き，堅積寒熱疝瘕を破り，痛みを止め……」と述べており，芍薬には血瘀を除き，腹痛を治す効果があることがわかる。仲景は気血不和の腹痛に対して，いずれも芍薬を用いており（小柴胡湯の加減法を参照，『金匱要略』の当帰芍薬散などもこの例である），桂枝加芍薬湯の中で芍薬を6両も用いているのはこの意味である。また『神農本草経』で大黄は，「瘀血，血閉寒熱を下し，癥堅積聚，留飲宿食を破り，腸胃を蕩浄し，推陳致新し，水穀を通利し，中焦を整え，消化を促し，五臓を安和にする」とある。大黄の働きは第一に活血化瘀，第二に逐飲，第三に泄腑通便である。瘀が去れば飲が消え便が通じ，臓腑の気血が安和になる。これが大黄の主な3種類の効能である。現代の人が大黄をただ通腑泄便と認識しているのは，大黄の臨床応用を限定してしまっている。仲景は，『本経』の大黄の用い方を尊重して，大（小）承気湯などもろもろの攻下通便の方剤の中で泄熱通便し，大陥胸湯の中で飲邪を逐し，下瘀血湯・抵当湯・桃核承気湯の中で，破血化瘀している。桂枝加大黄湯証の中で大黄の意味は，大黄の活血化瘀の働きにより「大実痛」の原因である血行の瘀を除くことである。ゆえに配合上，枳実や厚朴などの下気消満の気分薬の配合はなく，純粋な血分薬で「血瘀を除く」働きがある芍薬6両を配合して脾の経脈気血の流れを順調にさせると，「大実痛」の症状が解す。ここで1つの症例を示す。

症例

　趙××，男性，26歳，黒竜江省の人。リウマチ性心臓病と慢性鬱血性心

不全を患い，1976年8月某医院の内科（西洋医学）で治療を受けた。1カ月余りで心不全は正常になり，心機能も日ごとに回復した。ある日の午後，患者に突然臍周囲の耐えがたい激痛が起こり，しきりに呻吟して，大便には少し潜血が混じり，多くの検査や診察を受けたところ，「腸間膜動脈血栓症」と診断された。心機能改善後，心拍動には力があり，心内膜あるいは心弁膜上の疣贅が剥落し，血液循環によって腸間膜動脈に血栓を形成して，ついに腹部の絞痛が起こったと考えられる。患者は中医治療に転向することを希望した。診察すると腹痛があり，押えると嫌がる。発症は急で，嘔吐や下痢を伴わず，便に少量の潜血が混じる。脈は沈渋で，舌は暗である。『内経』の五臓卒痛の理論にもとづき，仲景による太陰腹痛の弁証論治の方法に従って，この疾患の腹痛は，脾の気血不和に属し瘀滞が原因で痛む，『傷寒論』第279条の桂枝加大黄湯の「大実痛」証と診断した。桂枝加大黄湯で治療したところ2剤を服用後，血便は止み，腹痛は著しく軽減し，さらに2剤を服用して治癒した。

こののち，筆者が桂枝加芍薬湯あるいは桂枝加大黄湯加減を，慢性腹痛や，あるいは急性の腹痛で嘔吐下痢がみられず，押えると嫌がる場合に用いたところ，多くは効果を収めた。虚寒に偏る場合は大黄を減らし，当帰を加え，気虚の場合は黄耆を加える。

3 第280条「太陰の病たる，脈弱，その人続いておのずと便利し，設しまさに大黄・芍薬を行るべきものは，これを減ずべし，その人胃気弱きをもって，動じ易きゆえなり」

本証は第279条の論を引き継いだものである。その証の状況は，太陰脾の気血不和による腹満・腹痛であり，ただ多くは脾陽虚弱により，「続いておのずと便利す」の状況がみられるにすぎない。言い換えると，すでに太陰脾陽虚に寒湿内盛があり，また太陰の気血不和があるため，気血兼病の太陰腹痛証となる。仲景は第273条で，脾陽虚による腹満腹痛を論じており，その病は気分にある。第279条では脾の気血不和による瘀滞性の腹満腹痛を論じ，その病は血分にある。第280条では，すでに脾陽虚の状況があって，気血瘀滞の証候もある。そこで気血兼病の太陰腹痛証を治療す

るために，桂枝加芍薬湯，あるいは桂枝加大黄湯を用いて，陰血を破り，脾絡を通じさせる。また「その人胃気弱きをもって，動き易きゆえなり」という陽虚による「続いておのずと便利す」の状態を考慮する必要がある。仲景は法をもって人に，「設しまさに大黄・芍薬を行るべきものは，これを減ずべし」と示している。「これを減ずべし」の意味は，大黄・芍薬の用量を減じてその苦寒陰柔の性質を避け，脾陽の虚を保護することである。なかには「これを減ずべし」とは，大黄・芍薬を用いないことであると理解している人もいる。しかし，もし加えた大黄・芍薬を除いて用いないのならば，もはや桂枝湯と変わらなくなってしまう。また，太陰脾病は虚寒のことが多いので，太陰脾病を治療する場合には，苦寒陰柔の薬物は少量で，あるいは慎重に用いる必要がある。本条は後世の人が太陰病を治療する場合の大経大法であり，まさに深く銘記すべきである。上述のことをまとめると，「太陰病篇」にはわずか8条の原文があるにすぎないが，太陰病の腹満腹痛証には気病・血病・気血兼病の区別があることを表している。ただし臨床においては，太陰の脾陽虚弱で，寒湿が運化できない，太陰の腹満腹痛嘔吐下痢症が多くみられるので，仲景はそれを「太陰病篇」の冒頭に述べており，これが要点を示す証であると認識されている。

第31論
太陰病の下痢に「四逆輩を服すに宜し」という理論について論じる

「太陰病篇」の第277条に「自利し，渇せざるものは，太陰に属す，それ臓に寒あるをもってのゆえなり，まさにこれを温むべし，四逆輩を服すに宜し」とある。これはもともと太陰脾陽虚があって寒湿内盛になっている中焦の下痢症であり，仲景は「理中とは，中焦を整えることである」を旨としており（第159条を参照），本証の治法はまさに温中健脾・散寒袪湿であり，理中湯でこれを治療するのは正しい。ただ仲景は「四逆輩を服すに宜し」と述べ，なぜ理中湯を用いないのだろうか。

仲景が太陰病の虚寒下痢症に対して，「四逆輩を服すに宜し」といい，理中湯に言及していないのには，大きく2つの意味がある。①太陰脾の陽虚による寒湿内盛の下痢症では，常々下痢が治らず，さらに一歩病状が進展して脾陽虚が長引くと，腎陰が虚損して少陰の陽虚による下痢という四逆湯証が出現しやすい。仲景が太陰の下痢症を治療するときに，理中湯とはいわず，「四逆輩を服すに宜し」といっているのは，この奥義を示したもので，さらに未病を治すという思想を含んだものである。このことによって，太陰の陽虚の下痢は，少陰の陽虚の下痢に転化する可能性があり，太陰病の治療と同時に少陰に及ぶことを考えて，治療の中に予防を有し，未然に罹患を防ぐよう警告している。②太陰の陽虚による下痢に対しては理中湯で治療し，少陰の陽虚による下痢に対しては四逆湯類で治療するのがよい。しかし理中湯と四逆湯の間には，密接な相関変化がある。理中湯の方後注にある加減法には，「腹満のものは，朮を去り，附子一枚を加う」という方法がある。理中湯去朮加附子となると，方薬組成は人参・乾姜・附子・炙甘草となり，四逆湯と類似する。仲景が「四逆輩を服すに宜し」と述べているのは，理中湯のこのような変化の類である。言い換えると，附子理中

湯は四逆輩とみることができる。

筆者のかつての治療例を示す。

症例

羅××，30歳，女性，北京南郊空港に勤務。下痢が7年間続いており，起床時に著しい。数年間医者の治療を受けたが無効で，さらに多くの医者の診察を受けて，補中益気湯・香砂六君子湯・四神丸・理中丸・参苓白朮散などを服用したが，良い効果が得られなかった。筆者がその舌や脈を診たところ，寒熱虚実の状態は不明確であり（おそらく薬物を長く服用したためと思われる），初診時は烏梅丸（湯剤に改めた）を与えたが，無効であった。二診時，甘草瀉心湯を与えたが，これも無効であった。三診時，患者に口渇がないことから，太陰陽虚の下痢（すなわち第277条の「自利し，渇せざるものは，太陰に属す，それ臓に寒あるをもってのゆえなり，まさにこれを温むべし，四逆輩を服すに宜し」）であることに突然気づいた。長引いて治らず，損傷が腎陽に及んでいる。附子理中湯合四神丸に改めて治療すると，3剤で症状がおおいに改善し，7剤続けて服用すると下痢が止まった。その後さらに，附子理中湯加黄連・茯苓に改め，20剤余りを連用したところ，顔色が改善して体力も倍増し，食欲もおおいに亢進して，病の完治を告げた。筆者の考えでは，本証の治癒は，「四逆輩を服すに宜し」の成果によっている。

第32論
結胸証は邪が胸中に結するのではないことについて論じる

　結胸証とは古代の1つの証候名である。『傷寒論』の注釈家の第一人者である成無己は，その注解の中で「結胸とは，邪が胸中に結することである」と述べている（『注解傷寒論』）。成氏のこの注釈による影響は計り知れず，それ以降の傷寒学者の多くがこれに従って，ついに定説となった。しかし筆者はこれに対して異なる見方をしており，結胸証の邪は胸中に結するのではなく，主として心下に結するものと認識している。

　結胸証の中で代表的なものは，熱実結胸証である。さらに熱実結胸証の中で主となるのは，大結胸である。ここで，まず大結胸証の原文を分析する。第134条に「太陽病……医反ってこれを下し……胃中空虚，客気は膈を動かし，短気躁煩，心中懊憹，陽気内陥し，心下よりて硬く，すなわち結胸をなす，大陥胸湯これを主る」とある。邪が胸から裏に陥入して，有形の水が相結して胸で結する。「心下よりて硬く，すなわち結胸をなす」の言葉からみて，心下が硬くないならば，すなわち結胸ではなく，熱が胸膈に鬱する梔子豉湯証である。同時に結胸証の邪結の部位が心下であり，胸ではないことを表している。言い換えると，心下硬痛があり押えると嫌がるのは，大結胸証の主な診断根拠である。第134条をみると，「傷寒六七日，結胸熱実，脈沈にして緊，心下痛み，これを按じ石硬のものは，大陥胸湯これを主る」とある。これは誤治によらずに起こった大結胸証であり，その邪が結する部位は心下にあって，その症状は「心下痛み，これを按じ石硬」である。第137条では，「太陽病，重ねて汗を発してまたこれを下し……心下より少腹に至り硬満して痛み，近づくべからざるものは，大陥胸湯これを主る」とあり，これは大結胸証の重証で，その病位の重心は心下から少腹までにある。第149条には，「傷寒五六日，嘔して発熱するものは，柴胡

湯証具わる，しかして他薬をもってこれを下し，柴胡証なお在るものは，また柴胡湯を与う。これすでにこれを下すといえども，逆たらず，必ず蒸蒸として振い，却って発熱し汗出でて解す。もし心下満して硬痛のものは，これ結胸たるなり，大陥胸湯これを主る。ただ満して痛まざるものは，これ痞たり，柴胡これを与うるに中らず，半夏瀉心湯に宜し」とある。本条の意味は，痞証と結胸証の弁別にあり，両者は鑑別が必要で，痞と結胸の間には似たところもあるが，異なるところもある。異なるところは，押えて軟らかであるか，押えて硬痛があるかであり，同じところは，痞も結胸も邪のある部位が心下であるということである。仲景は痞と結胸の証を合わせて1つの証の中で分析しており，いわゆる「心下満して硬痛」を結胸とし，心下がただ満して痛まないものを痞としており，これは症状から論じたものである。脈象から分析すると，結胸の脈は「寸脈浮，関脈沈，名付けて結胸というなり」（第128条）で，「寸脈浮」は結胸の邪がやってくるルートで，「関脈沈」は邪が結する部位である。関は中のことで，沈は邪が裏に結することであり，いわゆる「関脈沈」は，結胸の邪が心下に結することの有力な証明となる。このように結胸証を検討すると，脈からも証からも，その邪が結する部位はいずれも心下にあることがわかる。

　さらに小結胸証について論じる。仲景が論述した小結胸証で邪が結する部位はさらに明確である。第138条には，「小結胸病，正に心下に在り……」とあって，小結胸証の痰熱互結の部位が心下にあり，胸に結するのではないことを説明している。ただ小結胸証の痰熱は心下にあるにすぎず，結の状態は軽いので，小結胸と称する。大結胸証の水熱互結は心下が主であるが，下は少腹まで及び，上は項部にいたる。邪の結する勢いは著しく，ゆえに大結胸と称する。これらのことからみて，熱実結胸証について論じると，その邪が結する部位は胸ではなく，主に心下，つまり胃脘部である。

　あるいは疑問が生じるかもしれないのは，もし結胸の邪が結する部位が心下であるならば，結胸証の邪は胃腑の中に結するといえるかどうかという点である。これについては，そのようにいうことはできない。もし邪が胃腑の中に結するのであれば，胃の中に水熱互結，あるいは痰熱互結があることになり，そのような証であれば当然嘔吐がみられる。しかしながら大小結胸証の状態では，いずれも嘔吐の症状はないので，結胸証の邪が結

する部位は心下であり，胃の中ではないといえる。ゆえに仲景は第134条で「胃中空虚」と指摘している。大小結胸証の水熱互結と痰熱互結の病位は，胃の中にはなく心下にあり，胃腑の外である。

　あるいは，結胸証は現代医学における何の病気に相当するかとの疑問をもつかもしれない。その答えは，はっきりとは出せない。大結胸証，小結胸証とも，いずれもある種の病に限らず，多くの疾病の過程でこれらの証が出現する可能性がある。現代医学のある種の急性膵炎・急性滲出性胸膜炎などで，熱に属し，実に属し，水を夾み，症状が急激で，かつ心下の疼痛があり，押えると嫌がる場合がある。これらは中医学の角度からみればいずれも大結胸証の可能性があり，大陥胸湯を与えて治療することができ，そのような報告は珍しくはない。西洋医学の外科の保存的治療法として，大陥胸湯を用いて急性腹症を治療できるということは，ある程度私たちの結胸証の認識に対する啓発となる。本文中に，結胸証において邪が結する部位は胸にはなく心下にあり，胃腸の外にあることを示したが，その意図は，結胸証を臨床的にとらえた場合，邪が胸に結するものと誤って，胸部の病証だけについて検討することがないよう，多少でも臨床と研究の参考になるように望んでのことである。

　指摘すべきことは，第135条に「傷寒十余日，熱結し裏に在り，また往来寒熱するものは，大柴胡湯を与う。ただ結胸し，大熱なきものは，これ水結し胸脇に在りとなすなり，ただ頭に微しく汗出づるものは，大陥胸湯これを主る」とあり，この条を「水結胸」証とし，あわせてこれが大結胸証の邪が胸脇に結している根拠であると認識している注釈家もいるが，これは妥当ではない。すでに知られているように，本条は水結胸の証であるが，単純な「水結胸」ではない。たんに水が胸脇にあるのであれば，まさに十棗湯証である。本証は「水結し胸脇に在る」のほかに，「ただ結胸する」が前提にあり，すなわち心下の疼痛があって押えると嫌がる。言い換えると，熱実結胸証と同時に「水結し胸脇に在る」を兼ねており，このときには大陥胸湯を用いて治療することができる。これは胸脇に水停がある場合に用いられる十棗湯の及ぶところではなく，大結胸証の中の一種の状況である。仲景は引き続き第137条で，「心下より少腹に至り硬満して痛む」というもう1つの状況について論述している。これを合わせてみると，大結

胸証は水熱互結が心下にあり，上は頭項や胸脇に及び，下は少腹に至り，その病勢の範囲は比較的広いので，大結胸証と称する。第135条の「此為水結在胸脇（これ水結し胸脇に在りとなす）」の7文字によって，かえって「ただ結胸する」という前提を無視すると，大結胸証の邪は胸に結するという，誤った認識をすることになる。

第33論
いわゆる「麻黄湯の禁忌」について論じる

　『傷寒論』の「太陽病中篇」には，発汗法で治療してはいけない病証について，9条にわたる原文が論述されている。第49・50条にある「尺中脈微」「尺中遅」と，第83条から第89条の「咽喉が乾燥する場合」「淋家」「瘡家」「衄家」「亡血家」「汗家」「患者有寒」の諸証である。ある注釈家は最近の傷寒論の教材の中で，上述の9条の原文でいう「汗を発すべからず」を，麻黄湯で発汗させてはいけないと理解して，「麻黄湯の禁例」と称している。筆者はこの認識について，異なる意見があるので述べてみたい。

　まず先に明らかにしなければいけないことは，上述の9条の証は発汗法で治療することができないということである。その理由は，陰虚でなければ陽虚，あるいは気虚，あるいは血虚，あるいは内に湿熱などを兼ねているからであり，これらは麻黄湯を用いて発汗させることはできないのである。ただし仔細に原文を検討すると，仲景が「汗を発すべからず」と述べているのは，麻黄湯のことだけを指しているのではなく，もろもろの辛温解表剤（例えば桂枝湯・葛根湯など）はいずれも禁忌であることがわかる。このことに関して，『傷寒論』第5版の教材では，「麻黄湯の禁例」の節のはじめの部分で，「太陽病に対しては，発汗法を正確に用いて治療する必要がある。麻黄湯は発汗の峻剤であり，およそ発汗法が禁忌の場合には，麻黄湯を使用すべきではない」と指摘している。ここではっきりわかることは，著者が，9条の原文は発汗法の禁例であり，麻黄湯もその中に包括されるということを原意としている点である。「太陽篇」のまとめの中には，「辛温解表法は風寒表証のために設けられたものであり，およそ病証が表に属していない場合には，いずれも禁忌である。発汗によって祛邪できるが，発汗しすぎると陰陽を消耗してしまうので，もろもろの裏が虚している病証では，表証を兼ねていても慎重に用いるか，用いるべきではない。

仲景は多くの例をあげて，常に認識を誤らないようにさせている」とある。このような角度からみると，上述の9条の発汗させることができない証は，「辛温発汗法の禁例」，あるいは「発汗法の禁例」とすべきであり，「麻黄湯の禁例」と称するべきではない。「汗を発すべからず」というのは，すべての純粋な解表の方剤についてであり，麻黄湯のことだけをいっているのではない。当然，現代の臨床において，もし本当に陰虚や陽虚，あるいは気虚，血虚の人が外感表証を患った場合に，まさにその軽重緩急をみて，先に裏を治療してから表を治療したり，あるいは先に表を治療してから後で裏を治療したり，あるいは滋陰解表・助陽解表・益気解表など，もろもろの表裏双解法を用いる場合にはこの例ではない。

「咽喉乾燥のものは，汗を発すべからず」ということについては，医家は一般的に咽喉の乾燥は陰津不足であり，発汗させることはできず，誤って発汗させると津液に迫って外泄させ，さらにその陰を消耗させてしまうと考えている。およそ外感病の過程において，発熱・悪寒・身体痛と同時に，咽喉の乾燥を兼ねる（そこから発展して，咽喉が赤く腫れる，あるいは疼痛がある場合を含む）場合には，たとえ病のはじめに風寒に外感したとしても，現在は化熱の勢いが著しいか，あるいはもともと風温・風熱・暑温・暑熱など温熱の邪気に外感したものであり，いずれも辛温解表の薬物を用いて発汗させることはできず，まさに辛涼，あるいは辛寒の方剤で表邪を清透させるべきである。本条の記述は簡略だが，意味は深く，実際には後世の人による太陽病表証（俗に感冒と称する）の弁証治療の1つの大経大法であって，咽喉の乾燥，あるいは赤く腫れて痛むことを根拠に，太陽傷寒と太陽温病，あるいは風寒化熱を簡単に鑑別する方法である。現代の西洋医学の小児科において，外感発熱の患児を治療する場合には，まず先に咽喉の部位に異常があるかないかを観察し，異常がない場合には一般の解熱鎮痛薬を服用させることができ，異常がある場合には，抗生物質を用いた抗菌治療を加えることができる。これは仲景のいう「咽喉乾燥のものは，汗を発すべからず」の意味と一致する。このようにしてみると，本条の意味を，咽喉乾燥する場合，陰津不足があるので発汗させてはいけないと限定することは，狭い考え方であるといえる。

「淋家は汗を発すべからず，汗を発すれば必ず血を便す」。これについて

注釈家の多くは，陰津がもともと不足した状態に，さらに下焦の蓄熱の証を兼ねるというのが，本条の証の状態であると解釈している。ゆえにこのような患者の外感に対しては，辛温発汗すべきではなく，麻黄湯で治療するのは適さないというのである。しかし，もし私たちが太陽病だけに着眼するのでなければ，仲景の原文の意味は必ずしも太陽病を指しているとはいえず，これを「淋家」と称しており，この「淋家」という着眼点にもとづくと，別の新しい意味を理解できる。すなわち，ある久淋（小便不利・頻尿・尿意急迫・排尿痛，はなはだしければ血尿，あるいは尿路結石・混濁尿）の患者で，その過程において常に発熱・頭痛・身体痛が出現した場合，これは淋病にもともとある症状であり，必ずしも外感を伴うとはいえない（西洋医はこのような病状を，「泌尿器系感染」「前立腺炎」などと診断する）。もし細かく弁証しなければ，外感病による発熱・身体痛と誤認しやすく，誤って発汗させることになりやすい。仲景のいう「淋家は，汗を発すべからず」には，この意味もあることを排除できない。これは後世の人に対して，「淋家」の患者は常に淋病による発熱・悪寒などの症状があるので，太陽表邪に外感したと誤診して，発汗させてはならず，まさに治淋を主とすべきであることについて念を押す目的があるのである。

「瘡家は，身疼痛するといえども，汗を発すべからず」は，慢性の瘡瘍の患者の多くは気血が損傷しているので，発汗させてはいけないというように解釈することができる。これについては「淋家は，汗を発すべからず」と同様，本条も瘡瘍の患者が外邪を感受したと限定的にとらえるのではなく，「瘡家」のもともとの証にもとづくものとして考えることができる。いわゆる「瘡家」とは慢性疾患の患者ということができ，また突発する悪瘡疔毒の患者（これはまた「亡血家」でもある。常に出血している人，また一時的に大量の失血をする場合を指す）であるともいえる。このような患者は，常に瘡瘍のもともとの症状として，発熱・身体痛などの症状が出現している可能性がある。したがって，「瘡家」の発熱・身体痛は外邪を感受した太陽表証によるとは限らず，仔細に弁証する必要がある。その結果，瘡家のもともとの証による場合は，まさにその瘡瘍を治療すべきで，誤って発汗法で解表することはできず，この意味も，「瘡家は，身疼痛するといえども，汗を発すべからず」の中に包括されている。臨床と結び付ける

と，長引いて治らない毛嚢感染・多発性癤腫・皮膚に出現するもろもろの発赤・腫脹・熱感・疼痛のある疔毒・丹毒・蜂窩織炎・外傷後の感染・化膿などの証では，その過程で常に発熱，身体痛などの症状が出現する。これらに対して，太陽表証を外感したと誤って，発汗法を採用して治療することはできない。「瘡家は，身疼痛するといえども，汗を発すべからず」については，このように理解すれば臨床においてさらに多くの指導的意義をもつといえる。

　上述のことにもとづいて率直にいえば，いわゆる「麻黄湯の禁例」の諸条の中の「汗を発すべからず」とは，実際には仲景は麻黄湯による治療の禁忌を指しているのではなく，すべての辛温解表剤に対していっていると筆者は考えており，「辛温解表剤の禁例」と称するのが妥当であるといえる。いわゆる「麻黄湯の禁例」の諸条の証において，仲景は表邪を感受したとはいっておらず，したがって私たちは太陽表邪を兼ねているものとしてその意味を限定的にとらえる必要はないのではないだろうか。原文を尊重して，原意を求めると，そのなかのいわゆる「麻黄湯の禁例」は，仲景が麻黄湯の治療禁忌，あるいは発汗禁忌を論述したものではなく，「淋家」「瘡家」「亡血家」「患者有寒」などの病におけるもともとの証の治療に対する治療禁忌，すなわち禁汗法であるといえる。この意見について，諸兄姉のご叱正を仰ぎたい。

第34論
「経方」の時系列分析について論じる

　いわゆる「経方」とは，『傷寒論』と『金匱要略』の2つの書物の中にある方剤のことを指す。『傷寒論』と『金匱要略』の両書は中医学の経典となる著作とみられており，その方剤の組み立ては厳密で，薬味は少なく薬力は集中しており，弁証して用いると，明らかに治療効果がすみやかに現れるという特徴がある。ゆえに医家たちは仲景の方剤を尊敬して「経方」と称している。私たちが『傷寒論』と『金匱要略』の両書物を縦覧してわかったことは，仲景が収載した374種類の方剤のうち，その多くが両書の中に散見されるが，同一の処方を加減変化させて出来上がっているものが多いので，これらの方剤を1つにまとめると，1つ1つが「系列」を形成するということである。例えば麻黄湯・麻黄加朮湯・麻杏石甘湯・麻杏苡甘湯・大青竜湯などの方剤は，麻黄湯を加減変化させて出来たものであり，麻黄湯系列を形成する。桂枝湯系列には，桂枝湯・桂枝加桂湯・桂枝去芍薬湯・桂枝加芍薬湯・桂枝加大黄湯・桂枝加厚朴杏仁湯・新加湯・桂枝加竜骨牡蛎湯・栝楼桂枝湯・葛根湯・桂枝加葛根湯・桂枝加附子湯，および小建中湯・黄耆建中湯・当帰建中湯（以上の三建中湯はまた，小建中湯系列の方剤とみることもできる），黄耆桂枝五物湯・温経湯などが包括される。苓桂朮甘湯系列には，苓桂朮甘湯・茯苓甘草湯（苓桂姜甘湯）・苓桂棗甘湯・苓桂味甘湯・五苓散・防已黄耆湯・茯苓沢瀉湯などが包括される。梔子豉湯系列には，梔子豉湯・梔子生姜豉湯・梔子甘草豉湯・梔子厚朴湯・枳実梔子豉湯が包括される。小半夏湯系列には，小半夏湯・小半夏加茯苓湯・生姜半夏湯・半夏乾姜散が包括される。半夏瀉心湯系列には，半夏瀉心湯・生姜瀉心湯・甘草瀉心湯・黄連湯が包括される。承気湯系列には，調胃承気湯・小承気湯・厚朴三物湯・厚朴大黄湯・大承気湯・桃核承気湯が包括される。白虎湯系列には，白虎湯・白虎加人参湯・竹葉石膏湯・白虎加桂

枝湯が包括される。小柴胡湯系列には，小柴胡湯・柴胡加芒硝湯・柴胡加竜骨牡蛎湯・柴胡桂枝湯・大柴胡湯・柴胡桂枝乾姜湯が包括される。抵当湯系列には，抵当湯・抵当丸・下瘀血湯が包括される。以上，大まかに経方を分類すると，多くの系列が形成される。このように系列化された方剤の組み合わせの中で，1つ1つの系列をさまざまな面から真剣に比較し分析することで，経方の加減変化を深く理解し，経方を正確に使用できるようになれば，臨床において証に応じて「経方」を自在に使用できるようになるという大きな利益が得られる。これを広く推し進めると，経方以外の方剤も加減変化を行って，さらにさまざまな病気の治療を行えるようになり，これが本書の目的である。ここで麻黄湯系列を例として，以下に分析する。

麻黄湯系列の分析

麻黄湯系列は，麻黄湯・麻黄加朮湯・麻杏苡甘湯・麻杏石甘湯・大青竜湯・越婢湯・越婢加朮湯・越婢加半夏湯を包括する。そのなかの麻黄湯はこの系列の代表方剤で，そのほかの7方剤は麻黄湯を加減変化させたものである。

麻黄湯は，『傷寒論』の第35・36・37・46・51・52・55・232・235条にみられ，主に太陽傷寒証を治療できる。寒邪の感受を主とし，病が表にあるすべての外感病の患者に適用される。症状には無汗悪寒・頭および身体の疼痛・咳喘・舌苔薄白・脈浮緊がみられる。病因病機が風寒束表であるので，麻黄に桂枝を配合して，発表散寒する。症状に咳喘がみられるので，杏仁と麻黄を配合して，1つは粛降，1つは宣発を助けて，肺気を調和させると，咳喘はおのずから除かれる。さらに佐薬の甘草が安胃和中・調和諸薬に働き，激しい発汗薬の中で胃気を保つ働きがある。以上が，麻黄湯が麻黄・桂枝・杏仁・炙甘草から組み立てられている大まかな意味である。ここで指摘しておかなければならないことは，現在中医界で広く言われている1つの説は，現在では麻黄湯証がすでにみられなくなっており，現在の外感病の患者の多くは外感風熱，あるいは風温の証であって，麻黄湯には実際は実用的な意味はないというものである。この説明は一見，一理ある

ようにみえるが実はそうではない。今日でも，確かに外感によって太陽傷寒証になることはある。ただ太陽傷寒の患者の多くは初発時，医者の診察を受ける前に自分で身の回りにある薬や，服用しやすい解表作用のある市販薬を服用しているのである。外感を受けてすぐに医者の所に来ることはなく，一般的には自分で薬を飲んで治そうとし，治らないときに医者の所へ診察を受けに来る。このとき，たとえ寒邪を感受したことによる太陽傷寒麻黄湯証であったとしても，外感後時間が経過しており寒邪が変化しているので，私たちが臨床上遭遇する外感病の患者の中に，純粋に麻黄湯証の症状がみられることは多くはない。ただしこれは麻黄湯証が存在しないのと同じではなく，ただ適切に患者が診察，治療を受けておらず，受診したときにすでに病状が変化してしまっているだけであって，今日麻黄湯証の患者が存在しないとする根拠にはならない。著者は1981年に集寧での講義の期間中，寒暖の差が激しい6，7月の間約20日間に，3例の太陽傷寒証の患者に麻黄湯を主として加減して処方し，治癒させた。この3例の患者は，いずれも発病初期に受診し，症状がまさしく太陽傷寒証で，みな1回の発汗で治癒した。もし寒邪を感受したのち，時間が経っていれば，寒邪はすでに化熱してしまう。のどの痛みや乾きがあって紅く腫れ，熱が多く悪寒が少ない場合には，断じて辛温の麻黄湯を使ってはならず，まさしく辛涼解表剤に変えるべきである。呉鞠通の銀翹散と桑菊飲は，このような証に対する良い方剤である。筆者が臨床において麻黄湯を使用する根拠は，外感後に舌脈にまったく熱の証候がなく，患者の主な訴えとして悪寒・身体痛あるいは全身の関節痛があり，咽喉の腫痛がなく，患者の体温は測ると非常に高いが，熱感を訴えず悪寒を訴えることである。まさにこのとき，麻黄湯を与えるとすぐに発汗して解す。すなわち『内経』でいう，「身体燔炭のごとし，発汗して散ずる」である。体温が高いからといって，あえて麻黄湯は用いないということをしてはならない）。しかし，もし外感病の患者に咽喉の腫れ・痛みが出現した場合には，断じて麻黄湯などの辛温の薬剤を与えてはならず，まさに辛涼の薬剤に変えるべきである。これはすなわち仲景のいう，「咽喉乾燥のものは，汗を発すべからず」の意味するものの1つである（『傷寒論』第83条）。

　麻黄湯を加減変化させた最初の方剤は，麻杏甘石湯である。この方剤は

第34論

『傷寒論』の第63・162条にみられる。原文には,「汗を発して後,さらに桂枝湯を行るべからず,汗出でて喘し,大熱なきものは,麻黄杏仁甘草石膏湯を与うべし」「下して後,さらに桂枝湯を行るべからず,もし汗出でて喘し,大熱なきものは,麻黄杏子甘草石膏湯を与うべし」とある。原文を理解すると,麻杏甘石湯証は肺内の邪熱壅盛により,喘咳を発症した証候であることがわかる。その邪熱の経路は,表邪不解により内部で肺に宿る(皮毛は肺の合なり)場合もあれば,腸中の邪熱が上って肺に迫る(肺の手太陰の経脈は下って大腸に連絡し,大腸の経脈は肺に連絡するので,肺と腸は表裏をなす)場合もある。邪熱が肺を塞いでいるので,石膏を多く用いてこれを清する。これは石膏が肺胃の熱を清するためである。また,杏仁を用いて行気平喘する。注意すべきことは,麻黄には発汗解表の効能があり,仲景はこれを太陽表病の治療に用いているが,麻杏甘石湯の中で用いている麻黄は解表のためにあるのではない。麻杏甘石湯証の原文を分析すると,その方後注からみて,本証には表邪はなく,仲景の原文の中でも明言されているように「無大熱」,すなわち表に大熱はない。これは熱が裏で盛んであり,具体的には熱が肺にあることを説明している。まさに以上のようなことから麻杏甘石湯の方後注には「少し発汗して治癒する」の言葉(およそ方剤の中に解表の意味があるものには,その方後注にいずれも少し発汗して治癒するという言葉がある)がある。ある人は,すでに表邪がないのになぜ麻黄を用いるのだろうかと疑問に思う人もいるかもしれない。麻黄が麻杏甘石湯の中で用いられている意味は2つある。1つは肺への引経薬として,直接病位へ運ぶため,2つ目は麻黄に石膏を配合して,肺中の邪熱を清するときに「火鬱はこれを発する」の機序を用いている(仲景は無形の邪熱の証の多くをこの方法によって治療しており,梔子豉湯はすなわちその例である)。『神農本草経』には,「麻黄の味は苦温で,中風,傷寒,頭痛,温瘧を主り,表を発し,発汗させ,邪熱の気を去らせる……」とある。そのなかの,「邪熱の気を去る」というのはすなわちこの意味である。麻杏甘石湯はもともと麻黄湯を変化させて出来たものであるが,それが主る証にはすでに表邪がなく,発汗解表をする必要がないので桂枝は用いず,代わりに石膏を用いて肺中の邪熱を清解する。このように,麻黄湯を変化させて麻杏甘石湯が作られている。両方剤の薬物組成は,た

だ桂枝と石膏の1味の薬物の違いにすぎないが，主に治療できる証の状況はまったく異なっており，1つは発汗により表寒を解し，1つは肺中の壅熱を清する。両方剤を比較すると，仲景の方剤の組み立てが厳密であることがわかる。ただし臨床において，表邪を兼ねる肺熱による喘咳の証に対しても，麻杏甘石湯で治療することができる。これは本方剤に含まれる麻黄が解表の働きをもっていることだけではなく，辛透の力がある石膏を含んでいることによる。『神農本草経』には，「石膏は味が辛で微寒，中風寒熱を主り……」とある。また，張錫純は『医学衷中参西録』の中で，石膏のことを賞賛して「外感で実熱がある場合を治療し，金丹より勝る」と述べている。この意味がはっきりすると，臨床において邪熱が肺で盛んな喘咳の証に遭遇した場合にも，表邪の有無を問わず主にこの方剤を用いて治療することができる。筆者は臨床で，この方剤を運用して肺熱喘咳の患者を治療するが，湿痰を兼ねる場合には二陳湯を合方し，燥咳無痰の場合には佐として清燥救肺し，熱痰を兼ねる場合には栝楼・黄芩・枇杷葉の類を加える。咳喘があり血痰が混じる場合には，白茅根・側柏葉・藕節の類を必要に応じて用いる。さらに肺熱咳喘に便秘を兼ねる場合（肺と大腸は表裏の関係にあり，その経脈は相互に連絡している），筆者は麻杏甘石湯を使用するたびにわずかばかりの大黄を用いている（小児には便秘の程度や体質により，酒大黄と熟大黄のどちらかを選んで用いる）。ここでいえることは，仲景の麻杏甘石湯は，肺熱喘咳を治療するのに有効な，優れた方剤であるということである。

麻黄加朮湯は『金匱要略』痙湿暍病脈証にみられ，麻黄湯に朮を加えて出来たものである。原文には，「湿家，身煩疼するは，麻黄加朮湯を与うべし。その汗を発するを宜しとなす。慎んで火を以ってこれを攻むべからず」とあり，この方剤が寒湿在表の証を主に治療できることがわかる。麻黄湯を用いて表の寒を解し，朮を加えて湿を治療する。『神農本草経』には，「朮の味は苦温，風寒湿痺死肌を主る」とあり，ここから朮は風寒湿痺の治療に優れていることがわかる。現代の人が，朮の働きを健脾燥湿といっているのとは異なる。朮を赤と白に分けるのは，梁の陶弘景の『名医別録』から始まったもので，仲景の時代には朮は赤と白に分かれてはいない。私たちは臨床所見に寒湿在表がみられる患者に対して，証の違いによって区別し

て用いている。もし寒湿在表が著しい場合，多くは蒼朮を用いる。そうでなければ，白朮を用いる。

麻杏苡甘湯は，『金匱要略』痙湿暍病篇にみられ，麻黄湯去桂枝加薏苡仁からなる。原文には，「病者一身尽く疼み，発熱し，日晡所劇しき者は風湿と名づく。この病は汗出でて風に当たるに傷られ，あるいは久しく冷を取るに傷られて致す所なり。麻黄杏仁薏苡甘草湯を与うべし」とある。これは風湿が表にあり，また発熱がある場合を主に治療できる優れた方剤である。この方剤は麻黄加朮湯と主る証が異なっており，寒湿在表ではなく，風湿在表である。すなわち，この証は身体痛に筋脈拘急を兼ねて屈伸不利となっており，症状は毎日午後に悪化する。さらに，湿と風が合わさるために，化熱の傾向がある。麻黄湯を応用して本証を治療するときには，辛甘温の桂枝を去り，薏苡仁を加える。これは「薏苡の味は甘寒で，風湿痺，筋急拘攣，屈伸不可を主る」（『神農本草経』を参照）のためである。なお，指摘しておきたいことは，「若し風湿を治さんには，その汗を発し，ただ微々として汗出でんと欲するに似たらしむれば，風湿ともに去るなり」，もし「その汗を発し，汗大いに出づる者は，ただ風気去って湿気在り，このゆえに癒えざるなり」（『金匱要略』痙湿暍病篇参照）という点である。そのため，麻黄加朮湯の中では，麻黄湯原方の用量を用いており，風湿在表を治療する麻杏苡甘湯の中では，麻黄は半両に減じられている（原方の用量は3両である）。仲景は風湿在表の治療で，少しだけ発汗させることを強調しており，これは現在の臨床においても注意すべきことである。

大青竜湯は麻黄湯を加減変化させたもので，麻黄湯加石膏・生姜・大棗である。原文は第38・39条，および『金匱』痰飲咳嗽病脈証併治にみられる。その主る証は，1つは麻黄湯を基礎としたうえで裏熱による煩躁の証を兼ねているので，麻黄湯の方意をもって表寒を解し，石膏を加えて裏熱を清し，煩を除く。2つ目は溢飲に裏熱を兼ねる場合の治療に用いる。『傷寒論』の第39条に「傷寒，脈浮緩，身は疼まず，ただ重く，乍ち軽き時あり，少陰証なきものは，大青竜湯にてこれを発す」とあり，『金匱要略』には，「飲水流れ行き，四肢に帰し，まさに汗出づべくして汗出でず，身体疼重す，これを溢飲という」「溢飲を病む者は，まさに其の汗を発すべし，大青竜湯これを主る」とある。原文を仔細に検討してわかることは，『傷寒論』

第39条で論じているのは、傷寒に外感して水湿の邪が体表に鬱閉した証であり、『金匱要略』のいう溢飲は雑病の範疇に含まれ、水飲が四肢の肌表に停滞した証である。両証を互いに見比べると、仲景の傷寒と雑病を合わせた治療における弁証論治の特徴がわかる。これは原書の名が『傷寒雑病論』であることの、1つの具体的な理由である。筆者は臨床において大青竜湯を加減変化させたものを用いて、外に表邪があり水気在表を兼ねる場合を治療しているが、これには大青竜湯の、表の水気を発越させる働きを用いている。仲景が原文の中で「大青竜湯でこれを発する」と述べており、「大青竜湯がこれを主る」としていない巧みさがわかるであろう。

　越婢湯は麻黄湯系列の方剤に属しており、麻黄湯から桂枝・杏仁を去り、石膏・生姜・大棗を加えて出来上がっている。『金匱要略』には、「風水、悪風し、一身悉く腫れ、脈浮にして渇せず、続いておのずから汗出で、大熱なきは、越婢湯これを主る」とある。この方剤は水が皮表にある証を主に治療できる。私たちはこれが大青竜湯の減味方であると考えており、すなわち大青竜湯去桂枝・杏仁である。本証には表寒の邪はすでにないので、桂枝は用いない。咳喘の発作もないので、杏仁も去る。ただ水邪が表に滞留しているので、まさに因勢利導（方向性に従って、邪を排泄する）の方法で、「それが皮にある場合、発汗させてこれを発する」ため、麻黄を用いる。

　このほか、麻黄附子細辛湯と麻黄附子甘草湯（『傷寒論』少陰病篇を参照）の両方剤も麻黄湯を加減変化させたものとみることができる。その患者は外に表寒があり、裏の陽はすでに虚しているために、麻黄湯による激しい発汗は適当でない。ゆえに麻黄湯を変化させて、桂枝杏仁を去ることで発汗の行きすぎを避け、附子を加えて陽気を温めて助けている。実に、後世の助陽解表法の先駆けである。

　上記の諸方剤を総合すると、麻黄湯を加減変化させて出来ている麻黄湯系列の方剤には、1つの共通点があることを容易に見出すことができる。すなわち、その治療は表にあり、あるいは肺にあるということである。その証の状況は同一でなく、変化が非常に多いが、それには法則がある。①麻黄湯の減味変化は、主に桂枝と杏仁の取捨に現れる。外に表寒がある場合には桂枝を用い、咳喘を兼ねる場合には杏仁を用いる。麻黄は動かすことができず、炙甘草も麻黄に従う。②その加味の法則は証の状況によって異な

り，証に従って用いる。湿を兼ねる場合は朮を加え，陽虚の場合は附子を加え，裏熱の場合は石膏を加えるなどである。ここでいえることは，麻黄湯は1つの硬直した太陽傷寒を治療する方剤ではなく，変化させることによって，その応用範囲は広く，寒湿在表・風湿在表・水気在表や，陽虚外感・肺熱喘咳などの諸証を治療することができる。そのなかには麻杏甘石湯・大青竜湯・越婢湯といった方剤があり，今日の臨床で使用する機会は比較的に多い。私たちは仲景の加減変化の方法を学んで，新しい麻黄湯の加減変化の方剤を開拓することができる。これは机上の空論などではなく，三拗湯，華蓋散はその例である。

第35論
半夏瀉心湯証の寒熱錯雑について論じる

『傷寒論』第149条の半夏瀉心湯証、第157条の生姜瀉心湯証、第158条の甘草瀉心湯証は、傷寒学者がいずれも寒熱錯雑、脾胃の昇降失調、気機が中に痞塞した心下痞証に用いるものに属するとしている。これに関してはほとんど疑いがない。ただしこれを基礎としてさらに一歩進めてみるとき、いったい何が寒熱錯雑しているというのだろうか。また、寒熱の邪はどこで錯雑しているのだろうか。これについて、未熟ながら筆者の見解を述べてみたい。

まず先に明らかにしておくべきことは、心下痞証の成因、特に上述の三瀉心湯証の心下痞の成因は、脾と胃の昇降の機序の失調によるということである。脾は昇を主り、胃は降を主って、中焦の気機が調和している。もし脾の昇と胃の降の2つの面が失調すれば、気機が中で痞塞し、心下痞証が出現する。言い換えると、心下痞証の成因は脾と胃の2つの面に関係しているので、私たちは半夏瀉心湯証・生姜瀉心湯証・甘草瀉心湯証における寒熱錯雑の状態を、単純な脾の不昇、あるいは胃の不降が原因ではなく、脾からも胃からも離れず、同時に考慮する必要があるものとして認識している。寒熱の邪が中で錯雑しているといっても、人体の五臓六腑の中で、寒と熱の2種類のまったく反対の邪気が、同時に同一の臓あるいは腑に存在することはできない。肺熱の場合、肺寒は存在せず、肝熱の場合も同時に肝寒は存在せず、ほかの臓もみな同様である。したがって、いわゆる「寒熱が中で錯雑する」とは、寒と熱の2種類の邪気が同時に脾、あるいは胃に存在するのではなく、寒と熱のそれぞれが脾と胃の異なる臓腑の中に、分かれて存在するのだということを、まず先に明らかにしておくべきである。半夏瀉心湯証など三瀉心湯証について説明すると、いわゆる「寒熱が中で錯雑する」とは、脾寒胃熱でなければ胃寒脾熱である。薬をもっ

て証を測ることは，傷寒学を研究する１つの有力な方法である。半夏瀉心湯・生姜瀉心湯・甘草瀉心湯の３種類の方剤は，いずれも辛熱の乾姜と苦寒の黄芩黄連を有している。仲景は乾姜を用いて中焦を温め，脾陽を補い（理中湯にみられる），黄芩黄連で胃熱を清している（大黄黄連瀉心湯と瀉心湯などにみられる）。したがって，いわゆる半夏瀉心湯類の寒熱錯雑による心下痞は，実際には脾寒と胃熱の２つの面の錯雑であるといえる。脾寒により清陽が昇らず下痢を起こし，胃熱が降りないので嘔吐する。脾胃の昇降の機序が失調して，気機が中で痞塞し，心下痞となる。寒熱錯雑による心下痞証の臨床表現は，上で嘔吐，中で痞え，下で下痢となる。ただ嘔吐が明らかな場合は半夏瀉心湯証で，下痢が比較的重い場合は甘草瀉心湯証であり，げっぷに悪臭があり，脇下の水気，腹中雷鳴がある場合は生姜瀉心湯証となる。

　ここで１つ思い当たることであるが，習慣上，例えば脾胃虚寒といったように，一般には脾胃を合わせて論じている。これは脾胃の虚寒が臨床で多くみられるためであるが，だからといって脾虚寒と胃虚寒が同じであるとも，必ず両者が同時に存在するともいってはいない。脾虚寒は胃虚寒と同じではないし，反対もまた然りである。脾寒は下痢が主であり，理中湯類で治療する。胃寒は嘔吐が主であり，呉茱萸湯類で治療する。脾と胃の両者は同じ中焦に属し，１つは陰で１つは陽，１つは昇で１つは降であるので，その病の治療もそれぞれ異なる。筆者は臨床において，胃脘部の灼熱感を自覚し，冷たいものを食べたがるが（これは胃熱の証候），しかし冷たいものを食べたのち，腹部不快感，あるいは腹脹，下痢（これは脾寒の証候）を起こす患者を診るが，その多くは半夏瀉心湯類の証候に属する。舌紅・苔膩・舌質嫩・脈弦がみられ，典型的な患者は，胃脘部が冷えて通じず，腸鳴下痢がみられる。このような患者は，西洋医学では「慢性胃炎」（表層胃炎や萎縮性胃炎が多くみられる）とよく診断される。このような胃の病は四診からみて，寒の証候ばかりでなく，また熱の証候もあるので，その治療は要領を得ず，実に手こずる。しかし，もし半夏瀉心湯類の方剤による寒温併用の治療に通じていれば，多くは満足できる治療効果が得られる。

第36論
『傷寒論』の四逆散証の治療について論じる

　四逆散の証と治療は『傷寒論』第318条にみられる。原文には「少陰病，四逆し，その人あるいは咳し，あるいは悸し，あるいは小便利せず，あるいは腹中痛み，あるいは泄痢下重のものは，四逆散これを主る」とある。仲景はその冒頭で，「少陰病」と明言しており，また「四逆散これを主る」と述べていて，間違いなく四逆散が少陰を治療することは明らかである。しかし最近の方剤の書物では，四逆散を和解剤の中に入れており，調和肝脾の方剤として紹介している。また四逆散の働きを，「透邪解鬱，疏肝理脾」と認識しており，多くの医家がこの説を支持している。これは仲景が四逆散を少陰病に使用した原意とは，相当距離があるものである。数年前，『中医雑誌』から筆者に問い合わせがあった。質問は，「四逆散証は少陰病に属するか」「四逆散は疏肝解鬱できるか」についてであった。筆者はその編集者の依頼を受けて解答を示した。教鞭をとっているとき，ときに学生にこの問題を聞かれることがある。これは1つの普遍的な疑問であり，はっきりと解釈する必要がある。

　四逆散証の原文からみて，その主な治療目標は四逆(手足の厥逆)であり，少陰病に四逆が出現することから，少陰の陰虚による熱化証ではないことがわかる。四逆散の方後注の中のいくつかの加減法からみると，多くには通気開痺の意味があり，桂枝や薤白や炮附子を加えていることからもこの点が証明できる。少陰の陰虚ではないならば，少陰の陽虚寒化証による四逆であろうか。それは，違う。仲景は，ただ患者に手足の厥逆があることを「四逆」といっているだけであり，陽虚による畏寒の症状はみられない。四逆散原方の組成からみると，回陽救逆の力はない(乾姜・生附子はない)ので，患者の手足厥冷の症状が，少陰の陽虚による四逆とは断定できない。

『傷寒論』の全体をみると，手足の厥冷が出現する場合には，①血虚寒凝の当帰四逆湯証，②先熱後厥で，厥が深ければ熱もまた深く，厥がわずかなら熱もまたわずかである，熱厥による白虎湯証，③胃が虚して胃の中に水が停滞し，中陽が四肢末端まで達しない茯苓甘草湯証の「水厥」，④痰濁が阻滞し，陽気が四肢末端まで達しない瓜蒂散証の「痰厥」，⑤蛔虫が内で擾し，陽気が四肢末端に達せず，ときに発作があり，ときに止む「蛔厥」，⑥五臓の陽気が虚衰し，腑が冷えて四肢が厥する「臓厥」などがある。多くの手足厥冷の証は，いずれも四逆散の「少陰病，四逆」とは関わりがない。では，四逆散証の手足厥冷は何病に属するのであろうか。答えは少陰病である。ただしこの種の少陰病は，少陰の陰虚でもなければ，少陰の陽虚でもなく，少陰の陽気が邪を受けて鬱し，陽気が四肢末端に達しなくなって手足が厥冷したものである。このため治療のうえでは，必ず気機の鬱閉を疏解して陽気を暢達させる必要がある。仲景は四逆散をこのような意図で用いている。言い換えると，仲景が使った四逆散の原意は，少陽の陽鬱を阻解することにある。これが四逆散原方の意味である。これは現代の人の普遍的な認識である，「四逆散の作用は疏肝解鬱和脾である」という認識とは異なる。筆者は，四逆散証はもともと少陰病であり，治療は少陰にあり，少陰の陽鬱を疏解することができるということが仲景の原意であると認識している。後世の人が四逆散を疏肝解鬱に属するものとして活用することは，肝腎同源・乙癸同治である。柴胡をみれば疏肝，桂枝をみれば解肌と決めつけるようなことはしてはならない。1つの方剤が多くの病を治療できることを知る必要がある。臨床において，四逆散を運用して男性のインポテンス，あるいは女子の陰部の冷えなどの証を治療することは，四逆散の少陰の陽鬱を疏解する働きを用いている。『方剤学』第5版では，「後世には本方を加減して，肝鬱で四肢の厥逆がある場合，あるいは肝脾不和で脘腹脇肋の諸痛や小児の発熱による肢厥がある場合を治療しているが，これらはいずれも用法の変化したもので，『法を学んでその方剤にこだわらず』によるものなので，それと立方のもともとの意味を混同してはいけない」と認識しており，その言葉にはこのような見地がある。

第37論
少陰病篇の中の呉茱萸湯証について論じる

　呉茱萸湯証は,『傷寒論』の中で3カ所にみられる。すなわち,「陽明病篇」第243条の「穀を食し嘔せんと欲するは,陽明に属すなり,呉茱萸湯これを主る」と,「少陰病篇」第309条の「少陰病,吐利し,手足逆冷し,煩躁し死せんと欲するものは,呉茱萸湯これを主る」と,「厥陰病篇」第378条の「乾嘔し,涎沫を吐し,頭痛むものは,呉茱萸湯これを主る」である。「陽明病篇」の呉茱萸湯証は,陽明胃の虚寒による嘔吐の証で,「厥陰病篇」の呉茱萸湯証は肝寒犯胃により,濁陰が上逆した証である。これらに対しては,注釈家の多くが共通した認識を有している。ただ,「少陰病篇」の中の呉茱萸湯証の理解に関してのみ,論争がある。その焦点は,呉茱萸湯は少陰病を治療できるのだろうかという点である。第309条は少陰病証なのだろうか。もしそうでないなら,仲景はなぜ「少陰病篇」に記載し,条文の冒頭に「少陰病」の三文字を付けているのだろうか。これについて,未熟ながら筆者の考えを述べてみたい。

　原文を分析すると,「少陰病,吐利し,手足逆冷し,煩躁し死せんと欲するものは,呉茱萸湯これを主る」について,もしこの証が少陰病の陰寒による四逆の証ならば,絶対に呉茱萸湯では治療せずに,四逆湯で治療するのが最適である。「少陰病篇」第296条には,「少陰病,吐し,利し,躁煩し,四逆のものは,死す」とある。これは「少陰病篇」の呉茱萸湯の証の状況と文字のうえでは非常に類似している。ただし1つは「死」証であるのに,もう1つは呉茱萸湯で治療するところから,両者には本質的な違いがあるといえる。薬によって証を測ると,およそ少陰の陽虚寒化証による嘔吐・下痢・四逆の場合,仲景はいずれも乾姜と生附子を配合して,急いで陽気を回復させている(四逆湯類の方剤にみられる)。「少陰病篇」の中の呉茱

萸湯は，その方剤の中に温胃散寒・下気降濁し，肝寒犯胃を治療する呉茱萸，温胃散寒止嘔の生姜，中気を補う人参と大棗がある。方剤全体では治療の重点は中焦にあり，温中袪寒補虚の働きがある。したがって『方剤学』第5版では温中袪寒剤の中に入れており，その治療は中焦にあり，下焦の腎陽虚を治療する意味はまったくない。仲景は桂枝で心陽を温めて助け，乾姜で脾陽を温めて補い，生附子で腎陽の虚衰を急いで救うのが定石の方法である。呉茱萸湯の中には生附子はなく，乾姜もないのに，どのようにして少陰の陽虚陰寒の証を治療できるのか。さらに言及しなければならないのは，呉茱萸湯の中で生姜を多く用いていることから，この方剤の治療が中焦に重点があり，下焦ではないのは明らかであるということである。問題としてあげられることは，すでに仲景は呉茱萸湯を用いて，胃の虚寒による嘔吐証および肝寒犯胃による濁陰上逆の証を治療していて，ここでは中焦の温中に用いているのに，なぜ条文の冒頭に「少陰病」の三文字が書かれているのだろうか。いわゆる「少陰病」といっても，その名前と実際の少陰病とは符合しておらず，本証の場合は胃寒による嘔吐があり，陰寒の邪が腸に下迫して下痢し，嘔吐下痢があわせて起こり，気機が中で逆乱している。患者は耐えがたいので,「煩躁し死せんと欲する」。危篤な「死証」ではなく，患者が受けた邪気が内擾し，耐えがたい状態なのである。寒邪が中焦を阻み，気機が上下に逆乱しており，中陽が四肢末端に達しないので,「四逆」が出現する。そうすると，症状の表現のうえでは，少陰病の陽虚による嘔吐・下痢・四逆の証にかなり似ているが，実質上は天と地ほどの違いがあり，詳しく弁別すべきである。仲景が「少陰病篇」の中に記載して,「少陰病」の三文字を冒頭に付けて論じているのは，真正の四逆湯証と鑑別するためであり，弁証する必要があるからである。ある注釈家は,「少陰病」の三文字にこだわって，少陰病を起こすと解釈している。柯韻伯は『傷寒来蘇集』傷寒附翼の中で，次のように述べている。「少陰の生気が肝に注ぎ，飲盛水寒，すなわち肝気不舒で木が鬱すので，煩躁となる。肝血は四肢末端を栄養できないので，厥冷となる。水は出ようとするが出られず，土中で不寧となるので，嘔吐下痢がみられる。病の本は腎にあり，病機は肝にあって，（肝腎同病で，肝が腎を助けられないために）相成の機序が得られないので，死にたいと欲する……呉茱萸は辛苦大熱で，東方（木

に相当）の気色（青に相当）を受け継いで，肝に入って通じさせ，肝が温まれば木が成長を遂げることができる。腎が温まれば，水によって冷えなくなり，辛を以て邪を散じ，土に上擾することもない。佐薬の人参は元気を固め，神明を安んじる。生姜，大棗の助けによって営衛を整え，四肢末端を補う……この方剤は先天の少火を動かすために用いる。そうすれば後天の土がおのずから生じ，下焦の真陽が養われ，上焦の寒はおのずから散じ，少陰の関は開かれる。三陰がそれぞれの役割を果たすようになり，それがこの方剤の役割である」。このような解釈により，第309条の少陰病篇の中の呉茱萸湯証の治療を無理に解釈すると，現代の人には実に受け入れがたい。柯氏の説には一貫性がない。「肝血は四肢末端を栄養できないので，厥冷となる」のであるなら，なぜ「人参は元気を固め」「生姜，大棗の助けによって営衛を整え，四肢末端を補う」ことで奏効するのだろうか。もし本当に血の不足による陰寒内盛の手足厥冷証であるならば，当帰四逆湯で治療すべきである。仲景は少陰腎陽を温め補うとき，救急回陽で治療する四逆証の場合，必ず附子と乾姜を配合して，先天の腎陽を得させて，後天の脾陽を滋養することで根本を固める。仲景が呉茱萸湯を「先天の少火を動かすために用い，後天の土がおのずから生じ」た例はみられない。温中は温中であり，温腎による回陽救逆とは異なる。文字に拘泥して，「少陰病篇」第309条の「少陰病，吐利し，手足逆冷し，煩躁し死せんと欲するものは，呉茱萸湯これを主る」を少陰の陽虚陰寒による嘔吐下痢四逆の証とみれば，必ず四逆湯で治療すれば治癒し，ほかの薬は用いることができないはずである。

第38論
「陽微結」証が少陽病に属さないことについて論じる

『傷寒論』第148条には,「傷寒五六日,頭汗出で,微しく悪寒し,手足冷え,心下満し,口は食を欲せず,大便硬く,脈細のものは,これ陽微結となす,必ず表あり,また裏あるなり,脈沈,また裏に在るなり。汗出づるは陽微たり。もし純陰結ならば,また外証あるを得ず,悉く入り裏に在り,これ半ば裏に在り半ば外に在りとなすなり,脈沈緊といえども,少陰病となすを得ず,然るゆえんは,陰は汗あるを得ざるに,みな頭汗出づ,ゆえに少陰にあらざるを知るなり。小柴胡湯を与うべし,設し了了ならざるものは,屎を得て解す」とある。近年ある教材では本条を「陽微結証」と称していて,少陽の陽微結であるという説をなしている。すなわち「陽微結」を少陽病証の一種に入れている。筆者は,この説には検討すべき余地があると認識している。

『傷寒論』の研究と学習においては,ある程度原文を尊重し,原文に注意すべきであり,勝手に原文を変えてはいけない。「陽微結」証が少陽証であるという説の根拠には,2種類の可能性がある。1つは陽微結証には小柴胡湯を用いて治療するが,小柴胡湯は少陽証を治療するので,陽微結証が少陽証であるというものである。2つ目は陽微結証の「必ず表あり,また裏ある」と「半ば裏に在り半ば外に在り」が,少陽証の半表半裏に似ているというものである。仔細に原文を検討するとわかることは,陽微結証の「必ず表あり,また裏ある」と「半ば裏に在り半ば外に在り」とは,証の状況の中で半分は表証に属し,半分は裏証に属し,半分は太陽証に属し,半分は陽明証に属するということである。通常いわれる少陽病の半表半裏証とはけっして同じではない。少陽証の半表半裏とは,病邪が占める部位が,すでに表にはなく,また裏にもなく,半表半裏の少陽にあることを指す。

これは証の状況ではなく病位を論じていて，両者の概念にははっきり違いがあり，一緒にすることはできない。少陽病には小柴胡湯を用いる。このことは正しいのだが，必ずしも小柴胡湯で治療できる疾病がすべて少陽病であるということではない。これは小柴胡湯が少陽病を治療できるだけでなく，少陽病の範疇に属さない多くの病証を治療でき，少陽病は小柴胡湯が治療できる証の中の一種にすぎないからである。例えば熱入血室証，黄疸病（「陽明病篇」第231条と，『金匱要略』黄疸病脈証併治を参照），傷寒治癒後再び発熱する場合（弁陰陽易差後労復病脈証併治を参照），産後の便秘（『金匱要略』婦人産後病脈証併治を参照）など，いずれも少陽病ではないが小柴胡湯を用いているのが，その例である。陽微結証には小柴胡湯を用いるが，これは陽微結証にはもともと太陽表病があり，また陽明裏病もあるために，発汗法，下法のいずれも適当ではないからである。仲景は少陽枢機から治療し，すなわちその利を得るために外で太陽を開き，内で陽明を合わせていて，これは小柴胡湯を用いた柔軟な活用法である。もし小柴胡湯を服用し終わったのち，病がなお解さない場合，邪はすでに完全に陽明の裏に入る。そこで「設し了了ならざるものは，屎を得て解す」という純粋な陽明裏証に属して，まさに下すべき転機となる。陸淵雷は『傷寒論今釈』の中で，陽微結証は太陽病の伝変過程の中でよくみられると指摘している。私たちは陽微結証を結胸あるいは臓結証とみなすべきであり，このような病位と病証を具体的に表すのは難しいとか，あるいはあまりみられない病証であるなどとは認識しないほうがよい。

　陽微結証は，はっきりいうと太陽陽明併病証と称することができる。先病の太陽，表証がまだ除かれないうちに陽明裏証の「心下満し，口は食を欲せず，大便硬」が出現している。「陽微結」は「陽結」に対していっている。『傷寒論』弁脈法第一篇の第2条には「脈に陽結陰結のものあり，何をもってこれを別つかと。答えて曰く，その脈浮にして数，能く食い大便せざるものは，これ実となし，名づけて陽結と曰うなり。十七日を期してまさに劇しかるべし。その脈沈にして遅，食すること能わず，身体重く，大便反って硬きは，名づけて陰結と曰うなり。十四日を期してまさに劇しかるべしと」とあり，いわゆる「陽結」の場合は病が陽明にあり，陰結の場合は病が太陰にあることがわかる。いわゆる「実ならば陽明，虚ならば太陰」で

ある。陽微結は陽明裏実が結したばかりで，その結の状態が比較的軽微であるために「陽微結」と称している。裏実が結したばかりで，結の状態が軽微であるために，その邪熱がまだ陽明の裏に完全には入っておらず，半分は太陽にある。すなわち原文にある「必ず表あり，また裏ある」と「半ば裏に在り半ば外に在り」の意味である。このように認識すると，太陽病に外感する過程の中で，もし太陽表邪がまだ去らないうちに陽明裏熱が起こった場合，邪と熱が鬱結する状況があると，「陽微結」証と称することができる。これに対して，小柴胡湯を用いて治療すると服薬後，「上焦通ずるを得，津液下るを得，胃気よりて和せば，身に濈然と汗出でて解す」となる。

第39論
竹葉石膏湯証について論じる

　竹葉石膏湯証は『傷寒論』第397条にみられる。原文には，「傷寒解して後，虚羸少気し，気逆し吐さんと欲するは，竹葉石膏湯これを主る」とある。本条の湯証の認識に対しての論争はほとんどなく，病後の気陰両傷，余熱未清胃失和降の証と解釈されている。理論上の認識ははっきりしているが，臨床においてこの証にこの方剤を用いるのは容易ではない。筆者の個人的な臨床経験を述べてみたい。

　仲景が竹葉石膏湯証を「六経病篇」の最後の1条（「可および不可」の諸篇を除く）に記載しているのには，目的がある。さまざまな病証の治療を論述したのちに，医聖・仲景は，日常的によくみられるある種の状況を後世の人に伝える必要を感じた。すなわち以下のようなことである。患者は傷寒（実際は熱病のことを指す）を患ったのちに，大病が治癒したばかりで身体が虚弱となる。そこで患者自身だけでなく，その親族や友人たちまでも迅速に健康を回復することを切実に願い，飲食や薬物に関していろいろな方法を尽して身体を調え補おうとする。しかし患者は食欲がなく，食べることで補うのは難しい。また，薬で補おうとしても，患者は大きな邪が去ってもまだ小さな邪が除かれておらず，囲炉裏の煙が消えても灰の中には火があるような状態であるため，熱病の再発の恐れがある。そのため薬で補うことに躊躇してしまう。仲景は特にこのような状況のために，竹葉石膏湯証の治療について論じている。この方剤は，余熱を清することができ，また体の虚を補うこともでき，同時に胃気を調和させて胃を開き，食を進めることができる。筆者の臨床における観察では，およそ熱性疾患が治癒したばかりのとき，例えば乳腺炎・腸炎・熱性下痢・肺熱による喘咳・癰瘍疔毒悪瘡から，現代医学の急性胆嚢炎・腸閉塞・急性膵炎・丹毒などに及ぶ病では，常に余熱がまだ清しておらず，気陰両傷・胃気失和（味が

わからず，食欲がないものを含む）の証があるので，竹葉石膏湯を与えるとよい。この方剤は虚を補って熱を増さず，清熱しながら正気を損傷せず，和胃進食を兼ねる。筆者は竹葉石膏湯を熱性病が治ったばかりのときの常用方にしており，患者の「熱」と「虚」の程度によって方剤中の中薬の量を調整し，さらに証に随って加減して用いている。寒い冬の時期には石膏の量を減らすべきであり，そのようにすることで臨床において満足できる効果が得られ，迅速に脈を落ち着け，症状を改善させることができる。熱病が治ったばかりのときには，多くは余熱がまだ出尽しておらず，気陰両傷・胃気失和の状態であるので，おおむねこの方剤を加減して用いることができる。このことがおそらく，仲景が竹葉石膏湯証を最後にもってきた意図であろう。

第40論
弁証論治の中で注意すべき問題について論じる

1　西洋医学の診断に拘泥しない

　『傷寒論』学習の主な目的は，弁証論治をよく学んで応用することである。弁証論治の過程はすなわち，診断と治療の全過程であり，理・法・方・薬の4つのポイントを通して完成する。ただし，現在中医の疾病に対する弁証論治は，古代の人が遭遇していない問題に直面している。そのなかでまず最初に提起すべきことは，中医薬の臨床において，いかに現代医学の診断病名・検査結果・薬物，および化学療法や放射線治療などに対応するかということである。もし，現代医学の内容について正確な認識がないと，中医薬の弁証論治に影響し，はなはだしい場合にはその境界を見失ってしまう。例えば，西洋医学の診断で「霰粒腫」という眼科の疾患がある。現代医学の角度からみると，本病は肉芽腫に属し，薬物治療は役に立たず，ただ手術だけが本病を治療できる方法として採用されている。手術で本病を治療するのが理想的な方法であるかどうかは別にして，切除後再び眼瞼のそのほかの部位に霰粒腫が出現したり，何回も切除した後が瘢痕になったりすることがある。もし私たちが，西洋医学と同様にただ切除するしか方法がなく，薬物治療は役に立たないということにこだわれば，中医の薬物を用いて本病を治療するということが成り立たなくなる。しかし事実はそうではない。筆者は，中医理論を用いて本病を認識して，中医の理・法・方・薬に立脚して弁証論治し，西洋医学の理論に束縛されることなく，本病の多数例を治療したところ，いずれも完全に治癒している。本病の病位は上下の眼瞼の上にあり，1個あるいは数個の大小さまざまな「肉芽」が出現して，筆者の観察するところでは最大0.5×0.5mm，最も多いものでは両

目の眼瞼の上に4個の肉芽が出るものもあり，色は紅い。中医の角度からみると，眼瞼のこの部位は脾経に属し，その形が紅く腫れていることから熱があり，湿があることがわかるので，脾経の湿熱による害であるといえる。そこで瀉黄散加味を与えた。藿香3ｇ，山梔子6ｇ，生石膏15ｇ（先煎），防風6ｇ，生甘草3ｇ，蒲公英15ｇ，紫花地丁10ｇ，連翹6ｇ，生薏苡仁15ｇ。本病は児童に多くみられるので，用量は比較的少ない。便秘がある場合は酒大黄1.5～2ｇを加える。筆者が治療した8例は，いずれも連続2週間の服薬で効果が現れ，2カ月間継続すると肉芽は消退した。そのうち2例は停薬後半年余りで再発したが，再び原方を与えたところ治癒した。このことから，中医には独自の特色があり，西洋医学の診断，あるいは認識に手足を束縛される必要はないことが説明できる。

2 疑難病証に対しては，治法を守り処方を守って，治療を堅持する必要がある

　千変万化の疾病の中で，疑難病証の治療にははなはだ手こずる。しかし中医薬による疑難病証の治療には，ある優れた点と特徴がある。例えば，よくみられる肝硬変・慢性腎炎・萎縮性胃炎・不明熱・尿毒症・重症筋無力症など，西洋医学による疾病の治療が理想的ではないとき，常に顕著な治療効果をあげることができる。ただし疑難病，特に慢性の難治性疾患に対しては，中医薬の弁証論治が正確であるという前提のもとで信念をもつことが必要で，治法を守り処方を守って，長期の服薬を堅持すれば，満足できる治療効果をあげることができる。例えば筆者がかつて治療した，袁という名の男性患者は，胃癌で胃の4分の3を切除し，術後1年で残留する胃の中に1.0×1.0cmの浸淫性の肉芽腫が出現したが，良性であり，患者は再手術を嫌がって中医の診察を求めた。筆者は患者が癌であるのを知って治療をためらい，ただ胃の痛みを緩和させ，食欲を増進させる目的なら治療しましょうと告げた。その舌脈をみると，一連の脾胃気虚の症候があり，食欲不振で，声は低く弱々しい。息切れ・懶言（話すことが億劫になる）があり，顔色は淡白で活気がなく，髪は薄くてカサカサしている。口唇と舌の色は淡色で，脈は沈弱である。そこで健脾丸方加減を湯剤にし，

胃痛と呃逆のために高良姜，香附子各３ｇ，製刺猬皮６ｇ，製九香虫６ｇを加えて１日１剤，連続12日間服用させた。その結果胃痛は大いに減り，食欲も増加し，顔色も改善した。つづいて原方を加減して半年余り治療した。患者が内視鏡検査を受けた結果，肉芽は前回より明らかに縮小して0.6×0.5cmになっていた。患者はこの治療を大いに信頼して，治療を８カ月継続し，再び内視鏡検査を受けた結果，胃粘膜に局所的な充血があるものの，腫瘤は消失していた。数カ月後，この患者が日本で仕事をした際にも内視鏡検査を受けたが，腫瘍は認められなかった。患者は全部で約２年間服薬を継続したが，正常に仕事ができ，副作用はなく，原方による治療で治癒した。筆者はあえて癌の治療ができるとは言わないが，本例の治療過程を通じて，中医の弁証論治は難治性の病証に対して，治法を守り処方を守って治療を堅持する必要があることがわかる。

3 薬物実験の報告にこだわらない

　現代科学の方法である動物実験，薬理学分析などの手段を通じて，中薬単味の研究は，非常に多くの成果をあげており，喜ばしいことである。ただし，中医が疾病を弁証論治する過程で，これに盲目的それにこだわることはできない。例えば夏枯草には，血圧を低下させる作用があり，葛根には冠状動脈の拡張作用があり，丹参は活血して冠状動脈と脳血管を拡張させる作用がある。だからといって，臨床でおよそ高血圧・虚血性心疾患・脳血管障害などに，寒熱虚実の状況や，痰瘀気滞の有無の区別なくやたらに用いれば，労多くして益はないばかりか，はなはだしい場合は相反する作用を起こす。中薬を用いた疾病の治療では，現在にいたってもなお，弁証論治の原則を厳格に遵守する必要がある。現代医学によって新たな認識が示されているいくつかの疾病，例えばSLE・関節リウマチ・アレルギー性疾患などは，免疫機能と関係がある。人参・黄耆・当帰・枸杞子・山薬などが人体の免疫力を高めるということを根拠にして，上述の諸病の治療に乱用している人もいるが，その効果は理想的なものではない。筆者はかつて畢という名の27歳，自動車運転手の男性患者を治療したことがある。患者は血小板減少性紫斑病で，血小板数は３万，某医院に入院し，ステロ

イド療法を受けた結果，紫斑はしばらくの間コントロールされた。退院後も医師にステロイドを1年以上服用するように指示され，顔面浮腫・中心性肥満・多毛・食欲亢進・顔面潮紅がみられ，癤腫が頭頂部に散在し，血小板数はなお3万であった。筆者が診察すると，体は太って皮膚は湿潤しており，舌苔は黄膩，舌体は胖大，舌質は紫暗で，ときに鼻出血あるいは歯肉出血がみられた。血中の湿熱に瘀血を兼ねると診断し，清熱涼血・散瘀利湿の方法を用いた。水牛角粉30g（先煎），赤芍12g，牡丹皮10g，白茅根30g，連翹10g，丹参12g，当帰10g，赤小豆30g（打），水紅花子10g，大黄1g，蒼朮12g，白朮12g，黄柏12g，川牛膝18g，生薏苡仁30g（紫斑の出現は下肢が主であり，色は紅で暗いので，四妙散の法を加えた）。上記の薬を7剤連続して服用させると，鼻出血は止まった。つづいて原方を加減して3カ月間治療した（ステロイドは中薬服薬開始後2週間で漸減できた）。血液像は正常となり，血小板数は14万で，そのほかの症状は何もなくなったので，停薬して1年余り観察したが，健康に生活することができた。本症例は血小板減少性紫斑病に属し，免疫機能に関係がある。治療の過程でひたすら気血陰陽を補益することだけを追求してはいないが，血小板は正常に回復した。これは中医学の治療が直接その表象（免疫機能）を治すものではなく，その根本を治療することで，免疫機能の原因（血中湿熱夾瘀）を治すからである。このような性質に類似した疾病は非常に多く，いずれも治病求本の原則で治療することができる。ここから，弁証論治の重要性がわかる。

4　診断と治療にあたっては季節を考慮する必要がある

　天人相応の観念は中医学領域の重要な視点の1つである。（例えば，平地の住民が高地に行って生活すると，しばらくして「高地性心臓病」になるが，現地の人は何ともないように）人体の生理と病理には，天人相応の道理が反映されているのである。『内経』異法方宜論篇には，人の食習慣と居住環境の違いにより，疾病と治療がそれぞれ異なると述べられている。また同一地域でも，四季の気候の特徴が違っており，弁証論治もまたそれに対応して変化する。例えば冬には石膏を慎重に用い，夏には麻黄を慎重

に用いる。夏の暑い時期や梅雨の季節には暑湿病と湿熱病が多い。そのため外感病の論治だけでなく，胃腸の疾病でも湿邪との関連を考慮し，藿朴夏苓湯・三仁湯・六和定中湯などを用いる機会が多い。中医の治病用薬においては，季節を忘れてはならずそれが中医学の特徴の1つである。人により，地域により，時期により治病用薬を変化させることが，中医学の長所である。

5　治療効果がないときは，ほかの要素を考慮する

　中医の治療が無効なとき，まず第一に考慮すべきことは，その弁証論治が正確であるかどうかということである。しかし弁証・治法・組方用薬などが正確で誤りがない場合，そのほかの要素の可能性を考慮しなければならない。すなわち，方剤中の薬物の用量が病状にあっているかどうか。投薬時に医師の処方した用量が正確に投薬されているかどうか。例えば酒大黄と熟大黄のように，用いた薬物が炮製加工上の要求に答えているかどうか。例えば赤小豆・山梔子・連翹のように，砕く必要がある薬物を砕いているかどうか。薬品に偽物がないかどうか。スライスすべきものをスライスしているかどうか，これについては例えば筆者の所見では，白芍を切らずに柱状のまま与えたり，人参を切らないで用いるような状況がときに発生し，直接薬効に影響している。また，煎薬方法は正確であるかどうか。服薬後の養生について注意が与えられているかどうか。「労復（過労による再発）」や「食復（過食による再発）」の可能性はないかどうか。服薬期間の飲食禁忌は正確に守られているかどうか，などである。上述の多くの要素は1つとして治療効果に相関しないものはなく，医師は処方用薬に注意するだけでなく，薬物治療のそのほかの要素の可能性も考慮し，なるべく上述のことを避けて，治療効果を確かなものにする必要がある。

6　最も重要なことは弁証論治である

　現在，中西医結合の状況のもとで，弁病と弁証の関係を云々している人たちもいる。確かに臨床において，西洋医学のある病気の大部分は中医の

ある方証に属している。例えば胆嚢炎の多くは中医の肝胆鬱熱に属し，大柴胡湯あるいは小柴胡湯加減で治癒させることができる。ただし多くが属するからといって，一概に論ずることはできない。西洋医学のある病について，中医学の角度からみると多くの種類の病証類型があるということはよくあることであり，例えば慢性肝炎・慢性腎炎・慢性胃炎などにおいて，中医の治療では寒熱虚実をはっきり分ける必要があるし，気滞血瘀の有無，湿熱内蘊などの状況により立法処方用薬の違いがある。中医学の真髄である「弁証論治」を除いてしまったら，治療効果は得られない。

7 病機をつかめば，1つの方剤で多くの病を治療することができる

　病機は同じだが，臨床表現が異なるものや，病名は異なるがかえって同一の方剤で治癒するものがある。『傷寒論』の中の猪苓湯証には2つがあり，呉茱萸湯証には3つがあるのはこの例である。いわゆる「異病同治」は，病状病名のうえで異なっているが，病機のうえでは同じであり，この場合同じ治療ができる。例えば呉鞠通の薏苡竹葉散は，もともと湿が肌表に溢れて宣透できない白痦病を治療する。ただし，筆者は臨床において，およそ湿が肌表に鬱して熱に偏っている風疹（蕁麻疹）・皮膚の一般の湿疹・扁平疣贅・西洋薬や魚介類を食べて起こったアレルギー性の皮疹と水腫・婦女の顔面の黄褐色斑などに対して，常に薏苡竹葉散を基本として治療し，非常に良い効果を収めている。また例えば，およそ舌苔が水滑で，舌体が胖大，泥状便など水気上衝による高血圧・メニエール病・心血管疾患・呼吸器病などに対し，筆者は多くの場合，苓桂朮甘湯加減を用いて効果を収めている。弁証論治の過程で，病機をつかむことは主症状をつかむことに比べてさらに大切で重要なことであり，このことに注意すれば，ある程度の努力は必要であるが，高いレベルに到達することができる。『傷寒論』112方剤，『金匱要略』262方剤，合計374方剤があるが，弁証論治において，病機をつかみ，自在に運用し，加減変化させれば，10の方剤について100まで，その応用範囲を広げることができる。さらに後世の有効な方剤を加えると，たいていの治療は難しくない。

第41論
「一部の浮脈があれば,すなわち一部の表証がある」について論じる

　中国医学の領域では,多くの学術上の「警句名言」が伝えられている。これらの「警句名言」は,その言葉は簡潔だが,意を尽しており,医学理論は深く,重要な点が際立っている。それは歴代の無数の医家たちの学術的成功と失敗の経験を総括したもので,理論と臨床を総合した結晶である。そのため高い学術的価値を有しており,中医学の貴重な遺産であるといえる。しかしこのような「警句名言」は,十分に重視され,研究されないまま,長い時間が経って今日にいたり,その多くが埋没してしまう危険にさらされている。広範に伝えられている「警句名言」もあるが,ただしその真の意味が詳しくわからなかったり,あるいは理解が不正確であったりして,誤解が生じる状況にある。ここではいくつかの中医の学術的な「警句名言」を解析することで,継承して伝えていけるようにし,現状の中医の教育・医学研究・臨床診療において,積極的な役割を十分に果たせるようにしたい。

　「一部の浮脈があれば,すなわち一部の表証がある」という言葉が包括する医学理論は,張仲景の著した『傷寒論』にその源がある。論中の冒頭の条には,「太陽の病たる,脈浮,……」,第51条には,「脈浮のものは,病表にあり……」とある。六陰の邪に外感してそれが人体の肌表に侵犯し,正気がこれに対抗して奮い,気血が表に充盈し,邪と相争うために,脈浮がみられる。このような意味としては,「一部の浮脈があれば,すなわち一部の表証がある」というのは当たり前で,覆すことができない真理である。ゆえに古今の医家たちはこれを伝えて褒め称え,脈学のうえからもまた,「浮脈は陽表の病が居る」と述べている。表証のときには,浮脈が出現するが,必ず同時にそのほかの表証,例えば悪寒発熱・頭痛項強・鼻閉・鼻水などの症状を兼ねる。

表証で脈が浮なのは確かなことである。ただし浮脈が必ず表証によるものであるとはいえない。これは浮脈が表証だけにみられるものではなく，表病ではないほかの証候にも現れる可能性があるからである。そこで明確にしておかなければならないのは，「一部の浮脈があれば，すなわち一部の表証がある」という言葉は，ただ外感病に対してのみ適用されるということである。外感病の過程という大前提から離れると，基本がゆらぎ，大きな間違いにいたる。これが本文の中心となる考え方である。例えば内傷雑病の範疇において，外邪を全然感受していなくても浮脈が現れる可能性がある。『金匱要略』血痺虚労病脈併治第六に，「男子の面色薄き者は，渇及び亡血を主る。卒に喘悸し，脈浮の者は裏虚なり」とある。ここから明らかなのは，裏虚の人にもまた浮脈が現れる可能性があるということである。亡血（大出血）ののちに浮脈が出現したり，あるいは浮脈と喘，悸，もろもろの虚証があわせてみられたりするとき，虚損の証であることは疑いがない。このときの浮脈は，必ず浮軟無力であるはずである。脈学でいう「無力で浮は血虚である」とは，この意味である。

　また人と自然は相応し，人と四季も相応し，脈もまた四季と相応している。『黄帝内経』脈要精微論篇には，「春日は浮，魚の遊びて波に在るがごとし。夏日は膚に在り，泛泛乎として万物に余りあり。秋日は膚を下り，蟄虫将に去らんとす。冬日は骨に在り，蟄虫周密し，君子室に居す」とある。春は弦の中に浮を帯びた脈がみられる。秋には浮脈に軽柔がみられる。これらはいずれも病脈として論じてはいけない。脈学の中で，浮脈を論述した説は，「三秋に令を得れば，病がないことがわかる（訳注：晩秋にこの脈があれば，正常の脈であるという意味）」である。

　脈学の中で浮脈を論述するとき，「長い病気のときに浮脈があるとかえって驚く（警戒するの意）」という言葉がある。これは，慢性虚労の疾患の人は，病が長引き体が衰えており，そこで浮脈が出現した場合には，必ず正気が虚して脱しようとしており，元気が外に耗散している危険な兆候であるという意味である。もしこのことを認識せず，「一部の浮脈があれば，すなわち一部の表証がある」の説にこだわって，やみくもに解表の薬剤を与えれば，きっとすぐに害がもたらされるだろう。

　『金匱要略』臓腑経絡先後病脈証併治第一には，「病人の脈，浮のもの前

にあるは，その病は表にあり。浮のもの後にあるは，その病は裏にあり。腰痛み背強ばり行く能わず。必ず短気して極まるなり」とあり，これは浮脈の出現する部位から表裏の証を弁別できるということである。浮脈が尺部にみられる場合，病が裏にあるか，あるいは下焦にあり，多くは内傷雑病であって，必ず浮で無力である。浮脈が寸部にみられる場合，邪が表にあるか，あるいは邪が上焦にある。脈学の中で論説されている浮脈の意味は，「寸脈が浮の場合，風邪による頭痛・眩暈を生じ，あるいは風痰が，胸に蓄積している。関脈が浮の場合，脾土が衰えて肝木の旺盛を兼ねる。尺脈が浮の場合，二便は通じなくなる」である。

　人には老若男女の区別があり，稟賦（生まれつきの性質）に多少の違いがあり，臓腑の盛衰の違いがあり，体質に強弱の差があり，あるいは陰，あるいは陽，あるいは剛，あるいは柔で，いずれも素体によって異なるものである。脈象もまた然りである。特に言っておきたいのは，太った人と痩せた人（健康で病のない太った人と痩せた人のことを指す）では，脈象のうえで違いがあるということである。『傷寒論』の平脈法の中で，「脈，太った人は浮，痩せた人は沈を求める。太った人はまさに沈であるのにかえって浮の場合，あるいは痩せた人は浮であるのにかえって沈である場合，それを求める（原因を追究する）」。いわゆる痩せた人の脈が浮で，太った人の脈が沈であるのは正常の脈であり，病的な脈とは区別する必要がある。さらにある人の脈が生来沈あるいは浮であることがあり，医家はこのような脈を「六陰脈」あるいは「六陽脈」と呼んでおり，いずれも病的な脈とは呼ばない。

　上述のことをまとめると，浮脈は必ずしも表証には属さない。このため私たちが，「一部の浮脈があれば，すなわち一部の表証がある」と言うときには，特にその前に「外感病の過程の中で」という言葉を補って強調し，「外感病の過程の中で，一部の浮脈があれば，すなわち一部の表証がある」という言葉となるようにして用いる。こうすると，もともとの言い方よりさらに正確に，さらに厳密になり，浮脈をみて外感か内傷雑病かの鑑別をせずに，一概に「一部の浮脈があれば，すなわち一部の表証がある」と考えてしまうことを避けることができる。もし正気が外に散越している浮脈，あるいは裏虚労損証の浮脈を誤って表証と認識して，解表の薬物を与えて

第41論

しまうと，その虚をさらに虚し，命を短くさせてしまう可能性がある。そのため「一部の浮脈があれば，すなわち一部の表証がある」という言葉は正確に理解する必要がある。浮脈は表証の診断の中で重要な意義があるだけでなく，表証がない病でも浮脈が出現する可能性があることを知れば，誤ることはない。表証には発汗法が宜しく，裏虚には補うことが宜しく，これは患者の命に関わる非常に重要なことなので，必ず詳しく検討する必要がある。

第42論
「一部の悪寒があれば，すなわち一部の表証がある」について論じる

　この名句の意味は，患者に悪寒があれば必ず表証があるということだと理解できる。この意味は『傷寒論』から来たものである。第１条に「太陽の病たる，脈浮，頭項強痛して悪寒す」，第３条に「太陽病，あるいはすでに発熱し，あるいはいまだ発熱せず，必ず悪寒し……名づけて傷寒となす」，第12条に「太陽の中風……嗇嗇と悪寒……」とある。ここからわかるのは，風邪あるいは寒邪を問わず外邪を感受したとき，その邪気がただ表にあれば，悪寒の症状が存在するということである。仲景は第134・164条などの条文で明確に，「悪寒するものは，表いまだ解せざるなり」と指摘している。これが「一部の悪寒があれば，すなわち一部の表証がある」という説の源で，悪寒の症状が表病の診断の過程において重要な働きを有することを説明している。医者は患者に悪寒の症状があることを根拠にして治法を解表と確定し，方剤を選び，薬を用いている。この考え方にもとづいて，臨床実践を行っていると，しばしば外感病の患者が長く治らず，あるいは発熱が退かず，あるいは頭痛・身体痛や全身の関節が重だるいなどの症状があり，長引いて数カ月に及ぶということが，よくみられる。このとき医者はまさに「その脈証を観，何の逆を犯せしかを知り，証に随いこれを治す」べきである。もし患者に悪寒の感覚，あるいは少しの悪寒があれば，まさに表邪が解していないことを考慮して，解表の方法で治療するべきであり，長引いているからといって，誤ってそのほかの薬を投与してはならない。

　あるいは仲景が『傷寒論』第６条で「太陽病，発熱して渇し，悪寒せざるものは，温病となす」と述べているので，「一部の悪寒があれば，すなわち一部の表証がある」との説は外感風寒証に限ったもので，外感風熱証については包括していないのではないかという疑問があがるかもしれない。

その通り，確かに仲景の「太陽病……悪寒せざるものは，温病となす」という説は,悪風寒を主とする太陽傷寒証と太陽中風証に対して述べている。太陽温病は温熱の邪に外感し，現れる症状は発熱が主で，悪寒はその次である。その悪寒の程度は，太陽傷寒証と太陽中風証より軽微であることが多く，その時間も比較的短い。ゆえに仲景は太陽中風証，太陽傷寒証と太陽温病の鑑別の角度から，「太陽病……悪寒せざるものは，温病となす」と示しているのであり，これは太陽温病が表にあるときに絶対に悪寒がないということと同じではない。このような状況は「陽明病篇」にもみることができる。第182条に「陽明病……悪寒せず,反って悪熱する」とあるのは,陽明熱病の全過程を指しており，「悪寒せず，反って悪熱する」こともありうるということを説明している。第183条の中には「病ありこれを得て一日,発熱せずして悪寒するものは……これを得て一日といえども，悪寒まさにおのずと罷み，即ち自汗出でて悪熱するなり」，第184条の中には「始め悪寒するといえども，二日自ずと止むは，これ陽明病たるなり」とある。上述の3つの条を合わせてみると，仲景はまず陽明病で「悪寒せず，反って悪熱する」と指摘しているが，絶対に悪寒がないということではなく,「始め悪寒するといえども」，迅速に「悪寒まさにおのずと罷み」「二日おのずと止む」のである。太陽温病は，邪が衛分にあるとき，その症状として発熱と微悪寒がある。ただその悪寒の程度は軽微で，時間も非常に短く，表が解さないとすみやかに裏に入って悪熱する。呉鞠通の銀翹散証はすなわち1つの典型的な証である。太陽温病の初期に少し悪寒があるだけではなく，太陽湿病の麻黄加朮湯証と麻杏苡甘湯証，湿温の初期に邪が衛に鬱している三仁湯証など，いずれも悪寒の症状がみられる。このように医家は各種の表病を分析したのち，実践の中で「一部の悪寒があれば，すなわち一部の表証がある」ということを悟ったのである。

確かに悪寒の症状は表病で必ずみられ，また主な症状でもある。ただし悪寒の症状のある患者が必ず表邪による病で解表の方法で治療するとはいえない。この道理は，表病の人には脈浮がみられるが，脈浮の患者は表病であるとはいえないのと同じである。一般によく知られているように，陽虚による悪寒証は，悪寒の症状はあるが病の本は裏にあり，陽虚にあって,けっして外邪によるものではないので,やみくもに解表することはできず，

さらに急いで温陽補陽する必要がある。陽虚の悪寒はいくらかの陽虚の症状，例えば舌淡嫩・脈微弱・顔面眺白・口渇がない・発熱がないなどの症状を伴う。表病の悪寒は，例えば頭痛・鼻閉・脈浮・身体痛，あるいは悪寒と発熱が同時にみられるといった表証を必ず伴う。かつ表病の悪寒は，衣服を重ねて着ても改善しないが，陽虚の悪寒は，衣服を重ねて着ると改善する。

また「一部の悪寒があれば，すなわち一部の表証がある」というのは全身にいずれも悪寒の感覚があることを指しているが，背中の悪寒が特に著しい（その表を主る足太陽の経脈が，背中を循っているためである）。これに対して身体の局所に出現する悪寒の症状は，また別のものである。例えば背部のあるところに単独で出現する悪寒（『金匱要略』痰飲咳嗽病脈証併治の苓桂朮甘湯証で，背中に拳大の悪寒冷がみられる）や，気機が鬱閉したり，あるいは少陰の陽気がめぐらないことによる手足逆冷の四逆散証（手足の悪寒），あるいは水飲が内停し，中陽を阻害してめぐらない苓桂姜甘湯証（手足悪寒して厥冷），発汗過多・腠理稀疏による白虎加人参湯証で背微悪寒してときに悪風がある場合などは，いずれも表邪によらない悪寒の症状である。このように悪寒の症状１つをとっても，四診を合わせて総合的に分析する必要がある。もし「一部の悪寒があれば，すなわち一部の表証がある」というのなら，それはただ外感病の過程の中で指摘されること，あるいは外邪による病についてのみいえる。外感病の過程にあるということを無視したり，あるいは外邪による病であるという大前提から離れて，ただ「一部の悪寒があれば，すなわち一部の表証がある」というのは適切でなく，厳密でなく，誤解を生じやすい。仲景は『傷寒論』太陽病篇第１条で明確に「太陽の病たる，脈浮，頭項強痛して悪寒す」と指摘している。私たちが本条を学習するときには，証候の順序に注意する必要がある（これは『傷寒論』の研究と学習における１つの方法である）。悪寒の症状が脈浮と頭項強痛の後に来ているということは，言い換えれば，必ず脈浮あるいは頭項強痛のみられる外感病の前提のもとで悪寒が出現しているということであり，これが太陽病表証の悪寒である。これは勝手な憶測ではなく，同じ条文の中でも症状が現れる順序には一定の意味があり，そのようなことは仲景の書の中のところどころでみられる。例えば，病状の

多い小柴胡湯証(『傷寒論』第96条参照)において，その証候の順序として「往来寒熱」が最初にあるのは，「往来寒熱」という少陽病特有の熱型によって病位を定め，もろもろの症状を代表しているところに仲景の意図がある。もし医聖・張仲景が『傷寒論』太陽病篇第1条提綱証の中で示した「悪寒」症状の真髄がわかれば，それに対する「一部の悪寒があれば，すなわち一部の表証がある」の理解は正確で間違いないものになる。それで私たちは，この言葉の前にいくつかの文字を加えて，「外感病の過程において，一部の悪寒があれば，すなわち一部の表証がある」とすることで，悪寒の症状をみたときに一概に表証として論治してしまうという誤りを回避することができる。

第43論
「傷寒を発汗させるのは早いほうがよく，温病を下すのは遅れるべきではない」ことについて論じる

「傷寒を発汗させるのは早いほうがよい」。この言葉の中の「傷寒」の二文字は，たんに寒邪に外感することだけをいうのではなく，広義の傷寒である多種の外感表病，すなわち『難経』の「傷寒には5つある，即ち中風・傷寒・湿温・熱病・温病である」を指す。この言葉の中の「発汗」の文字は，たんに発汗の方法を指すのみならず，もろもろの多くの解表の方法を指しており（注意してほしいのは，発汗させると解表することができるが，解表することができるのは必ずしも発汗法だけではない），すなわち辛温発汗法・辛涼解表法・芳香化湿透表法などを包括している。そのため，「傷寒を発汗させるのは早いほうがよい」という名言の意味は，外感表病の治療に解表法を採用する場合，早いほうがよりよいという意味で，「発汗」が早すぎることをまったく嫌っていない。

外感の邪が侵入すると，まず皮毛を犯すが，病ははじめ表にあるので，医者はまさに因勢利導（ものごとの勢いに応じて有利に導く）し，「それが皮にある場合，発汗によりこれを発する」。もし解表すべきなのにこれをせず，（病が）遷延してしまうと，表邪がすみやかに内伝して裏に入るので，きわめて治癒しやすい表病が変化して，複雑な裏病になる。仲景はこれを，「傷寒の病は，日を追って深まる」と称している。俗にいう「走馬傷寒を看る（走る馬のように，すばやく傷寒を看る必要がある）」である。『素問』陰陽応象大論篇には，「ゆえに邪風の至，早さは風雨のごとし。よく治すものは皮毛を治し，その次は肌膚を治し，その次は筋脈を治し，その次は六腑を治し，その次は五臓を治す。五臓を治す場合は，半死半生なり」とある。六陰の邪に外感すると，その発症はすばやく，変化もすみやかな

ので，少し治療が遅れると，表邪が内に伝わり，表から裏へ，上から下へ，陽から陰へ，軽症から重症へとさまざまな変証が起こる。医者はまさに急いで解表するべきで，早いに越したことはないというのが，表病治療の一大原則である。『傷寒論』の中で，桂枝湯の方後注には，「もし一服し汗出でて病差ゆれば，後服を停む，必ずしも剤を尽さず。もし汗せざれば，さらに前法に依り服し，また汗せざれば，後服は小しくその間を促し，半日許りに三服を尽さしむ。もし病重きものは，一日一夜服し，周時これを観る」の言葉がある。そのなかで悟るべきことは，「半日許りに三服を尽さしむ」という教えで，これは「傷寒を発汗させるのは早いほうがよい」という治療原則と精神を実践の中で具体的に表現したものである。それは患者が2時間毎に1回服薬するということで，6時間以内に1剤を服薬し尽してしまうことである。医聖・仲景は後世の人に，外感表病のときの服薬方法についての貴重な経験を教えており，現代の人もこれをなおざりにすることはできない。今日，外感病の治療において，もともと外感表病で，服薬しても効果がなく，いつまでも解さない場合がよくあるが，その原因の中には，弁証論治の誤りのほかに，弁証は正しいが服薬方法が間違っている場合もある。例えば銀翹散を（あるいは湯剤に変えて用いても）もし患者が朝・昼・晩の3回服薬した場合，おそらく効果を得るのは難しく，あるいは効果があっても非常にわずかであるが，これは呉鞠通のせいではなく，医者が上手に用いていないからである。筆者が臨床で診療した外感病の患者には，老若男女を問わず，いずれも「半日許りに三服を尽さしむ」の方法を用いており，効果はすばやく，患者は6時間以内に解熱し，表証も解する。また，「半日許りに三服を尽さしむ」の解表法は桂枝湯の方後注から出たものではあるが，その方法は桂枝湯証に限られたものではない。『傷寒論』の中の麻黄湯の方後注には「粥を啜るを須いず，余は桂枝の法のごとく将息す」，葛根湯の方後注には「覆い微しく汗に似たるを取る，余は桂枝の法のごとく将息および禁忌す。諸湯みなこれに倣う」とある。この「余は桂枝の法のごとく」は「半日許りに三服を尽さしむ」の解表法を包括し，さらに「諸湯みなこれに倣う」とあるので，その意味はいかにはっきりしていることであろうか。清の呉鞠通はこの意味を深く理解していたので，その著書の『温病条弁』の中で，太陰風温を治療する銀翹散の方後注に，「病

が重い場合，二時間に一服，日中三服，夜一服，軽症の場合，三時間に一服，日中三服，夜一服」と述べており，これもまた「半日許りに三服を尽さしむ」という意味を含むもので，まさによく学んだ優れた学者であるといえる。個人的な体験からも，「半日許りに三服を尽さしむ」という解表の方法は，あらゆる解表の方剤と証に採用すべき優れた方法で，その意味から「傷寒を発汗させるのは早いほうがよい」のである。私たちはまさに昔の賢者の貴重な経験を吸収して，最低限次世代に継承すべきであり，「傷寒を発汗させるのは早いほうがよい」ということを外感病を治療する一大法則として臨床の中で運用し，治療効果を高める必要がある。この意味は小さいようにみえるが，外感病の治療が適切でないと，その害は計り知れない。

「温病を下すのは遅れるべきではない」。これは「傷寒を下すのは遅いほうがよい」に対して述べたものであり，傷寒（狭義の傷寒）の邪は表から裏に入るため，化熱傷津した陽明燥実の証になるのには一定の経過を要するのである。表証が存在すれば，あるいは陽明裏証があっても，先表後裏の方法でこれを治療するべきである。しかし温病は傷寒とは異なり，その邪は温熱である。温熱の邪は最も津液を損傷しやすく，熱が一日存在すれば，津液も一日損傷する。ゆえに温病の人に，いったん陽明裏実の証があれば，まさに下すべきであることに疑いはない。孔毓礼は「傷寒と疫病の治療は異なり……傷寒を攻めるのが早いのは適さず，疫病を攻めるのが遅れるのはよくない」と述べている。呉又可は「およそ客邪に対しては，早く逐すのがよく……下すのは遅いほうがよいという説にこだわってはいけない」と指摘している。呉鞠通はよく葉天士から学び，宣白承気湯・牛黄承気湯・導赤承気湯の諸方を作っており，「下すのが遅れてはいけない」という意図が現れている。清の楊栗山はその著書である『傷寒温疫条弁』の中で，温病の治法を指摘している。すなわち，もし辛温解表を用いる場合，これは薪を火に投じるようなもので，軽症の場合は重症化し，重症の場合は必ず死亡する。ただ辛涼苦寒，例えば昇降・双解の薬剤を用いて，その裏熱を開いて導けばよく，裏熱が除かれれば，表証もおのずと解する。楊氏はこの認識をもとにして，昇降散（白僵蚕・蟬退・片姜黄・大黄）を基本方として加減変化させ，温病を治療する15方（そのなかの9方には大黄が用いられている）を作った。これは温病の治療にとって比較的高い実用

価値を備えたものであり，後世の医家たちもこれをたいへん評価して用いており，私たちもまたこの中から「温病を下すのは遅れるべきではない」ということをいくらか理解することができる。これを臨床で検証すると，温熱病の場合，表証の有無を問わず，ただ大便不暢の症状があれば，大便を通導させる下剤の使用を考慮する必要がある。筆者は臨床において，温熱証，あるいはもともと風寒邪に外感していたが現在はすでに化熱した者に対して，大便が出づらいか，または出ないという症状を兼ねてさえいれば，常に大黄を少量入れてこれを通じさせている。たとえ小児が風熱に外感した場合であっても，便が固く兎糞状である者は，解表剤の中にいくらかの酒大黄を加えて治療すれば，常に１剤のうちに表が解し，便も通じさせることができる。これまでに下剤を使ったことによって表熱が解さなかったり内陥したりしたことはない。筆者は楊栗山の「その裏熱を開いて導けばよく，裏熱が除かれれば，表証もおのずと解する」という論を深く信じている。ただし説明を要することが２点ある。①「温病を下すのは遅れるべきではない」という言葉は，病状の重さに従って，量を考えて治療する必要がある。②「温病を下すのは遅れるべきではない」とは，すなわち「温病を下すのは早いほうがよい」ということであり，これは温熱病に対して述べたものである。これに対して，温病の範疇に含まれる湿熱病にはこのような論治をすることができない。湿熱がまだ化燥していない場合には，病が早期か晩期かを問わず，いずれも下法を用いるべきではなく，「下すと洞泄（ひどい下痢）を起こしてしまう」ので，誤ってはならない。

第44論
「衄を以て汗の代わりとなす」について論じる

　いわゆる「衄を以て汗の代わりとなす」は，外感表病の過程の中で，患者に鼻出血が出現することを指し(中医学では外傷によらない鼻出血を「鼻衄血」と称する)，鼻出血があった後，患者に現れていた悪寒・発熱・頭痛・身体痛・脈浮などの表証が軽減するか，あるいは鼻出血に従って突然治ることをいう。すなわち，鼻出血が発汗の代わりに表邪を解させることがあり，中医学ではこのような状況を「衄を以て汗の代わりとなす」と称する。北方の農村の人たちはよくこのような状況のことを「大寒が出る」，あるいは「紅汗」と呼ぶ。

　鼻出血が表邪を解することには，それなりの医学理論が存在する。汗と血は同じ源で，いずれも水穀の精津から化生する。営陰が外に漏れると汗になり，営陰が内で変化すると血になる(営は血の前身で，『黄帝内経』には，「営気は，脈に注ぎ，変化して血となる」「中焦が気を受けて汁を取り，赤く変化したものを血という」とある)。汗と血は生理上同源異名の関係にあり，それによって病理上において「衄を以て汗の代わりとなす」という有機的関係と病理機序が存在するのである。

　外感表病の患者で，表病がまだ解さない過程で鼻出血が出現した場合，その予後には２種類の可能性がある。１つは鼻出血が出て通暢し，その後，脈が落ち着き，解熱して安定するもので，１回の鼻出血で表病が解するケースである。もう１つは鼻出血がダラダラと続いてすっきりせず，表病が解さないケースである。鼻出血の後に表病が解さない場合には，適当な薬物治療が必要である。指摘すべきことは，外感表病の過程における鼻出血は，外邪が上焦に鬱閉し，鬱によって化熱して熱が陽絡を損傷することによるものであり，温熱病の過程で邪熱が血分に入って迫血妄行によって吐血・

鼻出血を起こすのと比較することはできない。ゆえに表病で鼻出血がある人を治療する場合，鼻出血があるからといって，やみくもに清熱涼血の薬剤である犀角地黄湯・清営湯などを与えることはできない。患児が表病で鼻出血がある場合に，親が患児に至宝丹・紫雪丹などを服用させるのも適当ではない。その邪熱は上と表にあるので，その勢いに従って導き，「上焦の病気を治療する場合，羽毛のような軽い処方でないと上に挙げることができない」という考え方により，軽清宣透表邪の薬剤でこれを治療する。また外感表病の過程において，患者にいったん鼻出血が出現するということは，表邪にすでに鬱熱の状態になっているということなので，その表病は外感風熱，または風温の邪による可能性がある。あるいは，患者が初期には風寒の邪に外感したものの，現在はすでに化熱している可能性がある。まさにこのとき，辛温発汗の薬物で治療すると，邪を助けて熱を増し，病が深くなって解さなくなる可能性がある。臨床において，筆者は外感病の過程で鼻出血が出現し，表病がまだ解さない場合には，辛涼の剤，例えば銀翹散・桑菊飲の類に随証加減し，あわせて白茅根と芦根の2味（新鮮なものがよい）を多く用いて治療している。

「衄を以て汗の代わりとなす」というのは，外感病の表証の段階に限られたものである。もし外感表病がすでに除かれ，あるいは内傷雑病の過程で鼻出血が出現した場合には，「衄を以て汗の代わりとなす」の説は該当しない。すでに述べたように，外感表病ではない鼻出血の場合，その病因は非常に多く，あるいは肝火上炎，あるいは肺熱上攻，あるいは胃熱上衝，あるいは陰虚火旺によるものなどがある。またあるいは気血不足により，統摂が失われて鼻出血を起こすような場合もあり，虚実寒熱を自ら詳しく診察して，証に応じて治療すべきである。

第45論
「冬には石膏を用いず，夏には麻黄を用いない」について論じる

「冬には石膏を用いない」というのは，仲景の『傷寒論』第168条の白虎加人参湯の方後注にはじめてみられる。それには，「この方は立夏の後，立秋の前，すなわちもって服し，立秋の後，服すべからず，正月，二月なお凛冷，また与えこれを服すべからず，これを与えればすなわち嘔利して腹痛む」とある。後世の人はこの注釈について，本方剤は冬の3カ月間は服用してはいけないものとして認識しており，その理由はこの方剤の中にある石膏にあるといえる。そしてその意味を概括し，「冬には石膏を用いない」ということが提起された。正気の角度からみると，冬の3カ月は人体の陽気が内に閉蔵されるので，医者は陽気を損傷させないようにするため，寒涼の薬物を慎重に用いるか，あるいは少しだけ用いるようにする必要がある。邪気の角度からみると，冬季は寒冷のため寒邪に感受する場合が多く，まさに寒邪を温散する薬物を用いるのがよく，寒涼の薬物を用いるべきではなく，石膏は寒涼の薬物なので，これを用いない。

確かに厳寒の冬季には，体に寒邪を感受して発病する機会が多く，患者が寒邪を感受したのち，化熱しない場合や熱証を兼ねていない場合，石膏などの寒涼の薬物を使ってよい理由はない。ただし，冬季に寒邪を感受して発病したのち，その寒邪が始めから終わりまでずっと変化しないとは限らず，あるいは熱証を兼ねることもある。臨床において，冬季に寒邪を感受したのち，その邪が寒から化熱したり，あるいは証の状況の中に肺胃の熱の証候がある場合も少なくない。その原因としては，患者がもともと陽が盛んである，あるいは邪熱が内蘊している，あるいは五志の火が亢進している，あるいは誤って温熱薬を服用しすぎた，あるいは温補の食物の食べすぎで内に裏熱がある，などが考えられる。このような証候では，「冬

第45論

には石膏を用いない」ということにこだわることはできず，まさに石膏，あるいは黄芩・黄連などの寒涼薬を証にもとづいて用いることができる。例えば臨床家がよく用いる麻杏甘石湯は，仲景が『傷寒論』の中で，寒邪に外感し表が解さず，肺に入って化熱した肺熱喘咳証のために設けたものである。実践の経験からいうと，冬季に寒邪を感受したのち，頭痛・悪寒・全身の疼痛・鼻閉・鼻水・舌苔薄白・脈浮（緊）など一連の表寒証が出現したが，まだその表が解さず，あるいは誤治によって，ついに咳嗽・息切れが出現し，はなはだしい場合は咳喘の発作があり，痰は白あるいは黄色で，咽喉の腫痛などの症状がある場合，すでに邪気が肺に入って化熱した，肺熱喘咳証であることを表している。麻杏甘石湯はこれに対する良方であり，加減して用いると非常に効果がある。その方剤の中で石膏は必ず用いられ，かつ多く用いられている。また，よく知られている大青竜湯は，表寒の邪を外から受けて，内に裏熱がある人の治療のために設けられており，こういった証は，冬季にもまれではなく，その方剤の中で石膏が必ず用いられることは間違いない。そうすると私たちが銘記している「冬には石膏を用いない」には，2つの意味があると同時に，冬であっても石膏（あるいは寒涼薬）を用いる証があることを忘れてはいけない。弁証を誤らなければ，方剤の中でこれを用いることができるということに注意すべきである。陽虚あるいは陰寒の証候に対しては，冬に石膏を用いないだけではなく，夏にもまた禁忌である。

「夏には麻黄を用いない」というのは暑い夏の季節において，外感病を感受しても，麻黄の類の峻汗の薬物を発汗解表に用いるべきではないということである。夏の炎天下では発汗しやすく，麻黄を用いると発汗過多になり，正気を損傷する弊害があるので，常に蘇葉・羌活で代用する。同時に夏の暑い炎天下では湿を夾むことが多いので，暑い時期の外感の治療では，特に化湿に注意する。夏の外感証では，芳香化湿の薬物で治療することを忘れるべきではない。例えば藿香（梗）・佩蘭・香薷などの薬物で，藿朴夏苓湯・三仁湯・藿香正気散・六和定中湯・新加香薷飲などがその例である。わが国（中国）の国土は広大で，南北の気候の差は非常に大きく，江南の沿海部一帯では夏の暑さが厳しく，湿も多い。「夏には麻黄を用いない」という意味は，これに対していっているものである。暑湿の邪の類

は湿温と同じで，発汗させることはできず，「発汗により意識障害・難聴，はなはだしい場合は目を閉じて会話したがらない状態になる」(『温病条弁』の三仁湯の証と治療を参照)。北方の高地は寒冷で，この地域の夏の時期は朝晩と日中の温度差が著しく，ときに傷寒に外感しても湿を夾まない場合がある。筆者が数年前，内モンゴルの集寧で講演を行ったとき，時期は7月上旬だったが，現地の気候は朝晩非常に涼しかった。聴講者の王某が寒邪に外感し全身の疼痛がはなはだしく，悪寒を自覚（体温は38.2℃）していた。筆者が麻黄湯加減を与えたところ，2剤服用して治癒した（現地では中薬はいずれもすでに粉末にされたものであり，実際には麻黄散を水で煎じた）。

　まとめて述べると，「冬には石膏を用いず，夏には麻黄を用いない」は，その一般的な用薬原則についていったものであり，中医学の天人相応の整体観を表している。このように中医の治病用薬は季節に合わせて応用すべきである。しかし特殊な場合もあり，冬に石膏を用いる裏熱証があったり，夏に麻黄を用いる表寒の状況があったりする。いわゆる常の中に変があり，常を知れば変に達するということである。この証があれば，すなわちこの薬を用いるのであり，「その脈証を観，何の逆を犯せしかを知り，証に随いこれを治す」である。その意味を明確にする必要があるが，またそれにこだわってもいけない。

第46論
「発汗しても解さない場合，風ではなく湿である」について論じる

　表証に外感した場合の治療について，医者は一般に「発汗法」を用いて患者の全身から発汗させ，邪を表から去らせる。すなわち『素問』でいう「その皮に在る者は，汗してこれを発す」「体は燔炭のごとし。汗出づれば散ず」の意味である。外感の患者に対しては，発汗の有無が直接，病が解したか，まだ解していないかに関係しており，発汗したかどうかがポイントとなる。ただし，外感表病においては，よくこれ以外の2種類の状況に遭遇する可能性がある。1つは，患者が外邪を感受したのち，全身不快感・頭と身体の疼痛・発熱悪寒などがあり，同時に発汗がみられるが，発汗後も悪寒発熱が退かず，表証も軽減しない場合。2つ目は，表証に外感した患者に，医者が解表薬を用いて治療し，患者が指示通り服薬し，服薬後発汗しても表証が除かれない場合である。この2種類の状況は，すなわち昔の人が言う「発汗して解さない」の意味である。このような「発汗して解さない」外感表病の原因には，2種類の可能性がある。すなわち風邪に外感したのでなければ湿邪に外感したのである。昔の人はこれを「風ではなければ湿である」と称した。

　風邪に外感した場合というのは，よく知られている『傷寒論』の中の太陽中風証であり，すなわち発熱・発汗・頭項強痛・悪風，脈浮緩があり，桂枝湯（あるいはその加減方）で治療する。これに比べて，表湿邪に外感した場合というのは，ないがしろにされることが多い。表湿に外感した患者では，頭と体が重く痛み，発熱があり，すっきりせず，発汗・悪寒・胸脘の痞満・舌苔白膩・脈浮濡，あるいは浮細などがみられる。もし外感表湿証に対する認識が足りないと，一般の外感病の治療に従って，誤って辛温発汗，あるいは辛涼解表してしまうので，絶対に効果は得られない。そ

ればかりか，かえって表湿の邪がいつまでも去らず，はなはだしい場合は湿熱に変化して内蘊する。このような現象が起こるのは，外感表湿証の治療が難しいためではなく，私たち医者のそれに対する認識が明確でないためであり，いったんそのことが明確になれば芳香化湿の薬剤（湿邪困表，あるいは湿が上焦にあるのを治療する方法である）を与えることで，諸症状はそれに従って治る。このようなことを，昔の人は「発汗しても解さない場合，風ではなく湿である」という言葉で概括して，後世の人に示し，啓発している。

外感表湿証の治療においては，まさにそれが寒に偏っているか，湿に偏っているか，裏の湿熱を兼ねているかの状況をみるべきである。表湿が寒に偏っている場合，『太平恵民和剤局方』の藿香正気散を選んで用いることができる。裏熱を兼ねる場合は，『温病条弁』の三仁湯を選んで用いることができる。ここで1つの治験例をあげ，分析を加えてみよう。

症例

患者は任××，54歳の男性で，モンゴル族，某大学の校長をしている。1989年12月22日受診。出張から帰国する途中に雨に遭い，外邪を受けて発熱が2週間余り続いた。体温は38～39℃を上下し，午後に熱がはなはだしく，頭痛や咳嗽を伴い，胸悶や息切れがある。この間に多項目の検査を行い，ウイルス性感冒と診断された。上気道感染を続発したので，抗菌薬などで治療し，数種類の薬剤変更を行ったが，いずれも効果がなく，内服薬とホルモン剤にしたが，まったく効かなかった。中薬治療も併用しているが，病状は前と同じである。友人の紹介で筆者の診察を受けた。患者は服薬している中薬を示したが，麻杏甘石湯加減方・銀翹散加減方，そのほかの諸方剤であった。診察すると，顔色が暗黄色で油っぽく，声は重く濁っている。訊ねると普段からよく酒を飲み，現在は連綿と発熱が続いて退かず，口は渇くが飲みたくないという。胸悶・息切れがあり，尿は黄色で便は泥状である。舌体は厚大で，舌苔は白膩，脈は濡滑数である。筆者は外感表湿証に化熱の状態傾向を兼ねていると診断した。したがって三仁湯加味でこれを治療した。

藿香3g，佩蘭葉10g，杏仁10g，白蔲仁6g，滑石30g，生薏苡仁30g，

厚朴6ｇ，半夏15ｇ，通草8ｇ，竹葉8ｇ，芦根30ｇ（その清熱生津を用いるのではなく，熱を外へ透風し，熱を下して滲湿させる。その理論はここでは省略する。）

　上記の処方3剤を与え，1日1剤を水で煎じ，3回に分けて温めて服用させた。最初の1剤は2時間毎に1回服用させ，6時間以内に飲みきるようにさせた。その結果，6時間後に患者から，体温は36.6℃まで下がったが，いまは全身の脱力感と咳嗽があると電話があった。筆者は次の2剤を1日1剤，3回に分け，温めて服薬させた。3剤服用し終えて，患者は車でやってきて，諸症状はすべて除かれ，すでに正常に戻ったと告げた。

　筆者は臨床において20年来，「発汗しても解さない場合，風ではなく湿である」という類の外感表湿証を，非常に多く治療してきた。その経験を，以下のようにまとめることができる。①外感表湿証は芳香化湿の薬物でないと，その邪を叩くのには力不足であり，誤ってほかの薬を投与すると，効果がないばかりか，かえって病が深まって解さず，医者も患者も不安になる。②外感表湿証は，弁証する際にはその主証——すなわち発汗して熱が退かない・頭と体が重く痛む・口渇がない・舌膩・脈濡などを，しっかりとつかむことが必要である。③外感表湿証は，長夏・梅雨といった暑湿の季節に多く，あるいは長く湿った土地にいる人にも多くみられるが，それは絶対的なものではない。そのほかの季節においても，あるいは湿っぽいところでなくても，体内に湿邪が内蘊しやすい体質である，よく酒を飲む人・肥満の人・脂っこいものや甘いものを好む人などにも起こる可能性がある。前者の状況は外感表湿証に属し，後者の状況の多くは外感夾湿に属する。治療する上では外感夾湿の場合も，おおよそ外感表湿証と同じである。本例は外感表湿に内湿を兼ねているので，三仁湯合藿朴夏苓湯の方意で治療して治癒した。病は冬の時期に発症しており，湿の論治はただその脈と証にもとづいたものである。呉鞠通の『温病条弁』にある三仁湯証を復習すると，「頭痛悪寒，体が重く痛み，舌は白で口渇はなく，脈は弦細で濡，顔色淡黄，胸悶して空腹感がなく，午後に発熱し，状態は陰虚と似ているが，病はすみやかには治らない，名付けて湿温と云う。……長夏深秋冬日も同じ方法である。三仁湯これを主る」とある。文中の「長夏深

秋冬日同法」の八文字は，実は呉鞠通氏がていねいに述べた言葉であり，無視してはならない。彼は私たちに，湿温の証は時節にこだわらないよう助言しているのである。ひいては外感表湿証もまたこのように論じられ，その方法に従って治療すれば，すみやかに効果が得られる。そのポイントは，すなわち「その脈証を観，何れの逆を犯せしかを知り，証に随いこれを治す」（これはすべての疾病の弁証論治の原則と方法である）ということにあり，湿があれば湿を治療し，季節にこだわってはいけない。

第47論
風は湿に勝る働きがあることについて論じる

　自然界の中で，湿っぽいところの多くは無風である。風は湿を散じることができ，風は湿を変化させ，風は湿に勝る働きがある。

　同類のものを比較して推測すると，中医学の領域においても，風が湿に勝るという現象が存在する。風が湿に勝るという現象を認識し，理解すれば，臨床で湿邪の疾患を治療するにあたって，非常に参考になる。

　湿は陰邪であり，常にまとわりついて解さず，重くこびり付いて除きがたい。特に湿邪とその他の邪気が結合した病では，医者が治療する場合に非常に手こずる。中医の臨床家は長期の医療実践を通じて，湿邪による疾病を治療するとき，適当な「風薬」を加えると，湿邪がすみやかに散じ，疾病が治りやすいことを体験している。そこで，中医学家は「風が湿に勝る」と総括している。これは１つの専門用語で，理論上でも実践上でも重要な指導的意義があり，医家に重視されている。

　いわゆる「風薬」とは，風のようなよくめぐる性質をもち，走竄開泄し，あるいは辛香発散，あるいは中気を斡旋し，あるいは気機を順調にさせる働きをもつ一群の中薬である。例えば藿香・荷梗・紫蘇・防風・羌活・藁本・升麻・荊芥・蔓荊子・白芷・蒼朮・陳皮・厚朴・辛夷・草果仁・檳榔・白豆蔲・枳実などである。このような「風薬」は，臨床で湿病を治療するとき，常に湿邪のある部位の違い，表なのか裏なのか，上焦なのか中焦なのか下焦なのか，あるいは病状に夾雑する寒熱の状況の違いを根拠にして，芳香化湿，あるいは苦温燥湿，あるいは淡滲利湿の薬物を証に応じて選んで用いる。

　歴代の医家たちは，湿邪に関係がある疾病の方剤を組み立てて治療する際に，明示的あるいは暗示的に，風は湿に勝るという理論を体現している。

医学界で湿病の治療によく用いられる平胃散・藿香正気散・藿朴夏苓湯・二陳湯・五苓散・萆薢分清飲・羌活勝湿湯などの諸方剤は，いずれも風薬を用いているが，このことからも明らかである。医聖・仲景は，表湿の状態に麻黄加朮湯・麻杏苡甘湯，湿に関係のある疟痺証（また頑痺とも称する）に桂枝芍薬知母湯で治療している。呉鞠通は湿温の初期に三仁湯を用いて治療している。傅青主は脾虚湿盛を完帯湯で治療している。呉謙らは湿熱による脚気を加味蒼柏散・滲湿湯・除湿湯で治療している。清代の御医（注：皇帝の主治医）ののち，著明な老中医になった趙紹琴老師は荊芥・防風・白芷・蘇葉などの風薬を用いて，湿邪の関連する腎炎，尿毒症などの腎臓病を治療し，風は湿に勝るという理論を十分に体現している。まとめると，湿の治療には「風薬」を用いることが必要で，古今の賢人の経験は，私たちが学習し，参考にする価値が高い。ただし風薬による湿の治療は，湿病を治療する方法のうちの１つであり，これだけを行ってはいけない。また表湿は容易に去るが，裏湿は去りがたいという説がある。表湿の場合，多くは気化が速やかでないために，湿が外を侵しているが，裏湿の場合，多くは土の働きが足りないので，湿が中に生じる。表湿を治療する場合は，宣散させるのがよい。裏湿を治療する場合は，常に脾胃に着眼する。中気を回転させ，昇清降濁・醒脾健脾し，脾気が回復すれば湿邪は容易に除かれるので，脾は湿を主る。湿病を主る方剤の中に，もろもろの多くの風薬があり，多くは醒脾健脾の働きをもっている。このことから裏湿の場合は脾を治療する必要があることが証明できる。現代では生活水準が高くなり，都会では甘いものや脂っこいもの，濃い味のものを食べすぎたり，むやみに栄養剤を飲みすぎる現象が比較的普通にみられる。それに従って裏湿の病も増える勢いにある。あるいは寒・熱・痰・瘀を夾んで病状が複雑になっている。しかし，たとえそうであっても，湿の治療で第一に必要なことは，湿が去らなければ，寒熱痰瘀もまた除くことができないということである。李東垣は『脾胃論』の中で，「湿寒に勝るには，まさに風を助けてこれを平す」「下のものはこれを挙げて，陽気が升騰すれば治癒する」と述べている。これは寒湿の疾患を治療するにあたって，風が勝湿するという理論から脱していない。湿熱合邪の病では，熱が湿の中にこもり，湿が滞って熱が中に潜んでいると，油が麺に入っているように，なかなか分

けることができない。葉天士は「湿が去れば，熱は孤立する」と説いているが，これは湿熱病を治療するときには，まさに治湿が重要であることを強調したものである。すなわち熱が湿より重い場合，清熱除湿をするときに，苦寒清熱薬だけを用いるのではなく，適当ないくらかの風薬を用いる必要がある。こうすることで，中に潜んだ病機が凍りついて湿が変化せず，熱もまた除きがたくなることを防ぐことができる。風薬を運用した湿病の治療においては，李東垣の意図を尊重し，薬の量が少ないほうがよい。多すぎると湿邪が去らないばかりか，かえって脾胃を損傷し，正気を消耗する弊害があるからである。

第48論
「小便利するを以て，大便を実する」について論じる

　「小便利するを以て，大便を実する」とは，一種の下痢を治療する方法である。そのなかの「大便を実する」は大便の形を成させて下痢を止めるという意味である。このような，小便を通利させて大便の形を成させ，下痢を止めるといった治痢の方法のことを，「支流を開く」方法，あるいは「分消走泄」の方法と称する人もいる。

　「小便利するを以て，大便を実する」という治痢の方法は，「水泄証」にのみ適用される。「水泄証」の臨床表現は，排泄物は水様，あるいは純粋な水の便で，小便不利・舌苔滑潤などの特徴がある。そのほかの原因による下痢症，例えば食あたりによる下痢・脾虚による下痢・腎虚による下痢（五更瀉あるいは腎瀉）・熱性の下痢・寒性の下痢などに対しては，適応とならない。

　「小便利するを以て，大便を実する」という方法は，張仲景の『傷寒論』がその源である。論中の第159条で，「傷寒，湯薬を服し，下利止まず，心下痞硬す，瀉心湯を服しおわり，また他薬を以てこれを下し，利止まず，医は理中を以てこれに与え，利ますます甚だし，理中は，中焦を理す，この利は下焦に在り，赤石脂禹余粮湯これを主る。また止まざるものは，まさにその小便を利すべし」とある。文字の意味から分析すると，本条は傷寒誤治後に起こる下痢症で，一度誤治したのち，再び誤治する過程について述べている。私たちは，本条を学習するとき，これが真実であるかないか，両方の可能性を考える必要がある。もし真実である場合は，当時の張仲景は確かに傷寒誤治後に引き起こされる下痢の患者に，再び誤治した状況に遭遇している。しかしもし真実でない場合は，仲景の本来の意味は，ただ1人の具体的な誤治の患者について述べたのではなく，このような傷寒の

誤治による下痢症という反復した誤治を記載することで，4種の下痢症の治法を説明しているといえる。すなわち①中気の虚に寒熱を夾雑した，客気の上逆による甘草瀉心湯の主る下痢と心下痞を兼ねる証（またの名を「痢痞」と称する），②脾陽虚による運化失調による理中湯（理中丸）が主る太陰虚寒の下痢証，③下焦の滑脱不固による赤石脂禹余粮湯が主る洞泄証，④小便が利せず，水湿が内部に停滞し，下って腸に注いだ水泄証である。このような見方で条文をまとめると，条文の意味がさらに深まり，現実の臨床でさらに指導的な意義を備えたものとなる。特に条文の最後の「また止まざるものは，まさにその小便を利すべし」の言葉は，明らかに，下痢が止まらず，腸胃を調和させても治らず，中焦を温めても，下焦を固渋しても効果がない水泄証のことをいっている。このような水泄証の治療においては，その小便を利せずして，大便を実することはできない。これは仲景が後世の人々のために，「小便利するを以て，大便を実する」という水泄証を治療する1つの方法を開拓したもので，重視する価値がある。

　水泄証は臨床においてよくみられる病であり，特に長く湿ったところにいた人，あるいは長夏の蒸し暑い梅雨の季節に多い。その排泄物は水様あるいは純粋な水の便である。臨床において私たちはよく五苓散を基本処方として，証に応じて加減して治療している。水泄証の中には，偏寒・偏熱などの状況がある。偏寒の場合，下痢は水様であるが，悪臭はなく，口は渇かず，尿は黄色くない。舌は紅くなく，手足も温かくなく，熱い飲食を好むなどがみられ，筆者は常に五苓散の中で白朮（常に焦白朮を用いている）を多く用い，炮姜を加えて治療している。偏熱の場合，冷たいものを飲みたがり，尿は黄色で舌は紅，脈数，苔白（あるいは黄色）などがみられ，筆者は常に五苓散の桂枝を少なくするかあるいは用いず，猪苓・沢瀉を多く用い，滑石・黄連を加えている。また，脾虚を兼ねる場合には，五苓散の中の白朮・茯苓を多く用いている。食あたりを兼ねる場合には，五苓散に焦三仙を加えている。体を冷やしたり，冷たい飲み物を摂りすぎた場合，五苓散の中に生姜を加える。以上は筆者の未熟な見解であるが，五苓散は確かに水泄を治療する1つの優れた方剤である。仲景が『傷寒論』第159条の最後で「また止まざるものは，まさにその小便を利すべし」と述べているのは，その治法を言明しているのであって，まだ具体的な方剤や薬を指

してはいない。おそらくこれは,「小便利するを以て,大便を実する」という水泄証を治療する「支流を開く」方法であり,1つの方剤にこだわるのではなく,まさに証に応じて方剤を選ぶのがよい。仲景は人々に法を示しており,私たちはまたその法に学ぶべきであり,方にこだわってはいけない。

第49論
「血がめぐらなければ，則ち水病になる」について論じる

　仲景は『金匱要略』水気病脈証併治で，「経は血となし，血利せざれば則ち水となる。名づけて血分という」と指摘している。その意味は，婦人の月経が来るべきなのに来ないか，あるいは来るがすっきりせず，その後水腫が出現するということである。このような水腫の病はもともと水ではなく，経血不利によるもので，病は血分にあり，治療はまさに経血をめぐらせるべきで，経血がめぐれば，水腫もおのずから除かれる。後世の医家はこれを基礎としたうえで，臨床と結び付けて，「血がめぐらなければ，則ち水病になる」という言葉にまとめた。その意味は医者に対する戒めで，水腫病の治療は水をみて，ただその水を治療するのではなく，このような「血がめぐらなければ，則ち水病になる」という場合の水腫病では，活血・行血によって水を治す方法が奏効するということをいっているのである。

　この種の「血がめぐらなければ，則ち水病になる」という状況は，清時代の何夢瑶が『医碥』の中で，「気・血・水の三者は常にお互いの原因となる。先に気が病めば後は血が病む，先に血が病めばその後水の病になる」と述べている。このような水腫病の多くは，婦人の月経不利の場合にみられるので，仲景は『金匱要略』の中で明らかにそれについて著している。その臨床的な特徴は，月経が止まってめぐらず，あるいは月経があってもすっきりせず，あるいはダラダラと出てなかなか切れず，その後顔面と手足の陥凹性水腫が出現する。一般の治水・利水の方法は無効で，ただ経血を通利させると，水腫がそれに従って消失する。

　例として，以下に症例をあげる。

症例

　友人の王某の妻, 43歳。顔面と四肢の浮腫を長年訴え, 多くの検査を行ったが原因不明で, 中西薬もまったく効果がなかった。筆者が月経のことを訊ねると, 月経は来るべきときに来ず, はなはだしいと半年に1回程度で, 遡ってみてみると月経が来ないと, その後に水腫が現れていた。診察すると, 舌は暗で瘀斑があり, 脈は沈弦である。「血利せざれば則ち水となる」の「血分」病と診断し, 桃紅四物湯加減を与えた。

　当帰15g, 川芎9g, 赤芍12g, 桃仁12g, 紅花9g, 水紅花子12g, 益母草18g, 茯苓18g, 丹参12g, 川牛膝18g, 水蛭10g

　上記の処方7剤を連続して服用させたところ月経が起こり, 浮腫が減少した。また原方を加減して治療したところ, 次の月経は正常に発来した。さらに, 逍遙散に変えて1カ月余り治療したところ, 水腫が治癒し, 再発することはなかった。

　このように血がめぐらないことによる水腫病は, 女性の月経病の患者に多いが, 内科の水腫病の場合でも血脈のめぐりとまったく関係ないとはいえない。例えば, 慢性糸球体腎炎・肝硬変による腹水で水腫がなかなか消えない場合, 常に弁証論治による用薬を基礎として, 1, 2味の活血の薬物, 例えば水紅花子・沢蘭・丹参・茜草・水蛭・益母草などを加えると, 水腫の消退に有利であり, このことは『素問』湯液醪醴論篇の中の「去宛陳莝」の意味に相当するのではないだろうか。『霊枢』小針解篇でいう「宛陳」はすなわち瘀血の意味であり,「去宛陳莝」とは, 活血化瘀の意味である。『内経』では, 鬼門(汗腺)を開く・浄府(膀胱)を潔める・去宛陳莝(活血化瘀)が, 水腫の三大治療法であると理解できるのではないだろうか。仲景が『傷寒論』と『金匱要略』の中で提示している,「諸々の水ある者, 腰以下腫るるは, まさに小便を利すべし。腰以上腫るるは, まさに汗を発すれば即ち癒ゆ」と「血利せざれば則ち水となる」の意味は, 実際には『内経』の鬼門を開く・浄府を潔める・去宛陳莝の方法を, 臨床上で具体的に応用し, 人々に示したものであるといえる。

第50論
弁証論治の大原則について論じる

　まとめて述べると，疾病の全過程はすなわち陰陽の失調であり，疾病の治療の過程はすなわち陰陽の調和である。『内経』では，「陰陽とは，天池の道なり……病の治療は必ずその本を求む」とあり，「本」とはすなわち陰陽のことである。仲景は『傷寒論』第58条で，「およそ病み，もしくは汗を発し，もしくは吐し，もしくは下し，もしくは血を亡い，津液を亡い，陰陽自ずと和すものは，必ず自ずと癒ゆ」と述べている。このことからわかるように，傷寒の外感と内傷雑病を問わず，あるいは虚・実，あるいは気・血を問わず，その治療はいずれも陰陽を調和させることにある。このような角度からみると，陰陽の調和がいっさいの疾病を治療する大原則であるといえる。

　臨床家が疾病の治療において陰陽を調和させるとき，理・法・方・薬という4種類の要点を通じて弁証論治を行っていく。弁証論治の方法は多くある（例えば六経弁証・三焦弁証・臓腑弁証・経絡弁証・衛気営血弁証・気血弁証・八綱弁証など）が，弁証論治の過程では，共通の法則があり，この法則を掌握すれば弁証論治の水準を高めるのに非常に有益である。その法則とは，仲景が第16条で示した，「その脈証を観，何れの逆を犯せしかを知り，証に随いこれを治す」である。

　仲景は『傷寒論』を著して，中医界に弁証論治の方法を打ち立てる先駆けとなり，同時に後世の人に弁証論治のやり方を示した。原発証でも，続発証でも，誤治による変証でも，あるいは伝変の証候でも，望・聞・問・切の四診を合わせて参考にして，患者の脈と証の特徴をまとめて分析し，疾病が起こった原因を判断する。その後治療原則を確立し，続いて選方用薬する。古今内外の各種の流派，中医臨床における内科・外科・婦人科・小児科の各科のいずれも例外なく，これを遵守する必要がある。これを仲景の原文を用いて説明すると「その脈証を観，何れの逆を犯せしかを知り，

証に随いこれを治す」となる。これは弁証論治の過程における具体的な方法と順序であり，どのような時期でも，どのような疾病にも適用される。残念なことに，ある人はこの非常に重要な名言である一大原則を，「変証の治療原則」あるいは「壊病の治療原則」として理解している。確かに「その脈証を観，何れの逆を犯せしかを知り，証に随いこれを治す」の言葉は第16条にあり，その条には「太陽病三日，すでに汗を発し，もしくは吐し，もしくは下し，もしくは温針し，なお解せざるものは，これ壊病となす，桂枝これを与うるに中らざるなり，その脈証を観，何れの逆を犯せしかを知り，証に随いこれを治す」とある。ただし私たちはこれを学習するときに，けっして堅苦しく理解してはいけない。仲景の書を仔細に検討すると，傷寒雑病の多くの証の治療において，ひとつも「その脈証を観，何れの逆を犯せしかを知り，証に随いこれを治す」でないものはない。これは医聖・仲景が後世の人のために打ち立てた「壊病の治療原則」であると同時に，後世の人に弁証論治の方法と順序を示したものなのである。絶対に「その脈証を観，何れの逆を犯せしかを知り，証に随いこれを治す」をいい加減に読んだり，「変証」や「壊病」の治療原則であると限定したりしてはならない。これは中医の臨床治療の大原則なのである。

臨床治療経験例

臨床治療経験例

1 桂枝湯証

1．ときに発熱，発汗する症例

　李××，女性，56歳，北京市の住民，1989年6月27日に娘（筆者のいる中医学院の1984年の本科生）に伴われ受診した。主訴は繰り返す発熱と発汗が数年にわたってあり，そのほかには明らかな不快感がなく，西洋医学の病院で，「更年期障害」と「自律神経失調症」と診断され，中西薬で治療したが，効果がはっきりしない。診察すると，舌苔は白，脈弱，大便は薄く泥状で，営衛失和に脾虚気弱を兼ねていると診断した。桂枝湯加生黄耆・白朮を投与し，調和営衛に益気健脾を兼ねて治療した。

　桂枝9g，白芍9g，生姜9g，炙甘草6g，生黄耆12g，白朮9g，大棗7枚

　2剤を服用したところ，発汗は非常に減り，3剤継続して服用すると，熱が退き発汗が止まって落ち着いた。

考察

　営衛を調和させる働きは，桂枝湯の主要な効能である。営衛不和で発汗する場合には，外感と内傷の区別がある。外感による場合，第12条の太陽中風証の営弱衛強である。本症例は内傷雑病による発汗であり，すなわち第54条で，「患者臓に他病無く，ときに発熱し，自汗出でて，癒えざるものは，これ衛気和せざるなり」とあるので，桂枝湯を用いて治療し，さらに脾虚があるので白朮を加え，気弱があるので黄耆を加えた。ただし指摘すべきことは，臨床において婦人が閉経期前後に「ときに発熱，発汗」

することはよくみられ，多くは「更年期障害」と診断されるが，そのなかのある患者は肝鬱血虚で鬱熱による場合があり，そのようなときの治療は丹梔逍遙散の方法がよく，陰虚で伏熱があるような場合には，青蒿鼈甲湯で治療するのがよい。営衛不和による桂枝湯証の発汗ばかりではない。弁証論治が原則である。

2．風疹（蕁麻疹）の症例

　馮××，女性，本中医学院の医学系の学生である。風疹病（西医の診断は「蕁麻疹」）を7年余り患っている。中西薬を服用したが効果ははっきりせず，皮膚の瘙痒感があり，ときに発症し，ときに止む。麻蕁疹の塊が全身にみられる。初診時は当帰飲子7剤を与えたが，効果がなかった。2診時に，麻黄連翹赤小豆湯に変えたが，また効果がなかった。再診を繰り返すと，悪風が顕著になり，発汗しやすく，舌は淡で歯痕がみられた。桂枝湯加生黄耆に変え，益気固表・調和営衛を図った。

　桂枝12g，白芍12g，生姜3片，大棗7枚，炙甘草6g，生黄耆12g

　5剤を連続して服用したところ，発疹は消え，痒みも止まった。その後四物湯加桂枝で月経の量が少なく色が淡いものを治療し，その病も治癒した。数年後母校に戻ってきた際に，その病が再発していないことを告げられた。

考察

　営衛不和による発汗は，医者なら皆知っている。しかし，表の営衛不和が風疹，瘙痒を起こすことはあまり知られていない。『傷寒論』第23条に，「太陽病……面色に反って熱色あるものは，いまだ解せんと欲さざるなり。その少しく汗出づるを得ることあたわざるを以て，身は必ず痒し」とあるが，これは風寒に外感したことが原因なので，桂麻各半湯で治療する。しかし，本症例は外邪によらず，雑病の営衛不和によって，瘙痒・発汗がみられるので，桂枝湯加味を与えたところ治癒した。それは，表邪を解したからではなく，その主旨は営衛の調和にある。

2　桂枝加厚朴杏仁湯証

喘咳の症例

　李××，女性，某大学教授，57歳。1992年3月12日来院。主訴は数日来の感冒で，発熱・喘咳・胸苦しさ・発汗があり，自分で西洋薬，および中薬をいくらか服用したが，喘咳と発熱が改善しない。発汗と悪風がはなはだしく，室内を動きたがらず，動くと悪風し，舌は白，脈は促急で，喘咳があるが痰はなく，のどが紅く腫れて痛むことはなく，二便に熱象はなかった。そこで，桂枝加厚朴杏仁湯を与え，営衛を調和させることで解肌解表し，厚朴・杏仁を加えて下気止喘した。

　桂枝12g，白芍12g，生姜3片，大棗7枚，炙甘草6g，厚朴12g，杏仁12g

　上記の薬を3剤服用すると，熱は退き，発汗は止まり，喘も落ち着いた。

考察

　桂枝加厚朴杏仁湯は咳喘を治療するが，熱象がまったくないということが，本方を用いるうえでの注意点である。本症例は太陽中風証に喘咳を兼ねるものであり，第18条にみられる「喘家，桂枝湯を作すは，厚朴杏子を加えて佳し」のように，もともと喘がある人が太陽中風証を患って，喘の発作が起こっているものとまったく同じというわけではないが，その喘咳および太陽中風と直接関連している。ゆえにこれを与えたところ，その表を解し，またその喘を落ち着かせて治癒した。このような病証は，体が虚している人に生じることが多い。

3　五苓散証

1．心下痞の症例

　胡××，男性，38歳，1988年4月24日初診。胃部に物が痞える感じを覚えるが，押えても痛まず，すでに7カ月程が経過している。「慢性胃炎」と診断され，これまでに香砂養胃丸・健脾丸およびその他の薬を服用したことがある。大便は正常で，小便は少なく，舌は胖大で苔は滑，脈は沈弦である。「心下痞」と診断し，水飲内停による「水痞」に属すため，化気行水の方法で治療した。

　茯苓30g，桂枝10g，白朮10g，猪苓15g，沢瀉18g，厚朴3g，陳皮3g

　上記の薬を3剤服用後，症状は軽減し，また原方を6剤続けたところ，完全に効果を収めた。

考察

　五苓散はもともと太陽蓄水証のために作られたものである。仲景は第156条で五苓散を用いて心下痞（またの名を「水痞」と称する）を治療しており，参考にする価値がある。その弁証論治の要点は，小便不利と舌苔水滑，脈沈弦である。筆者は五苓散を主として，ときに生姜を加え（茯苓甘草湯の意味を酌んでいる），このような水飲内停による「心下痞」証（よく「慢性胃炎」と診断される）を治療しており，満足できる効果を得られる。つづいて，健脾丸でその予後を改善させている（丸を湯剤に変えて用いた）。

2．霍乱吐瀉の症例

　葛××，女性，20歳，北京の人である。嘔吐・下痢・腹痛・発熱（体温37～39℃）を数日間患っている。ある病院で検査を受けたところ，白血球20,400で，「急性胃腸炎」と診断された。西洋薬の内服薬と注射剤を用いたが，効果がなかった。その友人が筆者のいる中医学院の学生であったので，連れられて受診した。診察すると，顔色に艶がなく，体は痩せて弱々

しい。嘔吐・下痢があり口渇がはなはだしく，小便不利で，舌体は胖大，苔は白で滑，脈弦である。中医の「霍乱」による嘔吐・下痢と診断した。水湿の邪が胃腸を乱しているので，まさに仲景の『傷寒論』第386条「霍乱……熱多く水を飲まんと欲するものは，五苓散これを主る」である。

茯苓30ｇ，猪苓15ｇ，白朮12ｇ，沢瀉15ｇ，桂枝３ｇ

上記の薬を４剤服用して，嘔吐・下痢・腹痛はいずれも消失したので，香砂六君子湯に変更して予後を改善させた。

考察

中医の霍乱吐瀉病は，現代医学の急性胃腸炎とすこぶる類似しており，食あたりの場合や，湿熱内蘊の場合がある。この症例では，水飲が内停して胃腸を侵しているので，五苓散で化気利水したところ水は去り，症状が落ち着いた。また，およそ下痢の症状が水様便を主とする「水瀉」の患者で，もし寒熱の象が不明瞭（寒の場合には附子理中湯合真武湯，熱の場合には六一散合葛根黄芩黄連湯を用いる）で，小便不利がみられる場合には，五苓散を与えれば多くが奏効する。

3．癲癇の症例

牛××，女性，43歳，廊房の人である。1986年９月８日初診。患者はまさに発作中であったので，兄が代わって症状を述べた。患者は左足の末端から痙攣が始まり，上行して左半身に及び，頭部に至った。頭痛・項のこわばりが出現し，舌の運動障害，左目の視力障害がある。「胃下垂」と「メニエール病」の既往が２年前にあり，数回入院治療を受けている。北京の宣武医院，中日友好医院，天壇医院などでの検査で，「前額骨瘤」（検査報告では，骨瘤は小母指頭大［1.2×1.5cm］）だとわかり，これが癲癇の原因として疑われ，手術治療を勧められた。患者は手術を恐れて，中医に診療を求めた。患者は口中に唾液が多く，舌苔は白滑，舌は胖大で，歯痕があり，脈は弦急，小便が少ない。水飲上衝によるものと考えられ，仲景のいう「例えば痩人，臍下に悸あり，涎沫を吐して癲眩す，これ水なり，五苓散これを主る」に従って，その方剤で治療した。

茯苓30ｇ，桂枝９ｇ，白朮９ｇ，猪苓15ｇ，沢瀉30ｇ
　上記の薬を３剤服用したところ，小便は通利し，発作は基本的になくなり，患者は毎回服薬後30分で「薬効」を自覚した。原方を６剤連用して治癒した。３年後，患者の娘が月経病の治療で来院したとき，病は治癒して再発していないことを知らされた。

考察
　癲癇病はその多くが痰・鬱・瘀などの病因によって起こるものであり，医家の治療経験ははなはだ多いが，水飲が原因である例は，仲景の書が始まりであるものの，今日の臨床では省みられていない。筆者は臨床を始めて以来，この方法を用いて癲癇病の患者数人を治療したが，医聖の訓を深く信じて，五苓散がたんに太陽蓄水証だけのために設けられたのではないことを明らかにした。五苓散を用いた癲癇病の治療は，弁証のうえで舌苔水滑・小便が少ないことに着眼する。用薬上は沢瀉を多く用いる。これは『金匱要略』の「心下に支飲あり，その人冒眩に苦しむは，沢瀉湯これを主る」の意味を採用しており，上部を侵した水邪を治療する。

4　四逆散証

1．頑固な呃逆（しゃっくり）の症例

　呉××，男性，59歳，北京の人で，第七機械部の退職幹部。胆嚢に多発性結石を患っており，721医院で外科手術を受けた。1987年12月末の手術は成功したが，術後ほどなくして患者は頻回に呃逆の発作が起こるようになり，約４～５秒に１回の頻度で，音は高い。針治療，耳針，および西洋薬は無効で，呃逆は増加し，頻回になったため，流動食さえも食べられない。会話も困難で，呃逆が出ると身体の揺れが大きく，手術の際のドレーンも抜去してしまった。本院の中医が診察を求められ，六君子湯を主とした方薬を服用させたが，効果はなかった。筆者が往診をすると，患者は

痩せ衰えて皮膚は皺だらけで，呃逆の発作が頻繁にあり，連続してその音は高く，舌質は紅絳，苔は黄膩，脈は弦である。患者に尋ねると，手術後大便が出ておらず，小便は赤く少ない。口が苦く，イライラする。肝胆気逆・横逆犯胃と診断し，治療は疏肝理気・柔肝緩急を図った。四逆散加味を与えた。

柴胡16g，白芍30g，枳実10g，炙甘草6g，竹筎12g

上記の薬を服用するとき，呃逆の発作が頻回で，1日3回の服用はできず，随時服用に変更した。3剤服用後，大便は通じ，その便には悪臭があり，呃逆はほとんど治癒した。ただ食欲がなく，脱力感を覚え，舌紅苔厚・脈弦細である。前法に倣って調治する。

柴胡9g，白芍9g，枳実9g，炙甘草4g，太子参9g，天花粉15g，麦門冬5g。

6剤を服用した。患者には明らかな不快感がなくなり，二便と飲食は正常になった。

考察

本症例では，四逆散のなかで白芍を多く用いており，芍薬甘草湯の攣急を解して呃逆を止める意味を用いている。2診のときに，太子参・天花粉・麦門冬を加えて益気養陰しているのは，体が痩せ衰え，舌紅・脈細で，手術による損傷が加わっているためである。

2．手足厥冷に拘攣を兼ねる症例

李××，女性，35歳，黒竜江省の人である。1988年5月4日初診。86年夏から夜間の発熱が始まり，体温は37℃で，頭項部がこわばり痛む。全身の脱力・胸苦しさ・四肢関節の疼痛があり，両目は腫れて痛む。現地では風湿病と診断され，炎痛息康（訳注：解熱鎮痛剤）・アスピリン，中薬で治療された。約4カ月後，右眉の内側に一塊の黒斑が出現し，2カ月後には顔全体に広がり，顔面は青黒くなった。1987年3月に，某市の医院で右手背の病理検査を行い，「SLE」と診断され，ステロイドとそのほかの薬物治療を行った。1987年10月に長春中薬工場の生産した「狼瘡丸」に変えて，

3カ月半服用した。症状は日増しに増悪し，両手は拘攣して伸展できず，全身は自分で動かすことができない。ただし疼痛はなく，手足の厥冷を自覚する。皮肉・筋骨は拘緊し，動かすと痛む。1988年1月になると，全身が硬直し，大小便は立ったまましかできなくなった。1988年3月に北京へ治療を受けに来た。共和医院で「皮膚筋炎」（検体番号「73－178」）と診断され，ビタミンEとC，プレドニゾロン40mg／日を投与され，数十日治療したが効果がなかった。そこで中医治療に転じた。患者の顔面は茄子のように黒く，歩行不能で，立っていても安定感がない。手足は厥冷する。体は重く硬直し，頭項部もこわばってすっきりせず，舌尖は紅で瘀点があり，苔は白でやや黄，口が苦く，のどが渇き，イライラして怒りっぽい。脈は沈弦である。肝気鬱結・血行不暢と診断して，四逆散加味を与えた。

　　柴胡16ｇ，白芍18ｇ，枳実12ｇ，炙甘草6ｇ，葛根12ｇ，丹参12ｇ

　4剤服薬後，手足の厥冷は軽減した。原方を加減して20剤服薬したのちには，患者は正常に歩行でき，北海公園の白塔まで登りに行くことができた。5診のときには四逆散を主として，佩蘭葉・生薏苡仁・白通草で湿濁を化した。20余剤連用して，全身が健常になり，顔色が黒かったのも色が浅くなり，皮膚と肌肉の硬直も覚えず，病の7割は治ったと自覚する。続いて四逆散を主として加減し，三仁湯（その顔面の「色が黒い場合，水気がある」を考慮）を合わせて治療したところ，病は日を追って治癒に向かった。1988年6月末には，いっさいの検査結果は正常になり，明らかな自覚症状はなく，顔色も正常になった。患者は錦の旗を1つ贈り，中医薬の功徳を讃えた。

考察

　本症例では始めから終わりまで，四逆散を主として用い，「皮膚筋炎」と「黒色の顔面」が治癒した。『傷寒論』第318条の四逆散証の原文には「あるいはみられる症状」が非常に多いが，仲景は例をあげて，四逆散証の状況が複雑で，変化が多いことを，説明しているにすぎない。肝気鬱結があると，現れる症状はさまざまである。血は気鬱によって滞り，湿は気鬱によって生じ，陽気は気鬱によって閉阻して通じない。四逆散を基本方として本症例が治癒したことは，「頑証は鬱（瘀）が多い」「怪病は鬱（瘀）が多い」を示す1例である。

5 大柴胡湯証

1．脇痛病に嘔吐を兼ねて止まらない患者の症例

呉××，男性，47歳，自動車運転手，北京の人。1984年10月3日の夜間に突然嘔吐して止まらず，右脇下と胃脘部（上腹部）に激痛を覚える。発熱を伴い，体温は38.5℃で，すぐに某医院の救急外来を受診したところ，胆嚢結石症に胆嚢炎を併発していると診断された。腹部超音波検査で，胆嚢内に多数の結石があり，大きいものは0.7cmであった。医院では入院治療を勧めたが，患者はもともと「リウマチ性心臓病」を患っており，以前開胸し，僧帽弁の剥離手術を受けたことがあったので，手術を恐れて中医に診察を求めた。診察すると，右脇の疼痛があって押えると嫌がる。心下は拘急し疼痛があって押えると嫌がる。嘔吐が止まらず，口が苦く便は乾燥し，尿は黄色い。舌苔は厚膩で黄であり，大柴胡湯加減で治療する。

柴胡24 g，黄芩12 g，枳実12 g，清半夏15 g，生姜15 g，大黄6 g，白芍15 g，金銭草30 g，鶏内金12 g，海金砂30 g（包煎）

1剤服薬したのち，嘔吐は基本的に消失し，便は通じ，痛みは減った。3剤で激痛は消失した。原法にもとづいて，大柴胡湯加減を30余剤与えて治療したところ，明らかな自覚症状はなくなり，薬を止めて仕事に復帰した。半年後，ある日突然夜間に病が再発した。嘔吐が激しく，顔は白く発汗があり，心下と右胸部の激痛があって耐えがたい。鼻水と涙が出て，舌質紅・苔黄・脈は弦で有力，便は乾燥し，口が苦い。診断は肝胆鬱熱・胃気不和である。以前と同様，大柴胡湯で治療したところ，1剤で嘔吐は止まり，3剤で疼痛は基本的に消失した。わずかに胃脘部（上腹部）が詰まって通じない感じがしたので，原方を加減して1年余り治療した。西洋医の検査で，胆嚢炎はすでに治癒し，結石も徐々に減少していた。停薬して2年観察したが，健康に生活している。

考察

本症例はすなわち，第103条の「嘔止まず，心下急し，鬱鬱微煩……大

柴胡湯を与えこれを下せばすなわち癒ゆ」である。患者は嘔吐が止まらず，飲食物を飲み下すことができない（妊娠悪阻の重症の場合を包括する）。もし医者の選方用薬が病に合っているならば，患者が服薬しても嘔吐は起こらず，往々にして薬が入ると嘔吐は止まることを，臨床で経験する。大柴胡湯は胆嚢炎・胆石症・膵炎などいわゆる「急性腹症」で，肝胆鬱熱と胃腸燥結に属する場合を治療できる。また大承気湯，大陥胸湯などもいずれも急性腹症に対する優れた方剤であり，中医は急性病を治せないなどと，どうして言うことができようか。

2．インポテンスの症例

　張××，男性，29歳，某大学の職員。1985年6月9日初診。結婚してすでに4年経ち，結婚後の性生活は正常である。半年前，妻と喧嘩して腹を立てたのち，冷たいビールを数杯飲んだ。その後インポテンスになったが，性生活を求められる。これまで数カ所の医院の「インポテンス専門外来」で治療を受け，中薬を100剤余り服用したが効果がなかった。その薬方をみると，いずれも補腎壮陽の薬物，例えば仙霊脾・巴戟天・枸杞子・紫河車の類であった。望診では，顔色は潮紅，体質は壮実で，声は大きく，息は荒い。口が苦く，イライラし，尿は黄色で便は乾燥し，舌は紅で苔は黄色，脈は弦で有力であった。肝鬱有熱・胃腸燥結と診断し，大柴胡湯で治療した。

　柴胡16g，大黄4g，枳実10g，黄芩10g，半夏12g，白芍12g，大棗5枚，生姜6g

　5剤服薬したのち，便は通じ，口の苦みは減り，インポテンスも好転した。しばらく性交渉を慎んで静養するように言って，完全に治癒したのちに性生活を再開した。続いて大柴胡湯原方から大黄を2gに減じたものを服用させたところ，6剤で諸症状は消失し，インポテンスは完治した。

考察

　インポテンスの証は，多くは腎から論治する。あるいはその陽を補い，あるいはその陰を益し，あるいは陰陽共に補う。本例のインポテンスは腎

虚によるものではなく，肝気が鬱して熱となった鬱熱の疾患で，肝の経脈は「毛中に入り，陰器を過ぎる」。肝は宗筋を主り，前陰（陰茎）は「宗筋の所会」である。ゆえに肝鬱熱阻によりインポテンスが起こる。インポテンスの病をみて，すべて腎虚として論じ，やみくもに温補するべきではない。

6 調胃承気湯証

赤面紅斑の症例

　患児は張××，6歳の女児で，黒竜江の大蓟油田の人である。1985年6月30日に父母が北京へ連れてきて診察を受けた。患児は顔色が紅赤で，上下は額から顎まで，側面は耳の前まで朱を塗ったようで，午後に悪化する。夕方になると発熱し，体温は38℃前後を変動している。病は発症してからすでに3年になる。かつて上海，広州，およびその沿線の大病院で診療を受け，「遠心性環状紅斑症」「急性発熱性好中球増多症」などと診断されて治療を受けたが無効であった。帰る途中に北京に寄り，診察を受けた。診察すると，頭部全体が丹のように紅く，顔面は全体的に赤いうえに，直径2cm前後の深紅色の環状の部分があり，少し盛り上がっているが，痛くも痒くもない。大便は秘結し，小便は黄色で，舌尖紅絳・苔黄・脈弦滑数である。弁証は陽明胃腸の積熱が陽明経脈に鬱蒸しているもので，まさに第48条の「面色縁縁と正に赤きものは，陽気（ここでは邪熱を指す）は怫鬱と表に在り」の証である。そこで，調胃承気湯加大青葉でこれを治療した。

　玄明粉4g（分けて沖服），酒大黄3g，炙甘草3g，大青葉9g

　水で煎じて1日1剤，3回に分けて服用した。7月4日，上記の薬を3剤服用後，大便は通じ，夕方の潮熱はすでになく，顔の赤みも軽減した。効果があったので方剤を変更せず，前方を継続し，酒大黄は1.5g，玄明粉は3gに減量し，葛根6gを加えた。7月8日の3診では，上記の薬を3剤服用後，顔の赤みは消失して正常人と同じになったが，患児は顔面に

灼熱感を覚える。ほかには自覚症状はない。治療は調胃承気湯合昇陽散火湯の意味をもたせて，少量にした。

玄明粉1.5 g（分けて沖服），酒大黄1.5 g，炙甘草2 g，柴胡3 g，升麻1.5 g，羌活1.5 g，赤白芍各4 g，葛根6 g

水で煎じて1日1剤，3回に分けて服用する。服薬後，諸症状はいずれも治癒し，大薊へ帰って行った。1985年12月父親に，その女児は再発していないことを告げられた。

考察

『傷寒論』のなかには，顔色が赤いことを論じた条文が3カ所ある。すなわち第317条の「内に真寒あり，外に仮熱あり」，陰盛格陽の通脈四逆湯証のなかの「その人面色赤く」（その赤は化粧のようである），第48条の二陽の併病ののちに陽明に転属した「面色縁縁と正に赤きもの」，第206条の「陽明病，面合色赤き」である。顔色が赤いのには，真仮寒熱の区別がある。本症例で顔が赤いのは陽明に原因があり，のちに葛根を加えたのは，「火鬱これを発す」ためと，陽明の経脈のなかに薬を引経する意味がある。筆者はかつて調胃承気湯加減を用いて，燎面証の数人（患者は顔面が火で炙られたような灼熱感を自覚する）を治癒させたことがある。いずれも仲景のいう，「陽明病，面合色赤き」の意味を根拠にしており，陽明経脈と顔面の関係は非常に密接である（詳しくは，「第8論．陽明は顔を主り，顔の治療においては陽明を取る」を参照）。

7 抵当湯証

1．瘀血による発熱の症例

陳××，男性，38歳，黒竜江林甸県の人である。1987年9月14日に右肺の扁平上皮癌（7×7 cm）を患って，骨転移を併発していた。左上腕骨転移，腎転移が出現し，中日友好医院で化学療法と放射線治療を受けた。治療期

間中に高熱が出て退かず，体温は39～40℃の間を上下した。一般の解熱薬による治療は無効で，ステロイドの点滴で体温をコントロールしていた。ただしステロイドを止めるとすぐ体温は上昇し，ステロイドの使用量は徐々に増加していった。病状が危篤であるため，家族が帰宅させることを望んだが，体温が下がらないため，退院できなかった。その弟が筆者の中医学院の研究生であったため，中薬で解熱させることを希望した。診察すると，患者の頭髪はまったくなく（放射線治療，化学療法と関係がある），顔色は蒼白で艶がなく，声は小さく，途切れがちで弱々しい。尿は黄色で大便は乾燥している。頭は痛まず，鼻閉・鼻水など，感冒の徴候はない。脈は沈弦・舌苔は黄色で，舌質は暗，舌底には瘀絡瘀斑が明瞭で，唇は紫暗・手足の指の甲はいずれも藍紫色である。「瘀血発熱」と診断し，抵当湯加減を用い，慢性病で体が虚しているので，太子参を加えて治療した。

　生水蛭12ｇ，川大黄２ｇ，桃仁12ｇ，䗪虫12ｇ，太子参30ｇ

　上記の薬を１剤服用後，翌日患者に血尿（肉眼で確認できる血尿）がみられた。ただし頻尿・排尿痛・尿意急迫などの症状はなく，かえって排尿後すっきりした感覚を覚えた。これはまさに「瘀血裏にあり」「下血して癒ゆ」の症候であり，原方を１剤継続して与えると，血尿はなく，体温も36.3℃に下降した。

考察

　瘀血による発熱は，抵当湯を用いてその瘀血発熱を治療するのが，仲景の教えである。論中の第126条に，「傷寒熱あり，少腹満するは，まさに小便利せざるべし，今反って利するものは，血有るがためなり，まさにこれを下すべし，余薬は可ならず，抵当丸に宜し」とある。筆者はその教えを受け継いで，抵当丸で治療した。その結果「下血して癒ゆ」したことから，明らかに瘀血による発熱である。

２．瘀血による発狂の症例

　李××，女性，18歳，1987年10月24日初診。その母が代わりに訴えたところによると，患者は，1985年２月のちょうど月経の時期に父親に怒ら

れて殴られ，月経が中断した。6月27日になって，幻聴・幻視が出現し，常にドアや窓に人の手や骸骨などがあると感じて，安眠できない。すぐに医院を受診し，「劇症性精神分裂症」と診断された。ペルフェナジンなどによる薬物治療を1カ月前後受けて，幻視・幻聴は消失したが，復学後ほどなくして病が再発し，暴れて落ち着かないために，停学して病を治療した。2年前から月経は止まっており，下腹部が痛み，体は震え，舌苔は黄色の厚膩苔で覆われている。舌質は紫絳で，舌底の瘀絡が著しい。大便は乾結し，小便は少なく黄色い。脈は沈弦である。肝鬱気滞・経血瘀閉・内夾痰熱・蒙閉心神によるものと診断し，柴芩温胆湯加桃仁・紅花で治療した。7剤服薬したが，2診の際，その症状に改善はない。その後，丹梔逍遙散加菖蒲・鬱金で治療したが，7剤服用してもなお無効である。3診のとき，筆者は突然これは瘀血発狂の候であると悟って，逍遙散合抵当湯6剤で治療した。

　当帰15g，赤芍12g，柴胡10g，茯苓30g，白朮10g，生水蛭12g，大黄6g，土虫12g（虻虫がなかった），桃仁15g

　水で煎じて1日1剤服用させた。4診のとき，患者の精神状態は安定し，ときに腹痛があるが，月経は以前と同様に発来したので，続けて上方に川牛膝18g，益母草18gを加え，9剤連用させた。5診のときには，患者はすでに1人で歩いて外出できた。ペルフェナジンはまだ内服しているが，その量はすでに4分の1に減量していた。さらに上方に生地黄18gを加えて，12剤連続服用させた。6診のとき，月経は来潮しているが，量は非常に少ない。諸症状はいずれも軽減した。原方を10剤継続して服用させた。7診のとき，患者は明らかな自覚症状がなく，丹梔逍遙散加桃紅に変え，40余剤服用させる。翌年5月になって，患者は西洋薬の服用を止めたが，精神状態は正常である。湯を丸に変え，加味逍遙丸を1カ月余り服用させると，月経の周期は正常で，量もよく，停薬して観察した。2年後，その弟が受診した際，この患者が再発していないことを告げられた。

考察

　論中の太陽蓄血証には，狂の如く発狂する症があるが，それは表邪が解さずに裏に入って起こる。本症例では，五志が損傷されることにより，

月経が止まってめぐらなくなり，精神異常をきたし，瘀血発狂と同様の症候を発症している。名医の印会河教授は，かつて抵当湯方による精神病の治療に関して専門的に論じた論文を書いている。仲景は後世の人が，精神異常の治療をするうえで活血化瘀という1つの方法を用いる道を切り開いており，そのことを省みなければいけない。

8 桃核承気湯証

血尿（アレルギー性紫斑病）の症例

　姜××，女性，56歳，1991年1月28日午後，自分で血尿に気づき，色は暗紅で，無痛性であり，わずかに下腹部の脹悶不快感があるが，頻尿や尿意急迫・排尿痛などはなかった。すぐに某医院を受診し，西洋薬で4日間治療を受けたが好転せず，血尿が止まらないため不安になり，めまい・動悸・脱力感などが起こった。その医院で，「血尿の検査結果待ち」として入院治療を受けた。体温は37.1℃，脈拍は96回／分，呼吸数は19回／分，血圧は70／40mmHgであった。尿検査の蛋白定性（＋＋＋），赤血球多数。両前腕のペニシリン，ストレプトマイシンの皮内反応で，大豆大の暗紫色の瘀点が各1個出現した。両上腕部の外上方には，筋肉注射の所に腫脹が出現し，面積は10×10cm前後で，腫脹の中心の高さは正常な皮膚から2.5cm程度隆起し，色は紫暗で疼痛がある。押えると嫌がり，押えると硬い。出血の既往はない。発症前にいかなる薬物も服用していないが，ただ鯉を1回食べたのちに不快感があった。血液検査で，Hb 7 g／dl，赤血球380万，白血球7600，好中球66％，リンパ球30％，単球3％，好酸球1％，血小板および出血・凝固時間は正常であった。西洋医の診断は「重症アレルギー性紫斑病」で，プレドニゾロン，ビタミンK，6-アミノ酢酸，塩酸プロメタジンなどの薬物治療を受けた。2日後になっても病状はなおコントロールされておらず，血尿の量も増加し，減少していない。上腕部の腫脹も15×12cm前後に増大した。両下肢の足三里穴付近に0.5×1.0cmの紫斑が各

1個出現し，ついに中医の診察を求めた。顔色は艶がなく，両頬の暗紫色の血絡が明らかで，唇の色は暗紅，下唇には紫黒色の瘀点が２個ある。舌苔は黄厚・舌質は暗紅・舌下に暗紫色の顆粒が10数個あり，脈は弦数である。「瘀斑に血尿を兼ねる証」で，少腹の血瘀に原因があると診断した。血尿は病の標であり，瘀血内蓄が病の本である。通因通用の方法で，涼血活血・化瘀止血消斑を行う。桃核承気湯加味を用いる。

　桃仁15ｇ，桂枝３ｇ，生大黄６ｇ，玄明粉６ｇ（分けて沖服），生甘草６ｇ，丹参15ｇ，三七粉３ｇ（分けて沖服）

　１剤服薬後，患者の下腹部の脹悶疼痛は明らかに軽減し，血尿と顔色は顕著に淡くなった。両側上腕部の腫脹はまだ消えていないが，硬さは軟化し，疼痛も軽減した。原方を守って生水蛭10ｇを加え，３剤継続して服用させたところ，尿の色は深黄色になり，腹満・腹痛もすでになくなり，唇・腕・足三里穴付近・舌下などの瘀斑瘀点の大きさおよび顔色は，いずれも前回と比較して小さく，浅くなった。患者の精神状態は良好で，舌苔は薄くなり，脈は弦数有力である。原方から玄明粉を去り，大黄を1.5ｇに減じて川牛膝，生地黄各15ｇを加えて連続５剤服用させた。尿の一般検査の結果はすべて正常である。血液検査では，貧血が明らかである。これは瘀と熱がいずれも除かれ，気血の不足があるので，桃核承気湯から芒硝を去り，大黄を１ｇに減じて，党参・黄耆各18ｇ，当帰15ｇを加えて16剤連用させた。血液所見は正常になり，患者に自覚症状はなく，完全に治癒して退院した。

考察

　現代医学的には，本症例は腎臓の病変による，多量の血尿を主要症状とするアレルギー性紫斑病（食べた鯉に対するアレルギーの可能性がある）である。アレルギー性紫斑病は血管性紫斑病のなかで最も多く，比較的重要な出血性疾患である。治療上は急いでそのアレルギー源を探し（一般にはっきりさせることは難しい），止血させるべきである。本例ではその瘀斑・瘀点，および舌脈などを根拠に，瘀血内停による血尿と紫斑であると認識し，涼血活血化瘀法を用いて，祛瘀止血により病を完治させることができた。それは活血化瘀に働く中薬が，あるアレルギー反応による血管壁の炎

症によって改変させられた透過性亢進に対して、比較的良い治療効果があることを意味する。

本例の血尿は、頻尿や尿意急迫、排尿痛はなく、少腹の不快感を伴っており、まさにこれは「太陽蓄血証」の小便自利である。後世の医家たちは、仲景の太陽蓄血証の蓄血部位について論争しており、あるいは小腸、あるいは膀胱と、それぞれその説にこだわっている。筆者は太陽蓄血証第106条の「熱結膀胱」は、その「膀胱」の2文字を柔軟な姿勢でみる必要があると考える。それは下焦を意味していて、膀胱の可能性もあるし、また小腸の可能性もある。『金匱要略』婦人産後病脈証治第二十一のなかに、産後に悪露が出尽さず、瘀血が子宮のなかで阻まれ、また陽明裏実を兼ねた証があり、仲景はこれを「熱が裏にあり、結は膀胱にある」と称した。「膀胱」の2文字はここでは子宮のことを指している。したがって、仲景のいう「熱結膀胱」とは、下焦のことを指して言っている。ある医家は仲景の書のなかの太陽蓄血証について、「小便自利」とあることからその蓄血の部位はきっと膀胱ではないとして、もし蓄血が膀胱にあれば、小便不利があるはずであると言っている。しかし、このように判断することは妥当ではない。本例は、下焦膀胱に血瘀があるために血尿が生じていて、少腹の不快感がある。ただし小便の色が血色であること以外、特別な症候はなく、頻尿も排尿痛も、尿意急迫も、量の多少もない、いわゆる「小便自利」である。したがって、蓄血膀胱は小便が自利であってよいのである。

9 麻黄附子細辛湯証

少陰傷寒、外感発熱の症例

沙××、男性、67歳、黒竜江某県の名老中医兼衛生局局長。1980年2月6日初診。感冒による発熱、全身と関節の重だるい痛みがあって耐えがたく、すでに2週間経過している。自分で羚羊感冒片・銀翹丸・正痛片(訳注：解熱鎮痛剤)、アナルギン(スルピリン)など、多種の中成薬や西洋薬

を服用し，安痛定（訳注：解熱鎮痛剤）を数回注射したが，いずれも効果がみられない。その患者の子供が医師で治療をしたが，やはり効果がない。筆者が診察したところ，患者は縮こまって横になっており，くしゃみが頻繁に出て，悪寒戦慄があり，鼻閉と鼻水(両手にハンカチを1枚ずつ持って，鼻を拭いている)がある。頭痛が非常に激しく，悪寒を自覚し，発熱はなく，ただ体温は測ると37.9℃で舌は淡，苔は白，脈は沈である。少陰傷寒と診断し，温陽解表法で治療した。

麻黄6ｇ，炮附子12ｇ，細辛3ｇ，藁本3ｇ，羌活3ｇ，炙甘草3ｇ

本方は麻黄附子細辛湯加味からなっており，希薄な鼻水と頭痛がはなはだしいので，藁本・羌活を加えてこれを解す。寒邪を感受して数日間解さないので，炙甘草を加えて内を安じ外を攘い，諸薬を調和させ，麻黄附子甘草湯の意味を兼ねる。沙翁自身は名医で，私たちの先輩でもあり，この処方をみせたところしばらく躊躇していたが，同意して服用した。意外にも，1剤服用しただけで病状は半分まで改善し，さらに1剤服用すると，脈は静まり，体も落ち着いて，筆者と医学の道について語り合った。

考察

麻黄附子甘草湯証は，俗に「太少両感証」と称する。邪気の角度からみると，太陽傷寒の邪が内で少陰を損傷する。正気の角度からみると，少陰の陽虚があって外は太陽に連なっている。証の状況は高齢者，あるいは若年でも，陽虚で体が弱い人，病後の失調，あるいは慢性病で体が弱った人に多く発生する。筆者は1987年の夏に，麻黄附子細辛湯で本院の学生，王某を治癒させた。外感ののちに頭痛・鼻閉があり，鼻水が止まらず，1週間服薬したが効果がなかったが，本方を2剤与えたところ治癒した。近年筆者は本方を加減して，陽虚で寒邪を外感した人を数人治癒させた。いずれも顔色は淡白で，舌は淡嫩，悪寒と身体痛があり，咽喉は紅くなく，腫脹や疼痛もない。口渇なく，尿も黄色くない。脈には熱の症候がなく，かえって弱で無力を呈していることが弁証の根拠である。ただ指摘すべき点は，本方は多くても2剤前後にするべきで，長く服用させたり常用したりするべきではなく，効果があったらすぐに止める。臨床からみて，本方の証の状況は，寒い冬にだけ発生するのではなく，四季のいずれにもみられ

る。したがって脈と証を根拠にすべきで，季節にこだわってはいけない。

10 烏梅丸証

嘔吐の症例

于××，男性，58歳，北方の人である。1986年1月24日初診。主訴は，1982年の初期に胃脘部（心窩部）の不快感を覚え，現地の某医院で「肝臓病」と診断された。同年夏期に腹部の脹満と肝臓のあたりの疼痛が出現した。1983年3月から食事が進まず，食べると嘔吐し，1カ月後には水穀がなかに入らず，昼夜とも平臥できず，肝のあたりに激痛があり，黄疸が出現した。腹部は腫大し，下肢には浮腫があり，ハルピンと北京の大病院で，肝臓がんおよび転移性胃がんと診断された。胃がんは幽門部にあり5×6cm前後で，幽門狭窄を伴っていた。患者はわずかな流動食で生命を保っていた。患者は自らがんであることを知っており，ただ嘔吐が止むことを望んで，そのほかには希望はなかった。診察すると舌は紅で瘀斑があり，脈は弦である。口が苦く，冷たいものは食べられない。厥陰の寒熱錯雑による嘔吐であると診断し，烏梅丸（湯剤に変える）を与えて治療した。病が長引いて体が虚しているので，量を少なくした。

烏梅9g，細辛3g，桂枝6g，白人参6g（小片に切って別に煎じる），炮附子片6g，川椒3g，乾姜9g，黄連9g，黄柏6g，当帰6g

水で煎じて1日1剤，3回に分けて内服する。患者は1剤服薬後，夜間平臥でき，夜明けまで眠れるようになり，非常に喜んだ。大便はすでに20日余り出ていなかったが，服薬後は大小便とも通じ，量も多く，患者はこの薬のなかに，二便を通じさせるものが入っていると誤解した。2剤服薬後に，患者からはじめて，もともと手が氷のように冷たかったが，服薬後には正常の人のように温かくなったと告げられた。効果があるので方を変えず，3剤服用後には，嘔吐は止まり，6剤まで服用すると，患者は食欲が出て，小龍包を数個食べたが嘔吐しなかった。それ以来，嘔吐は止ま

った。食欲は改善し，2週間の治療で体力も回復したので，解放軍301医院へ入院し，腫瘤の治療を行った。

考察

　烏梅丸はもともと「蛔厥」のために設けられた方剤である。任応秋教授は，「治学途径」のなかで，「私たちの老師である劉有余は，よく烏梅丸を用いた。かつて午前中だけで烏梅丸を3回処方したことがあり……その用法は3種類にまとめられる。1つ目は嘔吐，2つ目は手足厥冷，3つ目は下痢である」という1文を記している。本例で烏梅丸を用いたのは，このことからヒントを得たもので，嘔吐も治し，また厥も治した。患者は大便が20余日出ていなかったか，服薬後に大小便が通じて，量も多かった。これは肝が疏泄を主るという機序を説明している。

　厥陰病の提綱には，「厥陰の病たる……これを下せば利止まず」とある。ここからわかるように，仲景は厥陰肝病の寒熱を論じており，また大便不通の意味も含まれる。ゆえに下法といった誤治を連想しやすい。本例から厥陰病の大便不通をみると，肝の疏泄不利によるものなので，やみくもに下してはならず，肝の疏泄の機序を回復させれば，便がおのずから通じる。これは現代の臨床で，厥陰肝病をみて大便不通を治療することについて，少し参考になる。

11　呉茱萸湯証

頭痛に嘔吐を伴う症例

　張××，女性，48歳，北京の人で，某軍医院の薬剤師である。頭痛を10余年患い，ときに発症し，ときに止み，発症時は痛みが非常に激しいために，患者は頭髪を手で抜いたり，あるいは頭を部屋の壁にぶつけたりしている。嘔吐があり，唾液を少量吐出する。これまで中西薬で多くの治療を行ったが，いずれも効果がなかった。初診のとき，患者は自ら，頭痛時

には前額内が熱く痛みがあり，冷たいものを食べると少し改善するが，その後また再発すると訴え，脈は弦であったので，当初小柴胡湯加減を用いたが，無効だった。頭部CTを行ったが，その結果は「脳萎縮の疑い」で，「原因不明」だった。前後7回の診察で，病状は軽減せず，その間に丹梔逍遙散・川芎茶調散・白薇湯などを用いた。8診のとき，この頭痛の痛みが激しいときに唾液を嘔吐するということが，「乾嘔し，涎沫を吐し，頭痛むものは，呉茱萸湯これを主る」の意に合っていることを突然悟り，呉茱萸湯で治療した。5剤を服用して頭痛と嘔吐は消失し，患者は大いに喜んだが，「薬は効くがとても飲みにくい」と告げた。筆者はよく考えて，その方剤を検討したところ，方中に大棗を入れていなかったので，それを加えて5剤処方した。患者の諸症状は完全に治り，薬も飲みにくくはなかった。これ以来，筆者はいつも呉茱萸湯を処方するときに，必ず大棗を忘れないようにしている。薬が飲みにくくなるため，安易にそれを去ることはできない。また，筆者は呉茱萸湯で肝寒犯胃，あるいは胃虚寒による嘔吐を治療するとき，常に茯苓と半夏を加えて小半夏加茯苓湯の意味を持たせている。方中の生姜の量は必ず10～15gと多く用いており，効果は非常によい。

12 苓桂朮甘湯証

1．胸痺証の症例

周××，男性，48歳，北京の第19ビニール工場の幹部。胸悶・息切れ・胸痛を7年余り患っている。かつて共和医院で「虚血性心疾患」「供血不足」と診断され，病で2年余り休んでいた。西洋薬を服用して維持していたが，階段を上ったり，自転車に乗ったり，動いたりすると動悸がする。患者の顔色は白く，艶がない。体型は弱々しく，太っており，舌は大きくて厚ぼったく，苔は滑で，脈は沈弦である。大便はやや泥状で，下肢には浮腫がある。心脾気虚・水気上衝の証と診断し，苓桂朮甘湯加味を与えた。

茯苓30g，桂枝12g，白朮12g　半夏15g，陳皮9g，鬱金12g，香

附子9g，丹参12g

　7剤服薬後，症状の改善を自覚したので，30剤余り連用すると，患者の自覚症状は消失し，自転車に乗って来院することができた。つづいて，苓桂朮甘湯の方意から逸脱しないように原方を加減して3カ月治療したところ，患者は正常に仕事ができ，共和医院で再検査したが，心電図は正常であった。職場へ戻り，2カ月前後仕事をしたところ，過労により不整脈が再発したが，さらに原方で2カ月治療したところ，不整脈はなくなり，仕事に復帰した。病が治癒したのち，母親を連れて目の病（下記の症例）で受診した。数年後，跌打丸を受け取りに来院した際，病は再発しておらず，健康に働いているとのことであった。

2．かすみ目の症例

　李××，女性，68歳，北京の人。その子供が虚血性心疾患を患い，中薬で治癒した。そのため中薬による眼病の治療に心服している。両目でものをみるとはっきりせず，ときに「飛蚊症」や「蝿の翅」などがあり，長年治療しているが治らない。診察すると，舌は大で苔は水滑，膝下がむくみ，大便は泥状で，脈は沈弦である。「水気上衝」で，清竅が蒙蔽されたと診断し，苓桂朮甘湯加茜草10g，紅花10gで治療した。20余剤服用して，両目は正常に見ることができるようになり，停薬した。半年後，患者に複視がみられるようになり，舌脈は前と同じであった。原方にもとづいて治療したところ1カ月余りで治癒した。2年後に訪問したが再発はなかった。

考察

　苓桂朮甘湯証は『傷寒論』第67条にある。原文には「傷寒，もしくは吐し，もしくは下して後，心下逆満し，気上り胸を衝き，起てばすなわち頭眩し，脈沈緊，汗を発すればすなわち経を動かし，身は振振と揺をなすものは，茯苓桂枝白朮甘草湯これを主る」とある。もともと心脾両虚があって，水気上衝した証を治す。我が師の劉渡舟教授は，よく本方を水気が上衝した心臓病（虚血性心疾患・リウマチ性心臓病を包括する）の治療に用いた。筆者は師の意志を受け継いで，臨床観察と結び付けたところ，水気上衝に

みられる症状は非常に多く，上って頭を犯すと頭暈・目眩・耳鳴・難聴が起こり，逆して肺を阻むと咳喘となる（常に厚朴・杏仁・半夏・陳皮を加えて治療する）。水気凌心となると動悸・胸悶・息切れが起こり，痺阻胸陽となると胸痛が起こる。咽へ上擾すると咽喉不利になり，梅核気のような感じがするといったように，もろもろの多くの症状を仲景は「気が胸に上衝する」と総称し，文を省いている。学習する者はまさにこれを悟るべきである。臨床上，苓桂朮甘湯はメニエール氏病・梅核気・慢性気管支炎などで水気上衝の場合に用いて治癒したとの報告が多く，いずれも柔軟に活用しているといえる。さらに『金匱要略』痰飲病篇の「心下に痰飲あり，胸脇支満し，目眩するは，苓桂朮甘湯これを主る」を結び付ければ，この方剤の臨床応用はさらに全面的になるであろう。

13　小青竜湯証

哮喘（気管支喘息）の症例

　王××，女性，19歳，北京でアルバイト中。哮喘を5年患っており，発作時には胸悶・息切れがあり，口を開けて肩呼吸する。痰は希薄，色は白で喀出しやすく，体が冷えたり，冷たいものを飲んだりすると発症しやすい。舌は白で脈は弦である。筆者は初診時，若くて体がしっかりしていることを考慮して，定喘湯を与えたが無効であった。2診時，患者は自分から，発作がまさに収まろうとするときに口が渇くと告げた。筆者は突然，仲景の『傷寒論』第41条にある，「湯を服しおわり，渇するものは，これ寒去り解せんと欲すなり，小青竜湯これを主る」であると悟った。寒飲が去って口渇があれば，すぐに小青竜湯から，麻黄を去って杏仁を加え（仲景の治喘の法にもとづく），生石膏を加えて（煩躁があるため）与える。

　桂枝9g，白芍9g，細辛6g，五味子9g，乾姜9g，杏仁9g，炙甘草6g，法半夏12g，生石膏30g

　上記の薬を3剤服用すると，哮喘は軽減した。ただし痰の量が多いので，

上方に陳皮9ｇ，茯苓18ｇを加え（二陳湯の方意をとる），名を青竜二陳湯とした。7剤連用して，哮喘は消失し，さらに苓桂二陳湯加減で1カ月余り治療して，痰は消え喘息は落ち着いた。

考察

筆者は小青竜湯で西洋医学の慢性気管支炎・気管支喘息などの病を包括する咳喘を治療している。その応用の根拠は舌淡嫩・苔白滑・痰が清稀で喀出しやすいことである。臨床経験から，小青竜湯で咳喘を治療すると，患者の痰の消失は，そのほかの方薬に比べて比較的すみやかで，非常に理想的であるといえる。この方剤は数剤ですぐに効果がみられるが，咳喘消失後は，さらに二陳湯，あるいは苓桂朮甘湯加厚朴杏仁，半夏陳皮などでその本を治す必要がある。筆者は小青竜湯で多くの哮喘の人を治療したが，毎回仲景の治喘の方法に従って，麻黄を去って杏仁を加えている。もし哮喘の患者で痰が粘稠，あるいは痰が黄色い場合は，断じてこの方剤を用いてはいけない。痰が清稀で多い場合，毎回小青竜湯のなかに二陳湯を加えており，非常に良い効果が得られている。方剤のなかの細辛の用量は，一般の成人には6ｇ用いる（「細辛は一銭を越えない，一銭を越えると紅礬（明礬）と似る」の制限を受けない。その理由は前の「第14論．小青竜湯で喘を治療することについて論じる」の章を参照）。

14　白頭翁湯証

1．痢疾の症例

張×，女性，14歳の学生で，急性細菌性赤痢を患って某病院へ入院し，点滴・浣腸・筋肉注射・内服薬など多種の治療を2日間行ったが，体温はなお39.8℃で，血便は止まらず1日5～8回あり，色は鮮紅で糞便はなく，腹痛発作がある。中医診療を求めてきたため，診察すると，舌は紅で，苔は白膩，脈は滑数で，口渇があり，尿は黄色であった。湿熱痢と診断し，

白頭翁湯で治療した。

白頭翁30ｇ，黄連10ｇ，黄柏10ｇ，秦皮６ｇ

血便を主としているので，生地楡12ｇ，赤小豆30ｇ（打）を加えた。６時間以内に１剤（１日分）を３回に分けて服用するように指示した。１剤服薬後，腹痛はかなり減少した。血便の量は少なくなり，便の回数も軽減した。３剤服用し終わると，脈は静まり，体温も下がって，落ち着いた。

考察

白頭翁湯は熱痢を治すが，これは現代医学の腸炎や細菌性赤痢の一部を包括している。痢疾と腸炎には必ず下痢と食欲低下がみられるため，西洋医は輸液療法を強調する。中医は白頭翁湯を用いて治療するが，その意味は湿が去り，熱が清すれば，津液がおのずから生じることにある。私は臨床医となった当初，西洋医として内科で働いていた際に，細菌性赤痢に対する中薬と西洋薬の治療効果を比較した。その経験によると，中薬による下痢の治療は，膿血便，および発熱などに対して，いずれも西洋薬に比較して効果がすみやかであった。

２．巓頂部の湿疹の症例

焦××，農民，46歳。頭部の巓頂の付近に湿疹が出来て，すでに20年になる。痒みがはなはだしく，膿が出て，多くの治療を受けたが，内服・外用・中西薬のいずれもまだ効果がみられない。1984年の夏に細菌性下痢を起こし，発熱・膿血便・腹痛・裏急後重があった。湿熱痢と診断し，白頭翁湯加生地楡・炒山楂子（下痢の前に食あたりの既往がある）で治療した。意外にも５剤服用後，下痢は治り，頭部の湿疹も明らかに好転した。膿は減少し，痒みも軽減したので，白頭翁湯加生地楡で治療した。６剤服用後，湿疹からは膿は出なくなり，痒みもない。瘡蓋が出来始めており，さらに原方を７剤服用すると，湿疹は完治して，長年の頑固な病気もこれにより治った。

考察

　本案の湿疹は，その部位が巓頂であり，厥陰経脈の至る所であることから，厥陰湿熱の上蒸によることは明らかで，ゆえに白頭翁湯で治療して治ったのである。この症例から，中医の治病，弁証論治は，病機を把握し，臓腑経絡から脱してはいけないことがわかる。

15　葛根黄芩黄連湯証

外感発熱に下痢を兼ねる症例

　鄧××，女児，7歳。外感病を患い，発熱が数日間続いて，熱が退かず，下痢を伴い，1日に3～5回排便がある。母親は消化不良と冷えによると考え，中西薬の治療を受けさせたが，効果がなかった。診察すると舌紅・苔白・尿は黄色で口渇があり，大便には悪臭がある。「協熱利」と診断し，葛根黄芩黄連湯加味で治療する。

　葛根9g，黄芩9g，黄連9g，焦三仙各9g，炙甘草3g

　飲食の節制をするように指示し，1剤服用すると熱が退き，2剤で下痢が止まり，3剤で病が治癒した。

考察

　葛根黄芩黄連湯はもともと協熱利のために設けられたものである。外感表熱証に腸熱下痢を兼ねる場合，この方剤でないと治りにくい。筆者はこの方剤で，外感後に出現する表熱証に熱性下痢を兼ねる患児を非常に多く治療したが，いずれも打てば響くような効果が得られ，熱が退くと下痢も止まり，常に仲景方の妙には敬服している。

16　柴胡桂枝湯証

1．四肢麻痺の症例

　李××，女性，37歳。四肢麻痺を1年余りにわたり患っており，かつてある医院で，「自律神経失調症」「ノイローゼ」などと診断された。患者はイライラして怒りっぽく，口が苦くのどが渇き，四肢麻痺があり，関節がだるく違和感がある。舌は白，脈は弦で営衛気血の不暢と診断し，柴胡桂枝湯を与えた。

　柴胡12ｇ，黄芩9ｇ，清半夏12ｇ，党参12ｇ，桂枝9ｇ，白芍9ｇ，生姜6ｇ，炙甘草6ｇ，大棗5枚

　7剤服薬すると，諸症状はいずれも除かれた。逍遙散に変方し，月経痛を治療した。

2．脇痛の症例

　張××，男性，29歳の警察官。早期肝硬変を半年余り患っている。脱力感・食欲不振・悪心嘔吐があり，たくさん食べられない。両脇に脹痛があり，羸痩が明らかで，尿は黄色で口が苦い。舌は白で質は暗，脈は弦で不暢(渋)，肝鬱血滞に気血不和を兼ねると診断し，柴胡桂枝湯加味を与えた。

　柴胡12ｇ，黄芩9ｇ，党参12ｇ，清半夏12ｇ，生姜9ｇ，桂枝9ｇ，白芍9ｇ，茜草9ｇ，土虫9ｇ，炙甘草6ｇ

　7剤服薬後，全身の脱力感がなくなったことを自覚し，食欲が増加し，脇痛は軽減した。自ら原方を30余剤購入して連用したところ，まったく不快感はなくなった。医院での検査を勧めたところ，結果は正常であり，原方をさらに30剤連用させたのち，停薬した。3年後に患者に会うと，顔色はよく，精神状態も良好で，健康であった。

考察

　柴胡桂枝湯はもともと太陽少陽併病のために設けられた方剤である。筆

者の経験からいうと，その方意は柴胡湯が気血を調節して疏肝和胃し，桂枝湯が営衛を調和させるので，柴胡湯と桂枝湯を合わせると，気血を疏通し，営衛を調和させる優れた働きがある。およそ気血営衛の滞りがあってめぐらない軽症の患者には，本方を選んで治療することができる。この意味にもとづいて本方を用いれば，「早期肝硬変」でまだ腹水・吐血・血便が出現しておらず，肝機能が非代償期にないと診断される場合の治療に用いて，治癒するというケースも少なくない。

17　当帰四逆湯証

下肢の冷えと疼痛の症例

呉××，女性，46歳，某服飾工場の従業員。両膝の関節痛を10数年患っており，近年は下腿のふくらはぎの疼痛も出現し，夜間に疼痛が増悪する。ときに痙攣し，手足が冷え，薬を飲んでも効果がなかった。やむを得ず自分で猫を2匹飼って，夜間は下腿の所に置いて暖をとることで，疼痛が軽減すると入眠できた。診察すると，患者の顔は白く，唇は淡い。舌は淡で質は暗，脈は沈細である。血虚有寒と診断し，当帰四逆湯を与えた。

当帰18ｇ，桂枝12ｇ，酒白芍18ｇ，細辛3ｇ，木通6ｇ，炙甘草6ｇ，大棗7枚

7剤連続服用させると，疼痛は明らかに軽減し，下肢と手足はいずれも温かくなった。14剤継続して服用させると，諸症状は消失し，猫で暖をとって疼痛を軽減させることはなくなった。

考察

当帰四逆湯は『傷寒論』第351条が出典で，血虚寒凝による手足厥冷の証のために設けられている。筆者の経験では，およそ血虚寒凝に属する場合，多くは頭，あるいは腹，関節，四肢にある程度の疼痛を伴っており，本方の応用範囲は比較的広範である。たいていは舌淡質暗で，脈沈細ある

いは弦細で，四肢の所見に熱象がない場合に用いることができる。原方では仲景は通草を用いている。ご存じのように昔の「通草」は，現在の「木通」で，古称は「通脱木」である。筆者はこれに従って，方剤中に木通を用いている。本方を用いるときに現在の通草を用いている人もいるが，適切であるかどうかは今後の検討を要する。筆者はかつてこの方剤で，足趾の「血栓性血管炎」の患者を治癒させたことがある。疼痛は激烈で，局部は冷え，その脈と証にはいずれも熱象がなく，血虚寒凝と考えて治療したところ，数カ月で治癒した。

18　当帰四逆加呉茱萸生姜湯証

月経痛の症例

　王××，女性，19歳で，本校（北京中医薬大学）の本科生である。月経前，および月経時の腹痛を数年患っており，自分で西洋薬の鎮痛剤を服用して，痛みを軽減させている。ただし月経痛が徐々に重症化し，ここ半年は月経前と月経中の疼痛がひどく，常に嘔吐を伴うので，数種類の中薬，加味烏薬湯と逍遙散加減に変えたが効果がない。ちょうど筆者はこのクラスの授業中で，患者は休憩時間にその苦痛を訴えて，治療を求めた。尋ねると少腹（下腹部）に冷感があり，顔色は淡白で，舌は淡，質は暗，脈は沈弦細で，手足は温かくない。当帰四逆加呉茱萸生姜湯で治療した。

　当帰18 g，桂枝12 g，酒白芍18 g，細辛3 g，炙甘草6 g，木通9 g，大棗7枚，呉茱萸6 g，生姜12 g

　7剤連続して服用させると，少腹の冷感は軽減し，手足は冷えなくなった。原方を加減して，呉茱萸を3 gに減量し，10余剤連続して服用させると，顔色が改善し，月経痛も治癒した。

考察

　当帰四逆加呉茱萸生姜湯は『傷寒論』第352条が出典で，もとは血虚寒凝

に内有久寒（内部に長期にわたり寒がある）を兼ねる場合のために設けられている。本方を臨床で応用するときには，「血虚寒凝」の四文字をしっかり把握しておく必要がある。原方で仲景は清酒と水をそれぞれ半分ずつ混ぜて薬を煎じており，酒の温通の性質を用いて，寒凝を駆逐させている。筆者はこの方剤を臨床応用するとき，女性患者の多くが酒を苦手とするので，方剤中の白芍を酒炒白芍に変えている。酒炒白芍はその寒性を軽減でき，その酸収の性質を緩和させ，補血のなかに行血活血の働きを有し，緩急のなかに止痛の働きをもつ。朱丹渓はかつて，「冬期には必ず酒炒（白芍を指す）を用い，およそ腹痛はその多くが血脈の凝渋であるので，また必ず酒炒で用いる」と述べた。筆者の経験では，およそ腹痛・胃脘痛（心窩部痛）・月経痛・頭痛・四肢痛などもろもろの痛証には，四診の所見を得ることは必要だが，病が血虚有寒に属する場合，たいてい当帰四逆湯で治癒させることができ，もし悪心・嘔吐を伴う場合には，呉茱萸・生姜を加えるとよい。

索　引

あ

呃逆	262
アレルギー性紫斑病	271
胃気不和	176
一部の悪寒があれば，すなわち一部の表証がある	228
一部の浮脈があれば，すなわち一部の表証がある	224
溢飲病	85
一酸化炭素中毒	99
胃熱	207
異病同治	17, 223
以薬測証	15
咽喉乾燥のものは，汗を発すべからず	195
飲邪の蕩逐	12
因勢利導	204
茵蔯蒿湯	12, 28, 161
茵蔯蒿湯証	159
陰に発する	8, 46
インポテンス	266
陰陽の調和	253
ウイルス性肝炎	124
内に久寒	16
烏梅丸証	275
営衛不和	58, 74
営衛を調和させる	57
営弱衛強	74
越婢湯	204
宛陳	252
黄疸	159

黄疸性肝炎	124
嘔吐証	22, 126
往来寒熱	111
瘀血発黄	167
瘀血発狂	270
瘀血発熱	269
温中補虚	60
温病を下すのは遅れるべきではない	234

か

外感表湿証	243
外感表病	43
外寒裏飲	87
咳喘証	87
怪病は鬱（瘀）が多い	264
火逆発黄	166
霍乱吐瀉	260
かすみ目	278
葛根黄芩黄連湯証	282
化熱	51
火療	23
肝胃不和	111
肝気鬱結	111
寒湿在表	202
寒湿発黄	167
頑証は鬱（瘀）が多い	264
甘草瀉心湯証	16
寒熱錯雑	16, 206
肝熱犯胃	126
肝脾不和	111

汗不厭早 …………………… 66	血がめぐらなければ，則ち水病に
甘瀾水 ……………………… 30	なる ……………………… 251
喜嘔 ………………………… 111	結胸証 …………………… 190
気管支喘息 ………………… 279	血虚寒凝 ………… 61, 284, 286
気血を滋壮する …………… 59	月経痛 …………………… 285
急火 ………………………… 64	血尿 ……………………… 271
急下存陰 …………………… 151	下痢 ……………………… 100
久淋 ………………………… 196	紅汗 ……………………… 236
行間を読む ………………… 30	哮喘 ……………………… 279
胸脇苦満 …………………… 111	合方の法 ………………… 13
脇痛 ………………………… 283	合方の方法 ……………… 76
脇痛病 ……………………… 265	呉茱黄湯証 ………… 210, 276
協熱して利 ………………… 15	誤治証 …………………… 23
協熱利 ……………………… 282	五苓散 ………………… 20, 98
胸痺証 ……………………… 277	五苓散証 …… 11, 19, 95, 260
去宛陳莝 …………………… 252	
虚寒下痢症 ………………… 188	## さ
禁如薬法 …………………… 67	
桂枝加厚朴杏仁湯証 ……… 259	柴胡葛根湯 ……………… 131
桂枝加芍薬生姜各一両人参三両新	柴胡陥胸湯 ……………… 131
加湯 ……………………… 23	柴胡桂枝乾姜湯証 ……… 142
桂枝加大黄湯証 …………… 183	柴胡桂枝湯証 …………… 283
桂枝甘草湯 ………………… 23	柴胡建中湯 ……………… 131
桂枝去桂加茯苓白朮湯 …… 28	柴胡四物湯 ……………… 132
桂枝去桂加茯苓白朮湯証 … 155	柴胡湯証 ………………… 126
桂枝湯 ……………… 6, 17, 56, 79	柴胡破瘀湯 ……………… 132
桂枝湯証 …………………… 257	柴平湯 …………………… 131
桂枝二麻黄一湯 …………… 77	先に麻黄を煮る ………… 91
桂枝人参湯 ………………… 15	三陰三陽 ………………… 34
桂枝麻黄各半湯 …………… 76	三仁湯証 ………………… 243
桂麻合剤 …………………… 76	自汗 ……………………… 74
経脈 ………………………… 43	四逆 ……………………… 208
経兪不利 …………………… 36	四逆散証 …………… 208, 262
桂苓甘露飲 ………………… 102	四逆輩に宜し …………… 182
経をもって経を解する …… 6	四逆輩を服すに宜し …… 188
解肌剤 ……………………… 56	衄を以て汗の代わりとなす …… 236

四肢麻痺	283	神農本草経	12
湿疹	281	心煩	111
湿熱発黄	159	真武湯証	153
湿熱痢	280	蕁麻疹	258
瀉下	12	心陽虚	23
習慣性便秘	107	水気上衝	31
兪穴	44	水気発熱	154
主証を把握する	16	水逆	101
手足厥冷	263, 284	水結胸証	192
春沢煎	102	水眩	98, 99
少陰三急下証	150	水瀉	100
少陰病	209, 210	水泄証	248
傷寒を発汗させるのは早いほうが よい	232	推陳致新	139
		水癲	98
生姜瀉心湯証	16	水痞	101
小結胸証	191	正虚身痛	59
小柴胡湯証	31, 109	清漿水	30
上衝せざる	7	赤面紅斑	267
小青竜湯証	6, 29, 87, 92, 279	喘	87
条文の配列順序	25	喘咳	22, 201, 259
小便利するを以て，大便を実する	248	瘡家	196
少陽頭痛証	125	瘡家は，身疼痛するといえども， 汗を発すべからず	196
少陽を和解する	110		
証をもって方を分類する	22	走馬傷寒を看る	232
食復	67, 222	その気上衝	7
自利益甚	181	その脈証を観，何れの逆を犯せしか を知り，証に随いこれを治す	253
辛温解表剤の禁例	197		
心下逆満，気上衝胸	32		
心下に水気あり	93	**た**	
心下痞	22, 101, 260		
心下痞証	206	太陰病	181
心悸証	22	太陰脾陽虚	188
身体疼痛	22	大黄	12
身体燔炭のごとし，発汗して散ずる	200	大黄黄連瀉心湯	146
		大寒が出る	236
身痛証	22	大陥胸湯	12, 192

289

大結胸証	190
大柴胡湯証	10, 136, 265
大実痛	183
太少両感証	272
大青竜湯	203
大青竜湯証	83
太陽温病	36, 229
太陽が表を主る	43
太陽寒湿証	36
太陽湿病	36
太陽傷寒証	35
太陽蓄血症	36
太陽蓄水証	19, 36
太陽中風証	35
太陽風湿証	36
太陽腑病	36
蓄血証	4, 20
竹葉石膏湯証	216
調胃承気湯	176
調胃承気湯証	267
猪膏髪煎	169
通利水穀	13
抵当湯	20, 167
抵当湯証	268
癲癇	261
癲眩	98
桃核承気湯証	271
当帰四逆加呉茱萸生姜湯	16
当帰四逆加呉茱萸生姜湯証	285
当帰四逆湯	17
当帰四逆湯証	284
同病異治	23

な

内有久寒	286
夏には麻黄を用いない	239
妊娠悪阻	79
熱結膀胱	273
熱実結胸証	190
熱入血室証	119

は

肺熱喘咳証	24, 239
白頭翁湯証	280
発汗して解さない	241
発汗は早い方がよい	6
発熱	128
半夏瀉心湯証	16, 206
半日許りに三服を尽さしむ	233
半表半裏	133
脾胃を調和させる	59
微火	64
脾寒	207
脾寒胃熱	16
鼻出血	236
痹痛	22
必吐膿血	72
脾約	106
白虎湯証	103
病機を把握する	16
風湿在表	203
風疹病	258
風ではなければ湿である	241
風は湿に勝る	245
風薬	245
武火	64
不外陰陽表裏の間	41
腹満腹痛証	181
沸鬱	76
冬には石膏を用いない	238

文火 …………………………… 64	陽虚による水泛 ………………… 153
便秘 ……………………………… 129	陽に発する …………………… 8, 46
亡血家 …………………………… 196	陽微結 …………………………… 213
方後注 ………………………… 26, 63	陽微結証 ………………………… 122
芒硝 ………………………………… 78	陽明が顔を主る ………………… 69
法を学び，方にこだわらない … 13	陽明三急下証 …………………… 149
方をもって証を分類する ……… 20	陽明裏実 ………………………… 136

ま

麻黄加朮湯 ………………… 53, 202
麻黄湯 ……………………… 52, 199
麻黄湯証 ………………………… 50
麻黄湯の禁忌 …………………… 194
麻黄湯の禁例 …………………… 54
麻黄附子細辛湯証 ……………… 273
麻杏苡甘湯 ……………………… 203
麻杏甘石湯 ……………………… 200
麻子仁丸 ………………………… 106
無大熱 …………………………… 201

ら

理血散結 ………………………… 119
痢疾 ……………………………… 280
裏に寒あり ……………………… 103
苓桂朮甘湯証 ………… 21, 31, 277
潦水 ………………………………… 30
淋家 ……………………………… 196
淋家は汗を発すべからず ……… 195
労復 ……………………………… 222
六気 ………………………………… 35
六経 ………………………………… 33
六経弁証 ………………………… 33

や

薬法 ………………………………… 67

【著者紹介】

裴永清（はい・えいせい）

　1943年　中国黒竜江省呼蘭県生まれ。

　現在は北京中医薬大学傷寒研究室教授，大学院生指導教官，主任医師である。1969年に黒竜江中医学院中医系本科6年制を卒業し，卒業後は中西医結合医療の仕事に従事した。1978年北京中医学院（現・北京中医薬大学）の大学院に入学した。史上初の大学院生で，中医学と傷寒論の大家である劉渡舟教授に師事した。1980年に大学院を卒業し，その後は大学に残って教鞭を執り，現在に至る。

　裴永清先生は，幼い頃から聡明で勉学を好み，実践を重視し，謙虚で官僚になることを望まず，岐黄の医術（訳注：中医学）を詳しく研究し，仲景方の書物を綿密に読んで古今の医家の優れた点を取り入れることに努め，30余年の臨床経験を重ねて理解を深めた。そこから，「『黄帝内経』は中医学の根である」「『傷寒論』は中医学の魂である」「中医学は実践を本とし，治療効果がその第一である」「弁証論治は中医の治病の総合的な方法であり，理・法・方・薬は弁証論治における4つの中心的なポイントである」「中医は必ず先人の教えを継承し，その後にその発展について述べるべきである」などの指摘している。

　裴先生の臨床範囲は広く，例えば丹毒・痛風・気管支喘息・アレルギー性鼻炎・冠動脈疾患・脳血管疾患・萎縮性胃炎・皮膚湿疹・肝胆の疾患・脾胃病・婦人病・小児の多動症・心筋炎・帯状疱疹・腹圧性尿失禁・小児遺尿・指しゃぶり・眼科の霰粒腫・虫垂炎および術後の癒着などがあげられる。長年にわたるこれら一連の臨床経験は，信頼性の高い治療効果を収め，多くの患者の賞賛を受けている。かつて裴先生は，中国中央テレビの教育チャンネルに出演したが，それは「B型肝炎の中医治療」というタイトルで，全国に生中継された。また，北京テレビは裴先生に対するインタビューのなかで「京城（訳注：北京）の名医」と賞賛した。

　1992年には，国家中医薬管理局の科学技術進歩二等賞を受けた。『傷寒論臨床応用五十論』は先生の代表作である。先生の講義を受ける者は多く教室の内外に溢れ，また同じ中医学の学者たちも，その博学に対して賞賛

し尊敬している。その学問と医術に従う者は非常に多いが，裴先生は中医の伝統的な師弟教育を重視し，優秀な人材を弟子として指導している。弟子のうちのある者は台湾出身，ある者は韓国出身で，現在5人が自国へ帰って指導的立場にある。裴先生の学術と医学経験は，海外にまで伝播しており影響はすこぶる大きい。

【監訳者略歴】
藤原　了信
1935年　愛知県生まれ
1959年　名古屋大学医学部卒業
　　　　2004年　死去。生前は，本山クリニック藤原内科名誉院長・
　　　　中部漢方臨床研究会代表

【訳者略歴】
藤原　道明
1965年　愛知県生まれ
1989年　藤田保健衛生大学医学部卒業
2001年　学校法人後藤学園非常勤講師
現　職　本山クリニック藤原内科院長
　　　　学校法人藤田保健衛生大学客員助手

劉　桂平
1959年　中国天津市生まれ
1983年　天津中医学院中医系卒業。天津市西青区中医医院内科医師
1987年　天津中医学院大学院修士課程修了。天津中医学院内科講師
1993年　来日。名古屋市立大学薬学部客員研究員
著　書　『針灸学』[基礎篇](共著)(東洋学術出版社)
　　　　『中医基本用語辞典』(主編)(東洋学術出版社)
　　　　『脾虚証の現代研究』(共著)(天津科技翻訳公司出版社)

臨床力を磨く　傷寒論の読み方50
2007年2月5日　　第1版　第1刷発行

■著　者　　裴　永清
■監訳者　　藤原　了信
■訳　者　　藤原　道明・劉　桂平
■発行者　　山本　勝曠
■発行所　　東洋学術出版社
　　　　　　本社・営業　〒272-0822　市川市宮久保3-1-5
　　　　　　　　　　　　電話047 (371) 8337　FAX 047 (371) 8447
　　　　　　　　　　　　e-mail hanbai@chuui.co.jp
　　　　　　編集部　　　〒272-0021　市川市八幡2-11-5-403
　　　　　　　　　　　　電話047 (335) 6780　FAX 047 (300) 0565
　　　　　　　　　　　　e-mail henshu@chuui.co.jp
　　　　　　ホームページ　http://www.chuui.co.jp

印刷・製本―――モリモト印刷 (株)

©2007　Printed in Japan　　　　ISBN978-4-924954-91-5　C3047

現代語訳 黄帝内経素問 全3巻

石田秀実（九州国際大学教授）監訳
Ａ５判上製／函入／縦書

［上巻］ 512頁　　　　　　　　　定価 10,500円
［中巻］ 458頁　　　　　　　　　定価 9,975円
［下巻］ 634頁　　　　　　　　　定価 12,600円

原文（大文字）と和訓は上下２段組。
［原文・和訓・注釈・現代語訳・解説］の構成。発行以来，大好評の解説書。「運気七篇」「遺篇」を含む全巻81篇。

現代語訳 黄帝内経霊枢 上下2巻

石田秀実（九州国際大学教授）・白杉悦雄（東北芸術工科大学助教授）監訳　Ａ５判上製／函入／縦書

［上巻］ 568頁　　　　　　　　　定価 11,550円
［下巻］ 552頁　　　　　　　　　定価 11,550円

原文（大文字）と和訓は上下２段組。
［原文・和訓・注釈・現代語訳・解説］の構成。東洋医学臨床家待望の書。中国で定評のある最もポピュラーなテキスト。

［原文］傷寒雑病論

Ｂ６判上製　三訂版　440頁　　　定価 3,675円

『傷寒論』『金匱要略』の合冊本。明・趙開美本『仲景全書』（内閣文庫本）を底本とする。１字下げ条文を復活，旧漢字を使用。原典に忠実なテキストとして高い評価を受ける。

現代語訳 宋本傷寒論

劉渡舟・姜元安・生島忍編著
Ａ５判並製 834頁　　　　　　　　定価 9,030円

原文と和訓の上下２段組。北京図書館所蔵の宋本傷寒論の全条文に［原文・和訓・注釈・現代語訳・解説］を付した総合的な傷寒論解説。著者は，日本の傷寒論研究に絶大な影響を与えた『中国傷寒論解説』（小社刊）の著者。

中国傷寒論解説

劉渡舟（北京中医学院教授）著　勝田正泰・川島繁男・菅沼伸・兵頭明訳　Ａ５判並製 264頁　　定価 3,570円

中国『傷寒論』研究の第一人者による名解説。逐条解説でなく，『傷寒論』の精神を深く把握しながら，条文の意味を理解させる。

金匱要略解説

何任（浙江中医学院教授）著　勝田正泰監訳　内山恵子・勝田正泰・庄司良文・菅沼伸・兵頭明・吉田美保訳
Ａ５判並製 680頁　　　　　　　　定価 5,880円

『中国傷寒論解説』（劉渡舟著・小社刊）とともに，名著の誉れ高い解説書。［原文―訓読―語釈―解説―索引］の構成。

難経解説

南京中医学院編　戸川芳郎（東大教授）監訳
浅川要・井垣清明・石田秀実・勝田正泰・砂岡和子・兵頭明訳
Ａ５判並製 448頁　　　　　　　　定価 4,830円

中国で最もポピュラーな難経解説書。わが国の『難経』理解に新しい視点をもたらす。［原文―和訓―語釈―現代語訳―解説―各難のポイント］の構成。入門書として最適。

中医基本用語辞典

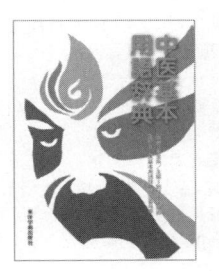

高金亮 監修　劉桂平・孟静岩 主編
中医基本用語辞典翻訳委員会 翻訳
Ａ５判　ビニールクロス装・函入　872頁　　定価 8,400円
中医学の基本用語約3,500語を収載。引きやすく，読みやすく，学習にも臨床にも役立つ１冊。

- 中医学の専門用語を，平易な説明文で解説。中医学の基礎がしっかり身に付く。
- 用語を探しやすい五十音順の配列を基本にしながら，親見出し語の下に子見出し語・孫見出し語を配列してあるので，関連用語も参照しやすい。
- 中医病名の後ろには，代表的な弁証分型が子見出し語として併記されており，用語の解説に加えて弁証に応じた治法・方剤名・配穴など，治療の際の参考になる情報もすぐに得られる。
- 類義語集・年表・経絡図・中薬一覧表・方剤一覧表など，付録も充実。

名医の経方応用
―傷寒金匱方の解説と症例

姜春華・戴克敏著　藤原了信監訳　藤原道明・劉桂平訳
Ａ５判並製　592頁　　　　　　　　定価　5,670円
上海の名老中医・姜春華教授の講義を整理・加筆。『傷寒・金匱』収載の約160方剤について，構成生薬・適応証・方解・歴代名医の研究・応用を解説，エキス剤にも応用可能。

中医学の基礎

平馬直樹・兵頭明・路京華・劉公望監修
Ｂ５判上製　340頁　　　　　　　　定価　6,300円
中国の第５版教材をもとに，日本人が学びやすいように徹底的に吟味推敲された「中医学基礎理論」の決定版。日中共同編集による権威ある教科書。初学者が必ず学ぶ必読書。『針灸学』［基礎篇］を改訂した中医版テキスト。

やさしい中医学入門

関口善太著　Ａ５判並製　204頁　　定価　2,730円
入門時に誰もが戸惑う中医学の特異な発想法を，爽やかで楽しいイラストと豊富な図表で解説。３日間で読める中医学の入門書。

中医診断学ノート

内山恵子著　Ｂ５判並製　184頁　　定価　3,360円
チャート式図形化で，視覚的に中医学を理解させる画期的なノート。中医学全体の流れを俯瞰的に理解できるレイアウト。増刷を重ねる好評の書。

中薬の配合

丁光迪編著　小金井信宏訳　Ａ５判並製　576頁　定価 5,670円
中医学では中薬はどのような法則で配合されているのか，配合法則を徹底的に解説。中薬理論と臨床を有機的に結びつけた見事な解説書。

わかる・使える 漢方方剤学 ［時方篇］	小金井信宏著　Ｂ５判並製　352頁　　　定価　4,410円 今までにない面白さで読ませる方剤学の決定版。経方（傷寒・金匱）以降に開発された中国歴代の名方の宝庫を徹底的に解説。六味地黄丸・杞菊地黄丸・二陳湯・温胆湯・四物湯・四君子湯・補中益気湯・帰脾湯・血府逐瘀湯・補陽還五湯・竜胆瀉肝湯・黄連解毒湯など，計20処方を解説。
わかる・使える 漢方方剤学 ［経方篇１］	小金井信宏著　Ｂ５判並製　340頁　　　定価　4,410円 各方剤を図解・表解・比較方式で系統的に解説。これほど興味を引き立てる方剤解説はそう多くはない。北京中医薬大学大学院を日本人として初めて卒業した英才による処方解説。半夏瀉心湯・四逆散・麻黄湯・麻黄附子細辛湯・白虎加人参湯・小青竜湯・苓桂朮甘湯・五苓散など，11処方を解説。
［詳解］ 中医基礎理論	劉燕池・宋天彬・張瑞馥・董連栄著　浅川要監訳 Ｂ５判並製　368頁　　　　　　　　　定価　4,725円 Ｑ＆Ａ方式で質問に答える奥行きのある中医学基礎理論の解説書。設問は212項目。中医学基礎理論をもう一歩深めたい人のための充実した解説書。
症例から学ぶ 中医婦人科 　―名医・朱小南の経験	朱小南著　柴﨑瑛子訳　Ａ５判並製　312頁　定価　3,990円 20世紀前半に上海で活躍した中医婦人科の筆頭名医・朱小南の経験を医論と医案に分けて整理。今日の婦人科診療に役立てることができる。
中医病因病機学	宋鷺冰著　柴﨑瑛子訳　Ａ５判並製　608頁　定価　5,880円 病因病機は中医学の核心中の核心。患者の証候を分析し，病因と病態メカニズムを明らかにすることによって，治療方針を立てるのが中医学の最大の特徴。
中医弁証学	柯雪帆著　兵頭明訳　Ａ５判並製　544頁　　定価　5,355円 基礎理論と臨床をつなぐキーポイント――それがすなわち弁証である。本書は弁証を専門に解説した名著の１つ。証を立体的・動態的に捉える画期的な解説書。
症例から学ぶ 中医弁証論治	焦樹徳著　生島忍訳　Ａ５判並製　272頁　　定価　3,675円 「弁証論治」は中医学の核心であり，根本精神。名老中医・焦樹徳教授が，弁証論治の考え方と方法を，症例を中心にしながら噛み砕いて解説した名著。
いかに弁証論治するか 　―「疾患別」漢方エキス製剤の運用	菅沼伸監修　菅沼栄著　Ｂ５判並製　296頁　定価　3,885円 疾患別に病因病機と弁証論治，方剤選択を簡潔・明解に解説。日本の漢方エキス製剤を中医学的に運用するためのわかりやすい説明。教科書スタイルでない興味溢れる解説。

中医対薬
　―施今墨の二味配合法

呂景山著　江崎宣久・鈴木元子・福田裕子訳
Ａ５判並製　402頁　　　　　　　　　定価4,410円

中医処方学の核心は二味の配合にある。二味配合により「薬力を強める」「副作用を抑える」「長所を高める」「特殊な効能を生み出す」などの新しい効果がみられる。約290対の「対薬」を収載。

漢方方剤ハンドブック

菅沼伸・菅沼栄著　Ｂ５判並製　312頁　　定価4,200円

日本の漢方エキス製剤と市販の中成薬136方剤を解説。方剤の構成と適応する病理機序・適応症状の相互関係を図解し，臨床応用のヒントを提示する。

定性・定位から学ぶ
中医症例集

叢法滋著　相場美紀子訳　Ｂ５判並製　120頁　定価2,940円

中国では，名医や先輩たちの無数の医案・症例を読んで臨床力をつける。「定性・定位」の視点から弁証を学ぶシンプルな方法論を提唱，これにより弁証論治の基本を習熟することができる。

アトピー性皮膚炎の漢方治療

総論：伊藤良・江部洋一郎・平馬直樹
症例：小高修司・田川和光・江部康二・岡部俊一・竹原直秀ほか
全24篇　55症例　カラー写真多数　Ｂ５判　216頁　定価3,570円

複雑なアトピー性皮膚炎に対して，画一的な「病名漢方」は通用しない。本書は，アトピーの病因と病理機序を体系化し，病態パターンにもとづいた方剤選択のノウハウを紹介。

中医食療方
　―病気に効く薬膳

瀬尾港二・宗形明子・稲田恵子著
Ａ５判並製　356頁　　　　　　　　　定価2,940円

「薬食同源」は中医学の基本。薬効のある食べ物と，おいしく食べられる生薬をじょうずに組み合わせて，はじめて治療効果が高まる。病名ごとに証分けをし，薬膳レシピを紹介。

中国医学の歴史

傅維康著　川井正久編訳　Ａ５判上製　752頁　定価6,615円

本邦初の総合的な中国医学の歴史。通史であるとともに，各家学説史でもある。歴代各家の臨床経験を土台にした重要学説を体系的に解説。汲みつくせないほどの豊富な臨床のヒントを提供する。中国伝統医学のルーツと発展史を知ることなしに，われわれの東洋医学を語ることはできない。伝統医学の百科事典。

［中医臨床小説］
老中医の診察室

柯雪帆著　石川鶴矢子訳　Ａ５判並製　328頁　定価3,150円

小説という形をとったカルテであり，医案集である。著者が若きころ名医・金寿山老中医について臨床を学んだ実体験をもとに描いた中医臨床現場の記録。全30篇の短編小説であるが，１篇ごとに難病患者が登場，中医師と病とのドラマチックな闘いが現出される。

新しいイメージの中医学学習雑誌

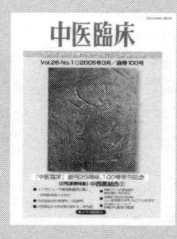

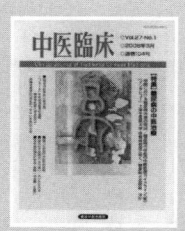

[季刊] 中医臨床

● 定価 1,650 円（税込・送料別 210 円）
● 年間 6,600 円（4 冊分・税込・送料共）
● 3 年予約 18,000 円（12 冊分・税込・送料共）

中医学を初歩からマスターできる雑誌

短期間に自力で臨床ができることが目標

できるだけ短期間に中医学をマスターし，自力で臨床ができる力をつけていただくことを第一の目標に編集を進めています。中医学を分散的でなく系統的に学べることを念頭に置きながら，疾患・症状の病態本質を見分け，処方・配穴・手技を的確に運用できる能力を身につけることをめざしています。

漢方エキス製剤の中医学的運用

毎号疾患・症状・方剤別の興味深い特集を掲載。疾患の病因病機の分析に重点を置き，症状のどのような変化にも対応できる能力を培います。「病名漢方」でなく，「弁証漢方」に重点を置きながら，エキス製剤の運用効果の向上をめざしています。

読者と双方向性のコミュニケーション

「症例相談」や「症例討論」「質問」のコーナーを設け，読者と双方向のコミュニケーションを強め，臨床力向上をめざしています。「弁証論治トレーニング」では，出題された症例に多くの読者が回答を寄せ，それにコメンテーターが親切に解説を加えています。活気のあるコーナーです。

バラエティーに富んだ誌面

中医学の基礎理論や用語解説など初級者向けのやさしい記事から，高度な難病治療の文献まで，漢方と針灸の両分野を中心に，講演・インタビュー・取材記事・解説記事・症例検討・理論検討・翻訳文献・研究動向・食養・コラム・書籍紹介・ニュース……など多彩な内容。

ご注文はフリーダイヤルFAXで
0120-727-060

東洋学術出版社

〒 272-0822 千葉県市川市宮久保 3-1-5
電話：(047) 371-8337
Eメール：hanbai@chuui.co.jp
http://www.chuui.co.jp